Die Rohstoffe des Wirtschaftsgebietes zwischen Nordsee und Persischem Golf

Herausgegeben von Prof. Dr. A. Binz

I.

Die tierischen Rohstoffe

und ihre Veredlung

Von

G. Rörig und A. Binz

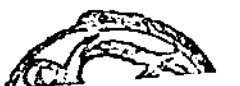

Springer Fachmedien Wiesbaden GmbH
1916

ISBN 978-3-663-19877-2   ISBN 978-3-663-20217-2 (eBook)
DOI 10.1007/978-3-663-20217-2

Vorwort

Europa bezog bis zu der Zeit um 1500 seine Rohstoffe teils aus eigenem Boden, teils aus Vorderasien vermittelst der von Phöniziern, Griechen, Römern, Byzantinern, Italienern und Kreuzfahrern eröffneten Handelswege. Eine Änderung erfolgte durch die Entdeckung Amerikas, des Seeweges nach Ostindien und den dadurch hervorgerufenen Zwischenhandel der Portugiesen, Holländer und Engländer. Der alte Warenzug von Osten nach Westen verlor allmählich an Bedeutung, und dafür ergoß sich ein Strom von Gütern aus der Neuen Welt und aus anderen überseeischen Ländern nach Europa, der immer mehr anschwoll. Auf dem Wege über den Atlantischen Ozean kamen im Jahre 1913 nach Deutschland rund 59 vom Hundert der gesamten Einfuhr.

Durch den Krieg ist dieser Import zum Stillstand gekommen, dagegen hat sich das alte Wirtschaftsgebiet wieder zusammengeschlossen, wie es vor 1500 und zum Teil noch lange nachher bestand, und man fragt sich, inwieweit seine Neubelebung unsere Abhängigkeit von überseeischer Zufuhr vermindern wird. Zwar kann man dabei nicht die Vergangenheit zum Vergleich heranziehen und aus der Menge dessen, was in früheren Jahrhunderten aus dem Orient eingeführt oder in Europa gefördert wurde, einen Rückschluß auf den Wert einer derartigen Versorgung in unserer Zeit ziehen, denn der Masse nach war jener Bedarf im Vergleich mit dem heutigen gering. Auf der anderen Seite aber ist zu bedenken, daß Bergbau und Landwirtschaft in erschöpfender Weise auf dem Balkan und in der Türkei noch nicht betrieben worden sind, so daß sich nicht absehen läßt, was die Erde dort noch hergeben kann. Ja sogar auf dem scheinbar so durchgearbeiteten Boden Deutschlands, Österreichs und Ungarns hat die durch den Krieg geschaffene Notwendigkeit ausgiebigster Bewirtschaftung Möglichkeiten eröffnet, an die man früher kaum gedacht hat. Dazu kommt noch, daß die verbündeten mitteleuropäischen Mächte wertvolle feindliche Landteile erobert haben,

die, falls sie bei Friedensschluß unserem Einflußgebiet ange-
gliedert bleiben, unsere Vorräte wesentlich vermehren werden.

Die Hoffnung ist also nicht unbegründet, es werde sich die
über den Ozean kommende Zufuhr trotz ihrer Größe in bemerk-
barer Weise verringern lassen, wenn nur das, was wir an Rohstoffen brauchen, in dem Wirtschaftsgebiet zwischen Nordsee und
Persischem Golf bereits vorhanden ist oder nach Klima und Bodenbeschaffenheit erzeugt werden kann. Darüber eine naturwissen-
schaftliche und, soweit als möglich, auch statistische Bestandauf-
nahme zu geben, ist die Aufgabe dieses Buches. Es handelt also
in erster Linie von der Versorgung des genannten Wirtschaftsgebietes mit Rohstoffen aus denjenigen Naturschätzen, die dem
Gebiete selber entnommen werden können. Zum Vergleich sind
Hinweise darauf hinzugefügt, was in Friedenszeiten aus anderen
Ländern zu kommen pflegte. In drei kleinen Bänden, deren
erster jetzt vorliegt, werden die tierischen, die pflanzlichen und
die mineralischen Rohstoffe behandelt. In jedem Bande weist
ein Schlußkapitel auf die technischen Verwendungen der Rohstoffe hin. Es soll das eine Orientierung für diejenigen sein, welche
die Beziehungen zwischen Rohstoffen und Industrie suchen.

Das Buch wendet sich an unsere leitenden Männer, an
Politiker, Verwaltungsbeamte, Bankleute, Kaufleute, Landwirte,
Volkswirtschaftler, Chemiker, Ingenieure, kurz an alle diejenigen,
denen die wirtschaftliche Zukunft der Zentralmächte und ihrer
Verbündeten am Herzen liegt.

Das Zusammenarbeiten der Verfasser fällt in die Zeit nach den
entscheidenden Ereignissen auf dem belgischen, dem russischen
und dem serbischen Kriegsschauplatz. Die in dieser Periode
besetzten Gebiete sind darum in die Betrachtung mit einbegriffen.
Um das statistische Material einheitlich zu gestalten, war es notwendig, auf das Jahr 1912 zurückzugehen, da spätere Zahlen nicht
für alle Länder vorhanden sind. Die den Balkan betreffenden
Zahlen mußten darum auf die damaligen politischen Abgren-
zungen bezogen werden.

Berlin, im Februar 1916.

A. Binz.

Inhaltsverzeichnis.

A. Die tierischen Rohstoffe.

B. Die Veredlung der tierischen Rohstoffe.

A.

Die tierischen Rohstoffe

Von

Prof. Dr. G. Rörig

Geh. Regierungsrat

Einleitung.

Die Voraussetzung für die Erzeugung oder Gewinnung tierischer Rohstoffe ist das Vorhandensein von Tieren; das Mittel dazu bildet die Tierzucht und der Tierfang. Dieser dient der Gewinnung der nicht in unserem unmittelbaren Besitze befindlichen Tiere oder ihrer Erzeugnisse durch Ausübung der Jagd oder Fischerei, jene bezweckt, durch Zucht und Pflege der Haustiere Rohstoffe zu erzeugen. Da in allen Kulturländern die Erzeugung tierischer Rohstoffe weitaus das Übergewicht über die Gewinnung besitzt, ist der Tierzucht zur Erreichung des gedachten Zweckes die wichtigste Aufgabe zugefallen.

Die Tierzucht bildet einen Zweig der Landwirtschaft und ist um so inniger mit dem anderen Zweige, dem Pflanzenbau, verbunden, je intensiver der Betrieb geführt wird, d. h. je mehr man auf die Wechselbeziehungen zwischen Kulturpflanze und Haustier Rücksicht nimmt. In diesem Falle ist ständig ein Teil der Kulturfläche, wozu auch das gepflegte Wiesenland gehört, durch Anbau von Futterpflanzen für die Haustiere in Anspruch genommen, die davon während des ganzen oder wenigstens während des größten Teiles des Jahres ernährt werden und dafür wieder in ihrem Dünger für die Zufuhr der dem Boden entnommenen Nährstoffe sorgen. Bei diesem Wechselverhältnis, bei dem auch die Anwendung künstlicher Dünge- und Futtermittel am rentabelsten ist, steht die Tierhaltung in höchster Blüte, denn man vermag nicht nur jeder Art die für den Zweck am besten geeignete Nahrung zu geben, sondern auch die Zucht der ständig unter den Augen des Betriebsleiters stehenden Tiere in die richtigen Bahnen zu lenken. Hier findet eine dem Wachsen des Wohlstandes entsprechende, allmählich vor sich gehende Vermehrung des Bestandes statt, und in der ruhigen Entwicklung liegt die Gewähr für die Sicherheit zukünftiger Erträge.

Je mehr das Acker- und Wiesenland im Verhältnis zu dem
— nicht besonders kultivierten — natürlichen Weideland zurücktritt, um so ungleichmäßiger gestaltet sich bei der zunehmenden
Schwierigkeit, Futtervorräte zu sammeln, die Versorgung des
Viehstandes in der rauhen Jahreszeit, und um so extensiver
wird die Viehhaltung, bei der die Hochwertigkeit des Materiales
mehr und mehr schwindet und anspruchslose Arten und Rassen
in den Vordergrund treten. Am extremsten werden die Verhältnisse dort, wo Viehzucht ganz ohne Zusammenhang mit
Ackerbau getrieben wird. Hier steht nur spärliches Winterfutter,
oft nur die kümmerlichen Strohabfälle der den Weideflächen
benachbarten oder eingelagerten Feldoasen, zur Verfügung, das
gerade ausreicht, um das Vieh vor dem Verhungern zu schützen,
hier ist daher die Heimat des anspruchslosen, aber ausdauernden
und widerstandsfähigen Viehes, hier aber auch der Ort, wo
Sommerdürre und Seuchen die größten Massenverheerungen an-
richten können und wo sich die größten Schwankungen in den
Bestandsziffern ergeben.

Innerhalb des großen Wirtschaftsgebietes, dessen Rohstoff-
erzeugung in den folgenden Abschnitten behandelt werden soll,
begegnen wir allen diesen großen, eben kurz angedeuteten Unterschieden in der Viehhaltung, wie sie teils durch Boden und
Klima vorgeschrieben, teils durch die Entwicklung der Landwirtschaft bedingt sind. Um die Leistungen der einzelnen
Länder und ihre Produktionsmöglichkeiten richtig beurteilen
zu können, schien es deshalb nötig, wenigstens andeutungsweise
ein Bild des gegenwärtigen Standes der Viehhaltung und Viehzucht zu geben. Es wird sich dabei zeigen, daß die stärkste
Erzeugung tierischer Rohstoffe mit intensivem Anbau landwirtschaftlicher Kulturpflanzen zusammenfällt, und daß ein Land,
welches tierische Rohstoffe in großer Menge ausführt, nicht
reicher daran sein muß, als das Land, welches sie aufnimmt.
Länder mit durchweg gleichen Verhältnissen werden sich aber
schwerer in der Befriedigung ihrer Bedürfnisse ergänzen, als
verschieden ausgestattete, und deshalb scheint der neue Wirt-
schaftsverband, dessen Grundelemente so weit voneinander ab-
weichen, unter einem besonders günstigen Sterne zu stehen.

I.

Deutschland.

Obgleich Deutschland seinen Charakter als Agrarstaat, den es bis zum Anfang der siebziger Jahre des vorigen Jahrhunderts besaß, nicht mehr in vollem Umfang hat aufrecht erhalten können, hat es in dieser Zeit doch in der Erzeugung landwirtschaftlicher Rohstoffe bedeutende Fortschritte gemacht. Es ist der deutschen Landwirtschaft gelungen, die Tierproduktion so zu steigern, daß die Bevölkerung, welche von 1871 bis 1910 eine Zunahme von 58,1 Proz. erfahren hatte, hinsichtlich ihrer Fleischnahrung fast völlig unabhängig vom Auslande geblieben ist; denn heute werden trotz des hohen Fleischverbrauches von mehr als 50 kg pro Kopf nur etwa 5 bis 6 Proz. vom Auslande eingeführt, und wenn in anderen, der Ernährung dienenden tierischen Stoffen die Einfuhr von Jahr zu Jahr steigt, so ist damit nicht gesagt, daß Deutschland in ihrer Erzeugung bereits an der Grenze seiner Leistungsfähigkeit angelangt sei; im Gegenteil zeigen die gewaltigen Produktionssteigerungen, welche sich in vielen Zweigen der landwirtschaftlichen Tierhaltung seit dem Anfang dieses Jahrhunderts ergeben haben, eine Entwicklungsmöglichkeit auf diesem Gebiete, welche die günstigsten Ausblicke für die Zukunft schafft.

Der Wert der deutschen Produktion an Tieren und tierischen Gebrauchsstoffen beträgt nach den neuesten Schätzungen in Millionen Mark etwa: bei Pferden für gewerbliche und militärische Zwecke 37, Schlachtvieh, Rindvieh und Kälbern 1423, Schweinen 2200, Schafen und Ziegen 112, Geflügel 118, Kuhmilch 2200, Ziegenmilch 150, Eiern 252, Wolle 68, Fischen 80, Wild 29, Honig und Wachs 40. Es ergibt sich als Gesamtproduktionswert der Betrag von mehr als 6700 Mill. Mark, ohne Einrechnung vieler wichtiger Erzeugnisse der Tierzucht, wie z. B. der Felle und Häute, Federn, tierischer Fette u. a. m.

Diese Erzeugung im eigenen Lande zur Deckung des Bedarfes wird durch eine Einfuhr ergänzt, die sich auf etwa 1880 Mill. Mark beläuft, also nur wenig mehr als ein Fünftel des Gesamtbedarfes ausmacht.

Diese Einfuhr (im Jahre 1912) verteilt sich auf folgende Gruppen:

	Einfuhr 1000 ℳ	Ausfuhr 1000 ℳ	Mehreinfuhr 1000 ℳ	Mehrausfuhr 1000 ℳ
1. Vieh, lebend	252 860	5 680	247 180	—
2. Fleisch u. Zubereitungen von Fleisch	95 660	9 650	86 010	—
3. Fische	131 730	12 460	119 270	—
4. Andere Seetiere	8 270	970	7 300	—
5. Bienen, Hunde, Hirsche und andere lebende Tiere	3 120	3 210	—	90
6. Tierische Fette	197 360	4 220	193 140	—
7. Erzeugnisse von landw. Nutztieren .	401 820	10 410	391 410	—
8. Walrat und Hausenblase	1 050	380	670	—
9. Tierische Spinnstoffe, Haare, Federn, Borsten	495 450	86 320	409 130	—
10. Felle, Häute, sowie Teile davon. . .	544 510	181 960	362 550	—
11. Tierische Rohstoffe u. andere Abgänge	92 830	22 340	70 490	—
	2 224 660	337 600	1 887 150	90

Die Mehreinfuhr beläuft sich also auf 1 887 060 000 ℳ.

Die wichtigsten Einfuhrposten (in Millionen Mark) sind Pferde (100), Schweineschmalz (111), Milchbutter (126), Eier (193), Schafwolle (406), Rindshäute (250) und Felle zu Pelzwerk (123).

An der Einfuhr sind beteiligt (in Millionen Mark) Österreich (225,53), Rußland (344,44), Belgien (75,52), Bulgarien (8,24), Serbien (4,52) und die Türkei (8,76); zusammen mit rund 667 Mill. Mark oder etwa einem Drittel der Einfuhr. Der Rest verteilt sich auf die anderen Kulturstaaten.

In der obigen Zusammenstellung ist die Rohseide (gefärbte und ungefärbte) nicht enthalten. Deutschland bezog im Jahre 1912 davon für 151 038 000 ℳ, welchem Betrage eine Ausfuhr im Werte von 24 637 000 ℳ gegenüberstand. Davon war gefärbte Rohseide bei der Einfuhr mit 4 125 000 ℳ, bei der Ausfuhr mit 21 748 ℳ enthalten. An der Einfuhr der Rohseide sind beteiligt Österreich-Ungarn mit 2 914 000 ℳ und die Türkei mit 1 044 000 ℳ; an der Ausfuhr Österreich-Ungarn mit 5 588 000 ℳ. Das Haupteinfuhrland ist Italien mit mehr als 100 000 000 ℳ.

1. Pferdezucht.

Die Pferdezucht Deutschlands hatte in den letzten Jahrzehnten eine gewisse Krise durchzumachen, deren Ursprung eng mit dem Übergang vom extensiven zum intensiven Betrieb in der Landwirtschaft zusammenhängt. Die zuerst in Ostpreußen, später auch in anderen preußischen Provinzen begründeten Landgestüte, welche besonders mit Rücksicht auf die Beschaffung von Militärpferden ins Leben gerufen waren, kamen auch der Landwirtschaft zugute, denn die militärtüchtigen Pferde waren auch in der Landwirtschaft gut zu gebrauchen; es bestand zwischen beiden Interessentengruppen also keinen Gegensatz. Als aber der intensive Betrieb mehr und mehr zunahm und man für die Tiefkultur, für den Transport großer Lasten (Rüben, Kraftfutter, Kunstdünger, Kohlen usw.) schwerere Pferde brauchte, vermochten die Landgestüte, die ausschließlich Halbblut züchteten, diese Bedürfnisse nicht zu befriedigen, und die Landwirte waren gezwungen, sehr große Summen für die Einfuhr schwerer Schrittpferde ans Ausland (zu zahlen. Selbstverständlich machte sich auch bald das Bestreben geltend, schwere Pferde selbst zu züchten, da der Staat aber lange Zeit sich dagegen sträubte, solche anzukören, blieben die Bemühungen einzelner privater Kreise vielfach erfolglos, da man gegen die Konkurrenz des warmblütigen Landbeschälers nicht aufzukommen vermochte. Daher befindet sich noch heute die Zucht das kaltblütigen schweren Schrittpferdes vielfach in schwerer Notlage, und alljährlich müssen mehr als 60 Mill. Mark dem Auslande geopfert werden, um den eigenen Bedarf zu decken. Eine Folge davon ist, daß die Zunahme des Pferdebestandes in Deutschland verhältnismäßig sehr gering ist, wie folgende Zahlen erweisen. Der Pferdebestand betrug bei uns (in auf 100 abgerundeten Zahlen):

<pre>
                                              Zunahme
am 10. Januar 1875 . . . 3352200 ⎫
                                  ⎬ 170300 = 5 Proz.
 „ 10.   „   1883 . . . 3522500 ⎰
                                  ⎱ 313700 = 8   „
 „   1. Dezember 1892 . . 3836200 ⎰
                                  ⎱ 359200 = 8   „
 „   1.   „   „   1900 . . 4195400 ⎰
                                  ⎱ 327700 = 7   „
 „   2.   „   1912 . . 4523100 ⎰
</pre>

Deutschland hat Bedarf an leichten, mittelschweren und schweren Pferden. Die Hauptzuchtgebiete für deutsche Pferde befinden sich in Ostpreußen, Hannover, Holstein, Ostfriesland, Oldenburg, Schleswig und im Rheinland.

Ostpreußen ist die Heimat des mittelschweren Kavalleriepferdes; 60 Proz. der Remonten Preußens und vieler anderer Staaten werden hier angekauft. Hannover liefert starke Reit- und Wagenpferde, aber auch kräftige Arbeitspferde, das Holsteiner Pferd ist ein starkes Wagen- und schweres Reitpferd, besonders als Kürassier- und Ulanenpferd beliebt; das ostfriesische Pferd wird vorzugsweise als schweres, dabei elegantes Wagenpferd verwendet. In Oldenburg werden starke und mittelschwere Wagenpferde und temperamentvolle Arbeitspferde gezogen, während das Schleswiger Pferd als besonders kräftiges Arbeitspferd für alle Zwecke der Landwirtschaft und Industrie bekannt ist. Das gleiche gilt von dem Rheinländer Pferde.

Leichte Pferde zu züchten, ist in Deutschland unrentabel; man wird daher stets mit der Notwendigkeit, sie vom Auslande zu beziehen, das sie billiger erzeugt, als wir dazu imstande wären, zu rechnen haben. Der durchschnittliche Wert der leichten Arbeitspferde, die im Jahre 1913 eingeführt wurden, beträgt 576 ℳ, der der ganz leichten, kleinen Pferde, die fast ausschließlich aus Rußland kommen, sogar nur 290 ℳ; der Gesamtdurchschnitt beträgt 514 ℳ. Für diesen Preis ist aber bei der heutigen Lage der Landwirtschaft kein arbeitsfähiges Pferd zu züchten. Anders verhält es sich mit der Zucht schwerer Pferde, bei deren Einfuhr sich als Durchschnittswert ein Preis von 1135 ℳ ergibt. Würde seine Zucht in ausreichendem Maße von Staatswegen gefördert, so wäre es wohl möglich, den größten Teil der 61 269 000 ℳ, die z. B. im Jahre 1913 dafür ins Ausland gingen, im Lande zu behalten.

Wie ungünstig der Stand der deutschen Pferdezucht durch diese Verhältnisse beeinflußt wird, mögen noch folgende Zahlen beweisen.

Im Jahre 1900 wurden 228 987 Fohlen geboren und 111 111 Pferde eingeführt, so daß sich der Gesamtzuwachs nach Abzug von 4 Proz. der Fohlen für Verluste (9160 Stück) auf 330 938 Stück beziffert. Rund ein Drittel des Gesamtzuwachses mußte also vom Ausland gedeckt werden. Im Jahre 1907 betrug der Zuwachs an Pferden durch Geburt von Fohlen 206 977 (4 Proz. Abzug davon = 8279 Stück), durch Zukauf 123 701; hier machte die Zahl der eingeführten Pferde bereits fast 39 Proz.

des Gesamtzuwachses aus. Das Jahr 1912 war hinsichtlich der Fohlengeburten etwas günstiger, indem die Zahl auf 238 885 stieg. Abzüglich 4 Proz. für Verluste stellte sich der Zugang durch Geburt auf 229 330, während der durch Zufuhr sich auf 126 878 belief. Die Einfuhr betrug 36 Proz. des Gesamtzuwachses, also trotz des Geburtenüberschusses immer noch 3 Proz. mehr als im Jahre 1900. Man kann annehmen, daß in Deutschland 55 Proz. der gedeckten Stuten lebende Fohlen zur Welt bringen. Dann würden im Jahre 1900 416 340, im Jahre 1907 376 322 und im Jahre 1912 434 336 Stuten gedeckt worden sein. Die Zahl der Zuchthengste hat dauernd abgenommen: In den drei erwähnten Jahren wurden 12 829, 12 350 und 11 140 gezählt. Ob das Jahr 1913 eine Besserung gebracht hat, ist zweifelhaft; jedenfalls ist die Einfuhr von Pferden wieder erheblich gestiegen, und zwar um 10 960 Stück.

Nach der Zählung vom 2. Dezember 1912 waren vorhanden:

Fohlen und Pferde bis zu 3 Jahren 657 833
3 bis 4 Jahre alte 220 358
4 Jahre und ältere 3 644 868
Summe 4 523 059

Unter den 3 bis 4 Jahre alten waren 13 592, unter den älteren 155 843 Militärpferde, gleichfalls unter den älteren befanden sich 11 140 Zuchthengste und 2 672 049 Pferde, die ausschließlich oder vorwiegend zu landwirtschaftlichen Arbeiten benutzt wurden. Bemerkt sei noch, daß von allen Pferden 3 193 279 oder 70 Proz. des Gesamtbestandes auf Preußen entfallen.

Auf 1 qkm landwirtschaftlich benutzte Fläche kamen:

1904 . . . . 12,2 Stück
1907 12,4   „
1912 12,9   „

Der Wert betrug auf 1 qkm:

1892 . . . . 5351,4 M
1900 . . . . 6709,6 „
1912 . . . . 9582,5 „

Auf 100 Einwohner kamen:

1904 . . . . 7,1 Stück
1907 6,9   „
1912 6,8   „

Der Wert stellte sich auf 100 Einwohner in Mark:

1892 . . . . 3805,2 ℳ
1900 . . . . 4172,8 „
1912 . . . . 5046,5 „

Der durchschnittliche Verkaufswert eines Tieres mittlerer Güte betrug für:

	1892 ℳ	1912 ℳ
Fohlen unter 1 Jahr	160	291
Pferde, 1 bis 2 Jahre alt	270	452
„ 2 bis 3 „ „	388	632
„ 3 bis 4 „ „	519	834
„ 4 Jahre alt und älter	524	784
„ Zuchthengste	1574	2350

Der Wert des gesamten Pferdebestandes betrug

1900: 2 352 255 000 ℳ;   1912: 3 359 188 000 ℳ.

Der Außenhandel mit Pferden ist ziemlich beträchtlich. Da Deutschland leichte Pferde mit Rücksicht auf die billigen Preise des Auslandes nicht selbst ziehen kann und die Zucht des schweren Pferdes bei uns noch nicht genügende Verbreitung hat, so ist die Einfuhr an diesen beiden Klassen ganz besonders groß. Die Ausfuhr ist dementsprechend nur gering.

Ein- und Ausfuhr 1912.

	Einfuhr		Ausfuhr	
	Stück	Wert: 1000 ℳ	Stück	Wert: 1000 ℳ
Leichte Arbeitspferde	51 720	25 376	577	289
Schwere „	53 007	58 395	426	343
Zuchthengste, leicht	38	199	57	104
„ schwer.	156	611	55	137
Kutsch-, Reit-, Rennpferde . .	5 573	9 187	963	1104
Pferde unter 1,40 m Stockmaß .	16 578	4 329	18	5
Absatz- und Saugfohlen . . .	4 935	2 035	262	122
Schlachtpferde	—	—	5686	643
	132 007	100 132	8044	2747

Von den eingeführten Pferden hatten den größten Durchschnittswert die leichten Zuchthengste (5247 ℳ) und die schweren Zuchthengste (3917 ℳ). Die leichten Arbeitspferde kosteten 502 ℳ, die schweren 1101 ℳ. Die Pferde unter 1,40 m Stockmaß hatten einen Wert von je 261 ℳ, die Kutschpferde 1649 ℳ.

Der Ausfuhrwert der leichten und schweren Zuchthengste war durchschnittlich 1825 und 2491 ℳ, der leichten und schweren Arbeitspferde 497 und 805 ℳ, der Kutschpferde 1146 ℳ und der Pferde unter 1,4 m Stockmaß 278 ℳ.

Die leichten Arbeitspferde kommen vorwiegend aus Rußland, das uns 37 076 Stück lieferte, und aus den Niederlanden (11 316 Stück); das schwere Arbeitspferd erhalten wir besonders aus Belgien (19 372 Stück) und aus Dänemark (23 071 Stück). Aber auch Österreich ist mit 2158 Stück beteiligt, das auch als Lieferant von Kutschpferden (1910 Stück) in Betracht kommt. Die kleinen Pferde unter 1,40 m Stockmaß beziehen wir aus Rußland (15 814 Stück).

Die Pferdeschlachtung hat in Deutschland erheblich zugenommen, denn während im Jahre 1904 nur 122 768 Stück mit einem verbrauchsfähigen Gewichte von 28 508 368 kg verzehrt wurden, steigerte sich der Verbrauch im Jahre 1912 auf 179 113 Stück und 41 556 400 kg.

Die Haltung von Maultieren, Mauleseln und Eseln ist in Deutschland im Wachsen begriffen. Während es im Jahre 1900 nur 649 Maultiere und Maulesel und nur 7199 Esel gab, ist die Zahl im Jahre 1912 auf 1883 bzw. 11 266 Stück gestiegen. Der Verkaufswert aber hat in noch viel höherem Maße zugenommen, indem er sich bei den Maultieren und Mauleseln von 231 000 auf 1 379 000 ℳ und bei den Eseln von 734 000 auf 1 567 000 ℳ gehoben hat. Die rationellere Zucht namentlich der Maultiere, bei der sehr große Esel als Vatertiere verwendet wurden, erklärt diese bedeutende Wertsteigerung.

Die Einfuhr von Maultieren und Mauleseln ist in den letzten Jahren erheblich gestiegen, während die der Esel ungefähr gleich geblieben ist. Erstere belief sich auf (1908 bis 1912) 63, 126, 71, 270 und 587 Stück, letztere in denselben Jahren auf 552, 480, 444, 691 und 471 Stück. Der Durchschnittswert war bei den Maultieren 874 ℳ, bei den Eseln 289 ℳ; der Wert der Einfuhr war also im Jahre 1912: 513 000 bzw. 136 000 ℳ.

Dieser Einfuhr steht nur eine geringe Ausfuhr gegenüber. Sie betrug an Maultieren und Mauleseln 12 Stück mit einem Durchschnittswerte von 667 ℳ, an Eseln 40 Stück mit einem Durchschnittswerte von 1575 ℳ. Der hohe Preis läßt erkennen, daß es sich um die teueren, großen Eselhengste gehandelt hat, die sich besonders zur Zucht starker Maultiere eignen.

2. Rindviehzucht.

Während die deutsche Landwirtschaft in den letzten 50 Jahren hinsichtlich ihres Schweine- und Schafbestandes einem erheblichen Wechsel unterworfen war, machte der Rindviehbestand eine wesentlich ruhigere Entwicklung durch. Für den Rückgang der heimischen Schafzucht — seit Mitte der sechziger Jahre des vorigen Jahrhunderts um 75 Proz. — wird hauptsächlich die Konkurrenz der ausländischen Wolle verantwortlich gemacht, die, wenn auch nicht durchweg besser, so doch dank der sich immer mehr vervollkommnenden überseeischen Transportverhältnisse wesentlich billiger auf den deutschen Markt gebracht werden konnte, aber auch der sich immer intensiver gestaltende heimische Landwirtschaftsbetrieb mag dazu beigetragen haben, daß man sich von der Wollschafzucht abwendete und, wo die Schafhaltung überhaupt noch möglich war, sich vorzugsweise auf die Züchtung des reinen Fleisch- oder Wollfleischschafes warf. Eine umgekehrte Entwicklung erfuhr die deutsche Schweinezucht, deren enormer Aufschwung sowohl dem gesteigerten Fleischbedürfnis der Bevölkerung als auch der Möglichkeit, Magermilch in großen Mengen für die Tierfütterung zu verwenden, zu verdanken ist. So konnte der Bestand an Schweinen in dem Gebiete Deutschlands von 6,46 Millionen im Jahre 1861 auf 16,8 Millionen im Jahre 1900 und auf 25,66 Millionen im Jahre 1913 steigen, also in rund 50 Jahren eine Vermehrung von fast 400 Proz. erfahren! Ein ähnlicher Aufschwung war für die Rindviehzucht von vornherein ausgeschlossen. Denn hier handelt es sich um Tiere, die nicht so schnell ausreifen wie das Schwein, sondern eine viel längere Zeit brauchen, um die volle Höhe ihrer Leistungsfähigkeit zu erreichen, dafür aber längere Zeit und bedeutend vielseitiger ausgenutzt werden können wie dieses. Das Schwein ist nur Fleischlieferant und hat seine Bestimmung erfüllt, sobald es das höchstmögliche Gewicht in möglichst kurzer Zeit erreicht hat, von dem Rind aber verlangen wir Arbeit und Milch während einer längeren Periode und dann noch Fleischproduktion. So ist verständlich, daß, wie die nachfolgenden Angaben erweisen, der Rindviehbestand sich nur allmählich an Zahl vergrößerte; und es hat fast den Anschein, daß er in dem letzten Jahrzehnt zu einem gewissen Gleichgewichtszustand gekommen ist. Womit allerdings nicht gesagt werden soll, daß er nicht noch einer weiteren Vermehrung fähig, oder gar, daß auch das Höchstmaß seiner Leistungsfähigkeit erreicht wäre.

Im jetzigen Gebiete Deutschlands betrug die Zahl der Rinder im Jahre:

1861	14999194	Stück
1873	15776702	„
1892	17555834	„
1900	18939692	„
1904	19331568	„
1907	20630544	„
1912	20182021	„
1913	20994344	„

Daß der Ausbruch des Krieges für Deutschland trotz des Ausbleibens aller früher vom Auslande bezogenen Futtermittel den Bestand an Rindern nicht zu gefährden vermocht hat, zeigt die Zählung vom 1. Dezember 1914, nach der die Zahl nicht nur gleich geblieben war, sondern sich fast um eine Million Stück vermehrt hatte. Denn es waren an diesem Tage 21817375 Stück vorhanden.

Es ist von Interesse, zu sehen, in welcher Weise sich der Gesamtbestand aus den einzelnen Alters-, Geschlechts- und Verwendungsklassen zusammensetzt. Im Jahre 1912 (1. Dezember) waren vorhanden:

Kälber unter 6 Wochen		800809
„ 6 Wochen bis 3 Monat alt		931365
Jungvieh, 3 Monat bis 1 Jahr alt		2880457
„ 1 bis 2 Jahr alt		3344866
Darunter zurzeit auf Mast gestellt	634361	
„ schon zur Zucht benutzte Bullen	201010	
Übertrag		7957497

Übertrag 7 957 497
2 Jahr altes und älteres Rindvieh . . .   12 224 524
Davon Bullen (Zuchtstiere). 150 192
Sonstige Stiere und Ochsen 1 130 049
Darunter zurzeit auf Mast gestellt. . 285 230
Kühe (auch Färsen und Kalbinnen). . . 10 944 283
Darunter Milchkühe. 10 205 185

           20 182 021

In der Zeit vom 2. Dezember 1911 bis 1. Dezember 1912 wurden 8 354 629 Kälber lebend geboren.

Die Beziehungen des Rinderbestandes zur Flächengröße und Einwohnerzahl Deutschlands zeigt folgende Zusammenstellung:

Auf 1 qkm Bodenfläche kamen im Jahre:

1873 . . . . 29,2 Rinder
1892 . . . . 32,5 „
1907 . . . . 38,1 „
1912 . . . . 37,3 „
1913 . . . . 38,8 „
1914 . . . . 40,3 „

Auf 1 qkm landwirtschaftlich benutzte Fläche entfielen: 58,9 im Jahre 1907 und 57,6 Stück im Jahre 1912.

Die Verteilung des Rindviehbestandes auf die landwirtschaftlich benutzte Fläche der Einzelstaaten und preußischen Provinzen ist sehr verschieden. Im Jahre 1906 entfielen auf 1 qkm in Preußen 49,1, in den übrigen Bundesstaaten 58,5 und im ganzen Reiche 55,5 Rinder. Von den größeren Bundesstaaten erhebt sich Württemberg (82,1), Baden (76,4), Bayern (67,2), das Großherzogtum Hessen (67,2) und Königreich Sachsen (67,0) wesentlich über den Durchschnitt, während von den preußischen Provinzen nur die Rheinprovinz (71,2) und Hessen-Nassau (67,7) einen den Durchschnitt erheblich übersteigenden Rindviehbestand aufweisen. Die Provinzen Schleswig-Holstein und Schlesien sowie das Herzogtum Sachsen-Meiningen bewegen sich auf der mittleren Linie, alle übrigen Bundesstaaten und preußischen Provinzen reichen nicht an den Durchschnitt heran. Den geringsten Viehbestand, nämlich weniger als 40 Stück Rindvieh auf 1 qkm landwirtschaftlich benutzter Fläche, haben

Ostpreußen (39,1), Westpreußen (36,5), Brandenburg (36,1), das Großherzogtum Mecklenburg-Schwerin (35,1), Pommern (31,8) und das Großherzogtum Mecklenburg-Strelitz (30,8). Die in diesen Landesteilen landwirtschaftlich benutzte Fläche beträgt 28,8 Proz. der Gesamtfläche Deutschlands an Acker, Wiesen und Weiden.

Auf 100 Einwohner kamen in Deutschland im Jahre:

1873 . . . . 38,4 Rinder
1892 35,5   „
1907 33,0   „
1912 30,3   „

Diese Zahlen zeigen uns, daß die Zunahme an Rindvieh mit dem Anwachsen der Bevölkerung nicht gleichen Schritt gehalten hat; es wäre jedoch falsch, wenn man daraus etwa den Schluß ziehen wollte, daß die Verhältnisse tatsächlich insofern ungünstiger geworden seien, als nun der Bevölkerung weniger Fleisch zur Verfügung stände als bisher. Denn sowohl das Lebend- als das Schlachtgewicht der Tiere hat so erheblich zugenommen, daß die Fleischerzeugung ganz bedeutende Fortschritte gemacht hat.

Wenn sich schon nach den in den Jahren 1883, 1892, 1900 mit den Viehzählungen zusammen veranstalteten Schätzungen für Lebendgewicht und Wert der Tierbestände eine Erhöhung des Lebendgewichtes von 100 auf 132 und des Wertes von 100 auf 136 ergeben hat, bei einer Zunahme von 100 auf 120, so sind diese Zahlen in den letzten anderthalb Jahrzehnten noch bedeutend gestiegen, wie sich namentlich aus der beträchtlichen Erhöhung des Schlachtgewichtes ergibt. In der Zeit vom 1. Dezember 1903 bis 30. November 1904 wurden beschaupflichtige und nichtbeschaupflichtige Schlachtungen ausgeführt:

an Rindern . . . . . 3418264) mit einem Durchschnitts- { 235 kg,
 „ Kälbern . . . . 4369351) gewicht von   { 40 „

Nach Abzug des genußuntauglich befundenen Fleisches[1] ergab sich an Fleisch, das in den Verbrauch gelangte:

von Rindern . . . . 794955835 kg,
 „ Kälbern . . . . 174223655 „

Bereits im Jahre 1911 war das Schlachtgewicht um 15 kg für Rinder gestiegen. Es betrug für Ochsen 330, für Bullen 310,

---

[1] Bei Rindern 8336205 kg, bei Kälbern 550385 kg.

für Kühe 240, für Jungrinder 185 kg, im Mittel aller Klassen
also 251 kg und wurde für beschau- und nichtbeschaupflichtige
Schlachtungen mit 250 kg angesetzt. Das Gewicht für Kälber
blieb auf 40 kg stehen.

Geschlachtet wurden insgesamt			Schlachtgewicht, nach Abzug des unschädlich beseitigten Fleisches kg
	Jahr	Stück	
Rinder · · ·	1911	3 747 668	941 625 492
	1912	3 640 709	914 208 676
Kälber · · ·	1911	4 596 163	187 157 586
	1912	4 366 302	177 956 907

Bei der Annahme, daß für das Rindvieh ein Schlachtgewicht
von 55 Proz., bei den Kälbern ein solches von 60 Proz. vorhanden ist, ergibt sich, daß das Durchschnittslebendgewicht von
Rindern im Jahre 1912 455 kg, von Kälbern 67 kg betrug. Nach
den Angaben Hansens hatte ein Rind im Jahre 1900 ein Gewicht von 352 kg, im Jahre 1883 ein solches von 321 kg, die
Steigerung des Lebendgewichtes ist also eine sehr erhebliche
gegen früher; sie ist in erster Linie auf die viel größere Frühreife und Mastfähigkeit der heute vorzugsweise gezüchteten
Schläge zurückzuführen.

Dementsprechend hat auch der Wert der Rindviehbestände
erheblich zugenommen, denn er betrug im Jahre:

$$1900 \dots \dots \dots \dots \quad 4\,182\,248\,000\,\mathcal{M}$$
$$1912 \dots \dots \dots \dots \quad 7\,065\,121\,000\,\text{„}$$

ist also in dieser Zeit um 68,9 Proz. gestiegen.

Im einzelnen betrug die Wertsteigerung für:

a) Kälber unter 6 Wochen . . . . 76 Proz.

b) Jungvieh, 6 Wochen bis 1 Jahr alt . . . 71 „
   Jungvieh, im Alter von 1 bis 2 Jahren

c) Nicht auf Mast gestellt . . . . 73,6 „

d) Auf Mast gestellt . . . . 217,6 „

e) Zuchtstiere . . . . 107,3 „
   Sonstige Stiere und Ochsen

f) Nicht auf Mast gestellt . . . . 29,9 „

g) Auf Mast gestellt . . . . 92,5 „

h) Kühe . . . . 68,1 „

Der Wert der einzelnen Tiere betrug in Mark bei:

	a	b	c	d	e	f	g	h
1900	40	95	177	193	360	323	340	274
1912	62	153	279	289	662	508	545	439

Ein Stück Vieh aller Altersklassen hatte einen Wert von 350 $\mathcal{M}$ im Jahre 1912 und 221 $\mathcal{M}$ im Jahre 1900.

Das Verhältnis des Wertes des Rindviehstandes zur landwirtschaftlich benutzten Fläche und zur Einwohnerzahl zeigt gleichfalls sehr deutlich den Aufschwung, den dieser Zweig des landwirtschaftlichen Betriebes in den letzten 20 Jahren genommen hat. Auf 1 qkm kommt an Rindviehwert:

1892: 10087,8 $\mathcal{M}$;   1900: 11930,4 $\mathcal{M}$;   1912: 20154,2 $\mathcal{M}$.

Auf 100 Einwohner entfällt ein Wert von:

1892: 7176,6 $\mathcal{M}$;   1900: 7419,6 $\mathcal{M}$;   1912: 10613,8 $\mathcal{M}$.

Trotzdem also die Vermehrung des Rindviehbestandes mit der der Einwohnerzahl nicht gleichen Schritt gehalten hat, ist sein Wert doch so gestiegen, daß, während vor 20 Jahren auf jeden Einwohner ein Wert von rund 72 $\mathcal{M}$ kam, jetzt etwa 106 $\mathcal{M}$, also 34 $\mathcal{M}$ mehr entfallen.

Die zukünftige Entwicklung der heimischen Rindviehzucht wird ihren Schwerpunkt also nicht in einer starken Vermehrung der Bestände, sondern vor allen Dingen darin finden, die Leistungsfähigkeit des Viehes auf eine immer höhere Stufe zu stellen. Die Bestrebungen, welche darauf abzielen, werden uns in den nächsten Abschnitten näher beschäftigen.

Die beste Übersicht über die in Deutschland vorhandenen Rinderschläge gibt die Schauordnung der Deutschen Landwirtschafts-Gesellschaft. Danach kann man folgende Gruppen unterscheiden:

1. Niederungs- oder Tieflandvieh:

A. Schwarzbunte in (Holland), Rheinland, Ostfriesland, Oldenburg, Mittelholstein, Mecklenburg, Pommern, West- und Ostpreußen, Brandenburg, Provinz und Königreich Sachsen, (Jütland) usw.;

B. Rotbunte Schläge in (Holland), Rheinland, Westfalen, Südoldenburg, Holstein;

C. Einfarbig rote Schläge in Ostfriesland, Schleswig,
Schlesien usw.;

D. Shorthorns;
a) Milchvieh: Angler;
b) Milchmastvieh: Ostfriesen, Jeverländer, Nieder-
rheiner, Brandenburger, Pommern, Westpreußen,
Ostpreußen;
c) Mastmilchvieh: Groninger, Wesermarsch, rotbuntes
Vieh der holsteinischen Marschen;
d) Mastvieh: Shorthorns.

2. Höhenvieh:
A. Großes Höhenfleckvieh (Simmentaler, Freiburger usw.);
B. Braun- und Grauvieh (Schwyzer, Allgäuer usw.).

3. Landschläge:
A. Einfarbig gelbes Landvieh (Franken, Glan-Donners-
berger, Limpurger usw.);
B. Einfarbig rotes und rotbraunes Vieh (Vogtländer,
Vogelsberger, Lahnvieh, Siegerländer, Odenwälder,
Harzer usw.);
C. Braun- und rotblässiges Vieh (Westerwälder, Wittgen-
steiner, Kelheimer);
D. Scheckige Landschläge (Pinzgauer, Vogesen, Hinter-
wälder, Vorderwälder, Sudetenvieh).

Die hier angeführten Landschläge haben sämtlich Höhen-
vieh-Charakter.

In einem zur Feststellung der Verbreitung der Rinderschläge
in Deutschland im Jahre 1906 verschickten Fragebogen hatte
die Deutsche Landwirtschafts-Gesellschaft folgende Einteilung
getroffen:

A. Höhenrinder.

1. Fleckvieh (Simmentaler), 2. Franken, 3. Glan-Donners-
berger, 4. Scheinfelder, 5. Ellinger, 6. Chamauer, 7. Limpurger,
8. Schwälmer, 9. Lahnschlag, 10. Braunvieh, 11. Murnau-Werden-
felser, 12. Vogtländer, 13. Vogelsberger, 14. Harzer, 15. Siegerländer, 16. Waldecker, 17. Odenwälder, 18. Kelheimer, 19. Wester-

wälder, 20. Wittgensteiner, 21. Vogesenvieh, 22. Pinzgauer, 23. Ansbach-Triesdorfer, 24. Ober- und Niederbayerisches Landvieh, 25. Wälder, 26. Hinterwälder, 27. Sudetenvieh, 28. Landvieh mit Fleckvieh-Charakter, 29. Landvieh mit Braunvieh-Charakter, 30. Landvieh mit Rotvieh-Charakter, 31. Etwaige andere Schläge, 32. Zielbewußte Kreuzungen, 33. Unbestimmter Höhenschlag.

B. Tieflandrinder.

34. Holländer, schwarzbunt, 35. Holländer, blaubunt, 36. Holländer, rotbunt, 37. Ostpreußische Holländer, 38. Ostfriesen, schwarzbunt, 39. Ostfriesen, rotbunt, 40. Ostfriesen, rot, 41. Jeverländer, 42. Schwarzbuntes Niederungsvieh friesischen Stammes, 43. Wesermarschschlag, 44. Schwarzbunter und rotbunter Schlag des Niederrheins, 45. Westfälisches Niederungsvieh, 46. Oldenburger Geestschlag, schwarzbunt, 47. Oldenburger Geestschlag, rotbunt, 48. Südoldenburger Schlag, schwarzbunt, 49. Südoldenburger, rotbunt, 50. Rotbunter Holsteinischer Marschschlag, 51. Rotbunter Holsteinischer Geestschlag, 52. Breitenburger, 53. Angler, 54. Rotes Schleswigsches Milchvieh, 55. Rotbunter Hannoverscher Elbmarschschlag, 56. Schlesisches Rotvieh, 57. Schlesisch-Polnisches Landvieh, 58. Normänner, 59. Schwarzburger Schlag der Weichselniederung, 60. Niederungs-Landvieh, 61. Shorthorn (Durham), 62. Etwaige andere Schläge, 63. Zielbewußte Kreuzungen, 64. Unbestimmter Niederungsschlag.

Die Verteilung der Höhen- und Tieflandrinder in den einzelnen Staaten und Provinzen zeigt folgendes Bild: 95 bis 100 Proz. Höhenvieh findet sich in Baden, Hohenzollern, Sachsen-Koburg-Gotha, Sachsen-Meiningen, Schwarzburg-Rudolstadt, Württemberg und Bayern, 80 bis 95 Proz. haben Hessen (Großherzogtum), Sachsen-Weimar, Hessen-Nassau, Reuß j. L., Elsaß-Lothringen, Sachsen-Altenburg, 50 bis 80 Proz. besitzen Reuß ä. L., Schwarzburg-Sondershausen, Waldeck-Pyrmont, 10 bis 50 Proz. sind vorhanden in der Rheinprovinz, Sachsen (Königreich und Provinz), Braunschweig, Schlesien, Posen; weniger als 10 bis 0,3 Proz. fallen auf Anhalt, Westfalen, Hannover, Oldenburg, Mecklenburg-Schwerin, Brandenburg. In den übrigen nicht genannten Staaten und Provinzen ist gar kein Höhenvieh vorhanden.

Der Zahl nach verteilen sich die Rinderschläge wie folgt:

A. Höhenschläge.

1896 . . . 7 977 117 = 45,43 Proz. des Gesamtrinderbestandes
1906 . . . 8 379 335 = 44,24   „   „   „

Davon entfallen in Prozenten auf:

	1896	1906
Fleckvieh	49,73	60,89
Braunvieh	7,25	6,07
Landschläge	28,84	23,53
Andere Schläge	14,18	9,51

B. Tieflandrinder.

1896 . . . 9 578 577 = 54,57 Proz. des Gesamtrinderbestandes
1906 . . . 10 560 357 = 55,76   „   „   „

Davon entfallen in Prozenten auf:

	1896	1906
Schwarzbraunes Niederungsvieh . .	48,53	55,90
Gemischtfarbige Schläge	2,33	5,21
Rotbunte Schläge	10,84	8,64
Einfarbige rote Schläge	7,44	9,07
Shorthorn	2,47	2,33
Andere Schläge	28,39	18,85

Beim Höhenvieh sehen wir in den zehn Jahren vor 1906 eine erhebliche Zunahme des Fleckviehes auf Kosten der Land- und anderen Schläge, beim Niederungsvieh hat das schwarzbunte Vieh am meisten zugenommen; man kann also im allgemeinen das Bestreben nach einer Verringerung der Schläge erkennen. So sind jetzt schon ganz oder fast völlig verschwunden das Alb-, Teck-, Neckar- und Schwäbisch-Haller Vieh in Württemberg, das Rhön-, Spessart-, Taunus- und Eifelvieh; und andere Typen sind in neueren Zuchten aufgegangen. Insoweit es sich dabei um Zuchten unbestimmter Höhen- und Landschläge handelt, ist diese Erscheinung ja gewiß zu begrüßen; es wäre aber falsch, wenn man nun auch versuchen wollte, die fest begründeten Landschläge, die an die Bedingungen ihrer Heimat angepaßt sind, überall durch Simmentaler oder Friesen zu ersetzen; es würden sich dabei gewiß manche Rückschläge ergeben.

Für die Förderung der Rindviehzucht in Deutschland geschieht sehr viel. Schon allein die Zunahme der Zuchtvereinigungen (von 1896 bis 1906 stieg die Zahl von 244 auf 1153!) beweist, ein wie hoher Wert ,bei uns auf rationelle Viehhaltung und Zucht ¡gelegt wird. Die Tätigkeit der Reichsregierung beschränkt sich im wesentlichen auf einen gesicherten Grenzschutz zur Verhütung der Einschleppung von Seuchen, auf die Bekämpfung der Seuchen im Inlande und auf gewisse wirtschaftspolitische Maßnahmen; in den Einzelstaaten finden wir das Interesse betätigt durch öffentliche Körungen von Zuchtbullen, Gemeindestierhaltungen, Bullenstationen (besonders in Norddeutschland), Aufzuchtstationen, Zuchtviehhöfe, Stammherden, Zuchtgenossenschaften, Herdbuchgesellschaften, Provinzialausstellungen, Leistungsprüfungen usw. Ganz besonders haben sich auch als mächtiges Förderungsmittel die großen Ausstellungen der Deutschen Landwirtschafts-Gesellschaft bewährt.

Deutschlands Außenhandel mit Rindern und den Erzeugnissen der Rindviehzucht, die zur Nahrung bestimmt sind, ist nicht unbedeutend, obgleich der Prozentsatz des zur Volksernährung bestimmten Fleisches aller Tiergattungen, soweit es vom Ausland eingeführt wird, nur gering ist. Deutschland verbrauchte auf den Kopf der Bevölkerung im Jahre 1912 52,75 kg Fleisch, von dem 3,26 kg vom Auslande eingeführt wurden. Im Jahre 1911 betrug die Einfuhr sogar nur 2,51 kg.

| | 1903 | | | | 1912 | | | |
| | Einfuhr | | Ausfuhr | | Einfuhr | | Ausfuhr | |
	Stück	Wert 1000 ℳ	Stück	Wert 1000 ℳ	Stück	Wert 1000 ℳ	Stück	Wert 1000 ℳ
Jungvieh bis 2½ Jahre alt	105 794	25 702	4 247	1 616	73 910	19 479	775	296
Kühe	121 060	41 570	2 064	1 097	85 721	23 640	1 361	697
Ochsen	90 737	46 783	3 365	1 850	39 374	27 173	16	9
Bullen	9 696	3 659	196	163	6 897	3 141	156	143
	327 287	117 714	9 872	4 726	205 902	73 433	2 308	1 145

| | 1903 | | | | 1912 | | | |
| | Einfuhr | | Ausfuhr | | Einfuhr | | Ausfuhr | |
	t	Wert 1000 ℳ	t	Wert 1000 ℳ	t	Wert 1000 ℳ	t	Wert 1000 ℳ
Rind- u. Kalbfleisch	15104	14461	1334	1774	38118	43112	125	164
Fleischextrakt, Suppen- u. Bouillontafeln, Pepton . .	846	7518	176	481	1173	10818	1257	2529
Talg von Rindern u. Schafen . . .	24331	14598	577	358	21429	16072	300	210
	40281	36577	2087	2613	60720	70002	1682	2903

Unter dem im Jahre 1912 eingeführten Vieh befanden sich 175532 Stück Schlachtvieh. Dem Werte nach hat sich die Einfuhr in den Jahren 1903 und 1912 fast gar nicht verändert, wohl aber der Art der Einfuhrartikel nach. Das Rindvieh ist um rund 120000 Stück zurückgegangen, dafür aber das Kalb- und Rindfleisch um 23000 t gestiegen. Für Jungvieh waren die Hauptlieferanten im Jahre 1903 Dänemark mit rund 31000 und Österreich mit rund 70000 Stück, im Jahre 1912 stand Dänemark mit 48000 Stück an erster und Österreich mit 13000 Stück an zweiter Stelle. Bei den Kühen war im Jahre 1903 Dänemark mit 25000 und Österreich mit 84000 Stück beteiligt, im Jahre 1912 aber Dänemark mit 66000 und Österreich mit 8000 Stück. Den Bedarf an Ochsen deckte in beiden Jahren hauptsächlich Österreich mit 89000 und 31000 Stück. An Bullen kamen im Jahre 1903 aus Dänemark 3500, aus Österreich 5900, im Jahre 1912 aus Dänemark 4500, aus Österreich nur 140. Als weiteres wichtiges Einfuhrland für Rindvieh kommt noch Schweden in Betracht.

Bei der Lieferung von Rind- und Kalbfleisch stehen Dänemark, die Niederlande und Schweden an erster Stelle; den Fleischextrakt liefert hauptsächlich Uruguay, und der Talg kommt aus Argentinien, Australien, Nordamerika, England und Frankreich.

3. Molkereiwesen.

Die Milchproduktion hat in Deutschland mit der Bevölkerungszunahme nicht gleichen Schritt gehalten. Im Jahre 1871 konnte Deutschland noch für 39 Mill. Mark Molkereierzeugnisse ausführen, eine Menge, die von Jahr zu Jahr abnahm, bis mit dem Jahre 1896 die Ausfuhr von der Einfuhr übertroffen wurde. Jetzt beträgt der Unterschied bereits rund 200 Mill. Mark zugunsten der gesteigerten Einfuhr. Diese Tatsache spricht weniger dafür, daß in der Hebung der deutschen Milchwirtschaft ein Stillstand eingetreten ist, als für die sich von Jahr zu Jahr bessernde Lebenshaltung der Bevölkerung, die Milch, Butter und Käse in immer größeren Mengen verbraucht. Während nach den Untersuchungen Voits, des Begründers unserer heutigen Ernährungslehre, vor 50 Jahren sich der Fettverbrauch eines kräftigen Arbeiters von 70 kg Gewicht auf 56 g, wovon höchstens 52 g verdaulich sind, berechnet, hat sich nach den Angaben von Zuntz der Fettverzehr jetzt mehr als verdoppelt. Daß dadurch in gewisser Weise eine Verschwendung getrieben wird, ist zwar insofern ein Fehler, als die Ausgaben für die Ernährung der Bevölkerung dadurch gesteigert werden, für die Milch- und Milchfetterzeugung aber bietet diese Steigerung des Verbrauchs einen Anreiz zu immer größerer Leistung.

Der Gesamt-Rindviehbestand in Deutschland beträgt nach der Zählung vom 1. Dezember 1914 21 817 375 Stück, wovon 11 316 457 Stück auf Kühe, Färsen und Kalbinnen entfallen. Hittcher nimmt als durchschnittlichen Milchertrag der ganzen Gruppe von weiblichen Tieren 2300 kg für das Jahr an, während andere Autoren den Ertrag in folgender Weise schätzen. Man nimmt das Durchschnittslebendgewicht auf 450 kg und multipliziert diese Zahl mit 4,5, da man im Mittel von jeder Kuh das 4,5fache des Lebendgewichtes an Milch verlangt. Dabei ergibt sich als mittlere Jahresproduktion eine Menge von etwa 2000 Liter, was bei einem Bestande von rund 11 Mill. Kühen eine Milcherzeugung von 22 000 Mill. Liter ergibt. Dieser Menge wären noch 1000 Mill. Liter Ziegenmilch zuzurechnen. Der Verbrauch der Bevölkerung wird zwischen 38 und 43 Proz. der Milcherzeugung geschätzt. Bei einer jährlichen Menge von 140 Liter für jede Person erhalten wir 9380 Mill. Liter = 40 Proz. der Gesamterzeugung als unmittelbaren Milchverzehr. Für Kälberaufzucht werden ganz allgemein 7 bis 8 Proz. (im Mittel 7,5 Proz.) angenommen, so daß dadurch 1725 Mill. Liter verbraucht werden. Der Rest von 11 895 Mill. = 52,5 Proz. ist für Käse- und Butterbereitung frei.

Der Fettgehalt der Milch ist nicht nur bei den einzelnen Schlägen und Rassen, sondern auch bei den Einzeltieren je nach der Jahreszeit, dem Ernährungszustand usw. verschieden; er schwankt bei diesen zwischen 2,3 bis 5 Proz., bei jenen im Mittel zwischen 3 und 4 Proz. Die Durchschnittserträge guter Niederungsherden enthalten 3 bis 3,3 Proz., die der Höhen- und Landschläge 3,5 bis 4 Proz. Bei einem mittleren Fettgehalte von 3,3 Proz. der Gesamtmilcherzeugung in Deutschland, abzüglich der für Kälberzucht und -mast benötigten Menge, werden für den Verzehr der Bevölkerung 702 Mill. Kilogramm Fett frei, von denen 316 Mill. Kilogramm = 45 Proz. in der Milch, der Rest in Käse und Butter zur Verfügung stehen. Auf jeden einzelnen entfallen danach täglich rund 28 g (13 g in der Milch und 15 g in Käse und Butter) Fett, also reichlich die Hälfte der nach Voit für kräftige Arbeiter benötigten Menge.

Den noch fehlenden Bedarf an Milchfett deckt Deutschland hauptsächlich durch die Einfuhr von Rahm, Butter und Käse. Für Rahm kommt in erster Linie Dänemark, in zweiter Schweden in Betracht; für Butter sind Rußland und die Niederlande die Haupteinfuhrländer, aber auch Dänemark und Finnland sind zusammen mit etwa 10 Mill. Mark — beide Länder ungefähr zu gleichen Teilen — daran beteiligt. Der Käse endlich wird zu zwei Dritteln aus den Niederlanden, zu einem Drittel aus der Schweiz bezogen. Die Gesamteinfuhr stellte im Jahre 1913 einen Wert von 195 748 000 ℳ dar; ihr stand eine Ausfuhr von nur 8 536 000 ℳ gegenüber.

Die nächstfolgende Tabelle gibt über die Beteiligung der Haupteinfuhrländer genaueren Aufschluß. Nicht aufgeführt sind diejenigen Länder, bei denen der Wert der gehandelten Waren in den beiden letzten Jahren nicht wenigstens 500 000 ℳ betragen hat.

Die Ausfuhr an diesen Erzeugnissen hatte einen Wert von: bei 1. 1 749 000 ℳ (ging hauptsächlich nach Österreich), bei 2. 52 000 ℳ, bei 3. 559 000 ℳ, bei 4. 80 000 ℳ, bei 5. 818 000 ℳ, bei 6. 2 739 000 ℳ (ging hauptsächlich nach England, Britisch-Indien usw.).

Deutschlands Einfuhr an Milch und Molkereierzeugnissen im Jahre 1912:

Beteiligung der wichtigsten Länder an der Einfuhr
nach Deutschland.

	Gesamt-einfuhr Deutsch-lands 1000 ℳ	1000 ℳ								
		Frankreich	Niederlande	Dänemark	Schweden	Finnland	Rußland	Österreich	Italien	Schweiz
1. Milch, frisch, entkeimt, peptonisiert, Magermilch	6306	817	—	1546	—	—	—	703	—	2280
2. Rahm, frisch, entkeimt, peptonisiert	32725	—	—	27975	2899	—	1775	—	—	—
3. Milchbutter, Butterschmalz . . .	126345	—	44484	13525	1796	8518	54103	3124	—	—
4. Hartkäse ⎱ außer	27596	—	17196	—	—	—	—	—	1132	8838
5. Weichkäse ⎰ Margarinkäse	3307	2678	—	—	—	—	—	—	—	—
6. Milch, eingedickt (Sirupmilch) oder getrocknet . . .	22	—	—	—	—	—	—	—	—	—
	196301									

4. Der Handel mit Fellen und Häuten.

Deutschlands Bedarf an Fellen und Häuten kann bei weitem
nicht durch seine Schlachtungen gedeckt werden. Die umfangreiche Lederindustrie verlangt eine bedeutende Einfuhr, der eine
Ausfuhr von nur einem Drittel des Wertes der Einfuhr gegenübersteht.

Ein- und Ausfuhr 1912.

	Einfuhr	Ausfuhr
	in Millionen Mark	
1. Kalbfelle	84,16	29,95
2. Rindshäute	250,82	70,86
3. Roßhäute	11,15	6,74
4. Lamm- und Schaffelle	29,97	3,35
5. Ziegen- und Zickelfelle	32,05	6,16
6. Hasen- und Kaninchenfelle	8,53	13,37
7. Felle zu Pelzwerk	123,11	48,65
8. Andere Häute	4,72	2,88
	544,51	181,96

An der Einfuhr waren beteiligt bei:

	Österreich	Rußland	Belgien	Bulgarien	Serbien	Türkei
1.	22,11	22,08	—	—	—	—
2.	18,33	6,92	4,03	—	—	—
3.	0,80	0,87	—	—	—	—
4.	2,94	4,73	—	0,60	0,57	1,06
5.	3,50	4,89	0,68	0,30	—	1,73
6.	3,53	1,89	0,90	—	—	—
7.	4,32	38,35	4,00	—	—	3,10
8.	1,25	—	—	—	—	—
	56,78	79,73	9,61	0,90	0,57	5,89

Als weitere wichtige Einfuhrländer kommen in Betracht für:
1. Frankreich, Dänemark, Italien, Schweden, 2. fast alle Kulturländer, 3. England, Frankreich, Argentinien, 4. Italien, Griechenland, Spanien, Frankreich, 5. fast alle Kulturländer, 6. England,
Frankreich, 7. Amerika, Argentinien, Japan, China.

Die verbündeten Staaten und besetzten Gebiete nehmen von
der Ausfuhr wesentliche Mengen auf bei: 1. Belgien (1,67),
Österreich (0,90), 2. Belgien (5,27), Österreich (15,12), Rußland
(15,73), 3. —, 4. —, 5. Belgien (1,58), 6. Belgien (2,45), Österreich (1,95), 7. Belgien (0,87), Österreich (1,77), Rußland (3,28).

5. Ziegenzucht.

Bis Ausgang der achtziger Jahre des vorigen Jahrhunderts
lag Deutschlands Ziegenzucht im argen, da für die Verbesserung
des einheimischen Schlages so gut wie nichts geschah und die
Ziegenbesitzer zu wenig von Zucht, Pflege und Fütterung verstanden, um eine höhere Leistungsfähigkeit zu erzielen. Man
darf diese Vernachlässigung einer Tierart, über deren hohen wirtschaftlichen Wert kein Zweifel bestehen kann, nicht wohl den
in Wissenschaft und Praxis maßgebenden Führern der deutschen
Landwirtschaft zum Vorwurf machen, denn, so sonderbar es auf
den ersten Blick scheinen mag, die Ziegenhaltung gehört weniger
ins Gebiet der Landwirtschaft als in das der Industrie, weil sie
ganz überwiegend in den allerkleinsten landwirtschaftlichen
Betrieben und in den Kreisen der gewerblichen und industriellen
Arbeiterschaft, der kleinen Handwerker und Beamten zu Hause

ist. Und das hat seine volle Berechtigung, denn wenn man die Ziege als „die Kuh des kleinen Mannes" bezeichnet, so ist damit gesagt, daß sie dort am Platze ist, wo eine Kuh nicht mehr nutzbringend gehalten werden kann, weil zu wenig oder für sie nicht mehr ausnutzungsfähiges Futter vorhanden ist. Dazu kommt die die Ziege auszeichnende Anspruchslosigkeit in bezug auf Bewegung im Freien und Stallraum, ihre Widerstandsfähigkeit gegen Seuchen und nicht zum wenigsten das geringe für sie erforderliche Anlagekapital, durch das ihr der richtige Platz zugewiesen wird. Auch der Umstand, daß die von ihr gewonnene Milch täglich restlos in der Familie verbraucht und damit jegliche Art von sonst notwendigen, zeitraubenden Nebenbetrieben vermieden wird, macht sie überall dort zu einem wertvollen Haustier, wo selbst Schweine oder Geflügel nicht mehr gehalten werden können. Die Statistik zeigt uns denn auch, daß die Ziegenhaltung vornehmlich in Industriegebieten zu finden ist.

Unter diesen Umständen ist es ein besonderes Verdienst der Deutschen Landwirtschafts-Gesellschaft, daß sie durch Begründung eines Sonderausschusses für Ziegenzucht, durch Zulassung der Ziegen zu ihren Ausstellungen und durch die tatkräftige Förderung der Einfuhr guter Zuchtböcke die Hebung der heimischen Ziegenzucht mit dem besonderen Ziel einer Erhöhung der Leistungsfähigkeit der weiblichen Tiere tatkräftig in die Hand genommen hat.

Bis vor 30 Jahren gab es keine verschiedenen Ziegenschläge oder gar Rassen in Deutschland, und die mehrfachen Versuche, solche nach der Färbung, Behaarung und Hornbesitz oder Hornlosigkeit — denn andere Unterscheidungsmöglichkeiten gab es nicht — aufzustellen, erwiesen sich als undurchführbar, zum großen Vorteil der Zucht, die dadurch vor allen den Gefahren bewahrt blieb, denen Spezialzuchtrichtungen ausgesetzt sind (Erschwerung des Absatzes, Inzucht usw.). Eine Monographie Anderepps über die Schweizer Ziegen gab dann den Anstoß, dieses Schweizer Blut zur Auffrischung der deutschen Ziegen zu verwenden, und zwar wurden ausschließlich weiße Ziegen (meist Böcke) eingeführt, weil man irrtümlich angenommen hatte, daß die Schweizer Reinzuchten nur weißes Material hätten. Die zuerst zur Kreuzung verwendeten Appenzeller Böcke erwiesen sich aber als nicht geeignet, da die von ihnen gefallenen Lämmer,

welche meist den dicken Kopf des Vaters besaßen, dadurch bei
ihrer Geburt nicht selten den Tod ihrer Mutter verursachten.
Deshalb entschloß man sich bald für die Talziegen aus dem
Berner Oberlande, und zwar besonders für die weißen Saanenziegen, die nun jahrzehntelang allein zur Kreuzung unseres Land-
schlages herangezogen wurden.

Neben diesem Kreuzungsschlage, dessen vorwiegende Kenn-
zeichen in der weißen Farbe, der Hornlosigkeit und dem kurzen
harschen Haar bestehen, wurde aber auch der Landschlag selbst
durch Auswahl guter Böcke und Geisen in sich veredelt; auch
hier wurde — lediglich aus praktischen Gründen — auf Hornlosigkeit und kurzes Haar gehalten und die Leistungsfähigkeit
in der Milcherzeugung so sehr gesteigert, daß dieser Schlag mit
dem weißen Kreuzungsschlage bereits fast auf gleicher Stufe
steht. Die Deutsche Landwirtschafts-Gesellschaft kennt seit einer
Reihe von Jahren auf ihren Schauen nur noch diese beiden
Gruppen: weiße Ziegen und bunte Ziegen.

Die Zahl der Ziegen hat bei uns in den letzten Jahren
etwas abgenommen. Nach der Viehzählung vom 2. Dezember
1912 waren im Deutschen Reiche 3410396 gegen 3533970 Ziegen
am 2. Dezember 1907 vorhanden, was einer Abnahme von
3,5 Proz. entspricht. Eine Zunahme wiesen auf: Bayern (2,3 Proz.),
Württemberg (27,1 Proz.), Baden (12,7 Proz.), Hessen (0,8 Proz.),
Schaumburg-Lippe (3,0 Proz.), Elsaß-Lothringen (13,7 Proz.). Eine
Abnahme erlitten: Preußen (5,9 Proz.), Königreich Sachsen
(8,2 Proz.), Mecklenburg-Schwerin (16,0 Proz.), Großherzogtum
Sachsen (11,2 Proz.), Mecklenburg-Strelitz (15,5 Proz.), Oldenburg
(7,2 Proz.), Braunschweig (6,8 Proz.), Sachsen-Meiningen (0,1 Proz.),
Sachsen-Altenburg (5,0 Proz.), Sachsen-Koburg-Gotha (7,4 Proz.),
Anhalt (18,2 Proz.), Schwarzburg-Sondershausen (10,1 Proz.),
Schwarzburg-Rudolstadt (7,3 Proz.), Waldeck (3,9 Proz.), Reuß ä. L.
(5,8 Proz.), Reuß j. L. (5,0 Proz.), Lippe (2,8 Proz.), Lübeck (0,7 Proz.),
Bremen (16,8 Proz.), Hamburg (6,2 Proz.).

Es zeigt sich also im allgemeinen in Süddeutschland eine
Vermehrung, in Norddeutschland eine Verminderung in der
Ziegenhaltung.

Die folgende kleine Tabelle zeigt uns, daß der Rückgang
sich besonders auf weibliche Ziegen und Lämmer erstreckt,
während die Zahl der Böcke sogar zugenommen hat.

| | Stückzahl | | | | Summe des Verkaufswertes in 1000 ℳ |
| | Unter 1 Jahr (Lämmer) | 1 Jahr alte und ältere | | Ziegen überhaupt | |
		Böcke	Geisen		
1912	705 705	95 817	2 608 874	3 410 396	88 782
1907	758 913	93 197	2 681 860	3 533 970	—
1900	—	—	—	3 266 997	54 565

Wenn aber auch die Zahl der Ziegen in den fünf Jahren von 1907 bis 1912 etwas zurückgegangen ist, so ist ihr Verkaufswert in den letzten 12 Jahren doch erheblich gestiegen. Denn er betrug 1900 nur durchschnittlich 17 ℳ für das Stück, im Jahre 1912 aber 26 ℳ. Im Jahre 1892 wurde er mit 16 ℳ, im Jahre 1883 mit 15 ℳ ermittelt. Die Wertsteigerung ist also in der neuesten Zeit am größten, sie beträgt von 1900 bis 1912 nicht weniger als 62,7 Proz.

Die Zahl der zum Zweck des Fleischgenusses erfolgten Schlachtungen an Ziegen ist nicht gering, wie folgende Zusammenstellung zeigt:

	1907	1912
Hausschlachtungen	750 675	731 855
Beschaupflichtige Schlachtungen	494 698	474 534
	1 245 373	1 206 389

Der Wert der Schlachttiere ist auf etwa 15 Mill. Mark zu schätzen, wovon 8 Mill. auf Schlachtlämmer, 7 Mill. auf Ziegen entfallen. Das Gesamtschlachtgewicht betrug 1912 19 587 918 kg. In den Angaben über Hausschlachtungen fehlen aber offenbar die vielen Lämmer, die im jugendlichsten Alter geschlachtet werden. Der jährliche Zuwachs ist auf mindestens 3 Mill. Stück zu berechnen, von denen wenigstens 2 Millionen als Lämmer geschlachtet werden.

Deutschlands Außenhandel mit Ziegen ist nicht bedeutend. Der Sonderausschuß für Ziegenzucht der Deutschen Landwirtschafts-Gesellschaft ist jetzt davon überzeugt, daß der Bedarf an weißen Böcken bei uns vollständig gedeckt werden kann, und arbeitet deshalb darauf hin, daß die Einfuhr aus der Schweiz nach

Möglichkeit eingeschränkt wird. In diesem Falle wird der Handel
zunächst noch geringeren Umfang annehmen; es ist aber zu hoffen,
daß die Ausfuhr mit der zunehmenden Veredelung und erhöhten
Leistungsfähigkeit der beiden heimischen Schläge allmählich zu-
nehmen und damit die Nutzung aus der Ziegenhaltung weitere
Fortschritte machen wird. Die augenblicklichen Verhältnisse
ergeben sich aus nachstehender Tabelle:

	1913		1912	
	Stückzahl	Wert in 1000 ℳ	Stückzahl	Wert in 1000 ℳ
Einfuhr	458	16	411	14
Davon aus Österreich-Ungarn . .	387	—	113	—
„ „ der Schweiz	52	—	269	—
„ „ Ägypten	—	—	15	—
Ausfuhr	748	29	646	22
Davon nach Österreich-Ungarn .	417	—	443	—
„ „ Rußland	117	—	145	—

Die Hauptnutzung der Ziege besteht in der Milchgewinnung.
Die Ziegenmilch unterscheidet sich von der Kuhmilch durch
reichlicheren Gehalt an Fett, dem der gelbe Farbstoff fehlt, so
daß die daraus bereitete Butter eine rein weiße Farbe besitzt.
Ziegenmilch bildet sowohl für Erwachsene wie für Säuglinge
eine sehr bekömmliche Nahrung; ihr charakteristischer Geruch
und Geschmack rührt von der Hautausdünstung und auch von
Ausscheidungen im Harn der brünstigen Ziegenböcke her; er
kann durch Reinhaltung des Haares der Geisen wesentlich vermindert werden, weshalb man auch die langhaarigen Ziegen mehr
und mehr von der Zucht ausschließt.
Die Zusammensetzung der Milch in Prozenten ist folgende:

	Minimum	Im Mittel	Maximum
Wasser	82,2	86,88	90,16
Fett	2,29	4,07	7,55
Eiweißstoffe	3,32	3,76	6,50
Milchzucker	2,80	4,64	5,72
Mineralstoffe	0,35	0,85	1,36
Spezifisches Gewicht	1,028	1,0305	1,036

Die Milcherzeugung der einzelnen Tiere hat sich in den letzten Jahren erheblich gehoben; während sie früher durchschnittlich auf höchstens 300 Liter im Jahre zu veranschlagen war, kann sie jetzt auf 400 bis 500 Liter geschätzt werden. Es ist zu erwarten, daß das Zuchtziel von 800 Liter jährlicher Milcherzeugung in nicht zu ferner Zeit erreicht wird. Bei dem heutigen Bestande von rund 2 500 000 Geisen bedeutet eine Steigerung um 100 Liter Jahresertrag eine Mehreinnahme im Werte von wenigstens 30 Mill. Mark, die fast ausschließlich in die Tasche der industriellen und gewerblichen Arbeiter fließt.

Der Buttergewinnung aus Ziegenmilch kommt nur eine geringe Bedeutung zu; und ebenso hat die Käsebereitung keinen großen Umfang; die Produkte werden fast nur in der Gegend ihrer Erzeugung verbraucht und kommen nur in kleinen Mengen in größeren Städten zum Verkauf. So werden in einzelnen Dörfern des Riesengebirges Ziegenkäse hergestellt, die aber außerhalb der Provinz Schlesien kaum bekannt sind; auch in Altenburg in Thüringen hat dieser Nebenzweig der Ziegenhaltung größere Verbreitung erhalten.

Wenn auf der von der Deutschen Landwirtschafts-Gesellschaft vorgezeichneten Bahn fortgeschritten und der Ziegenhaltung in den Kreisen der Arbeiter und kleinen Beamten namentlich auch die Unterstützung der Handelskammern gewährt wird, so ist zu hoffen, daß die für die niederen gewerblichen und industriellen Berufsstände so überaus wichtige Gewinnung einer nährstoffreichen und für Erwachsene und Säuglinge in gleicher Weise bekömmlichen Milch in Zukunft noch mehr gefördert werden wird, als dies in den letzten Jahrzehnten bereits geschehen ist.

6. Schafzucht.

Von allen Viehhaltungen Deutschlands hat die Schafhaltung in den letzten Jahrzehnten die stärkste Wandlung erfahren. Der reiche Bestand, der noch bis zur Mitte der siebziger Jahre des vorigen Jahrhunderts vorhanden war, ist so erheblich zurückgegangen, daß jetzt kaum noch 25 Proz. davon übrig geblieben sind. Als Gründe für diesen Umschwung in der allgemeinen Auffassung über die Möglichkeit, die Schafzucht und -haltung in dem früheren Umfang zu erhalten, wurden allgemein angesehen: 1. die Überschwemmung des Marktes mit überseeischen Wollen, die aus Australien, Südafrika und Argentinien zu uns kommen; 2. die zunehmende Intensität des Ackerbaues; 3. Abschaffung der Gemeindehutungen; 4. das Aufforsten der Schafweiden und das Verbot, in den Staatswaldungen Schafe zu weiden und 5. endlich der Mangel an geeignetem Schäfereipersonal. Schließlich ist auch die Tuchwollschafzucht dadurch zurückgedrängt worden, daß mittels besonders gebauter Maschinen es möglich geworden ist, gröbere Wollen zu feinen Tuchen zu verarbeiten. Wir werden später sehen, daß es auch heute noch möglich ist, die Schafzucht zu einem rentabeln Betriebe zu gestalten.

Trotz der Merino- und Kammwollschafzucht haben sich in Deutschland auch einzelne heimische Landrassen erhalten, wie die Heidschnucken, die Niederungs-Marsch-Milchschafe, das Rhön- und Frankenschaf, das Leineschaf u. a. Eine weite Verbreitung hat auch das schwarzköpfige englische Fleischschaf gefunden, das sowohl in Reinzucht wie als Kreuzung mit anderen Schlägen gezogen wird. Soweit Bockmaterial vom Auslande bezogen wird, kommt das französische Dishleymerino, das den französischen Kammwolltyp am besten zeigt, in Frage. Aus England wurden Borderleicester, Lincoln, Hampshires, Shropshires, Oxfordshires und Suffolks bezogen.

In welch großem Maße die Schafhaltung bei uns zurückgegangen ist, zeigt folgende Zusammenstellung.

Es waren vorhanden:

1873	24 999 406 Stück
1883	19 189 715 „
1892	13 589 662 „
1900	9 692 501 „
1904	7 907 173 „
1907	7 703 710 „
1912	5 803 445 „
1913	5 520 837 „

Der Rückgang hat also bis in die neueste Zeit vorgehalten, und nach den vorläufigen Ergebnissen der Viehzählung vom 1. Dezember 1914 ist wiederum eine Verminderung um 70000 Stück zu verzeichnen.

Auf je 100 ha landwirtschaftlich benutzter Fläche kamen Schafe:

	Schafe überhaupt	Bei landwirtschaftlichen Betrieben				
		unter 2 ha	2 bis 5 ha	5 bis 20 ha	20 bis 100 ha	100 ha und darüber
1882	66,3	41,2	22,8	29,4	55,5	147,1
1895	38,7	31,4	14,9	19,3	35,5	78,8
1905	28,0	24,0	10,9	13,9	25,0	62,0

Nach Alter und Geschlecht gesondert gab es im Jahre:

	1900	1907	1912
Lämmer	2 686 092	2 348 739	1 716 383
Böcke	160 959	115 538	85 303
Mutterschafe	5 124 723	4 228 269	3 320 645
Hammel	1 720 727	1 011 164	681 114

Der seit 1900 beobachtete Rückgang beläuft sich auf 969 709 Lämmer, 75 656 Böcke, 1 804 078 Mutterschafe und 1 039 613 Hammel.

Der Anteil an Mutterschafen beträgt im Mittel 57,2 Proz. des Gesamtbestandes. Dieses Mittel wird erheblich überschritten in folgenden Staaten oder Landesteilen: Gumbinnen (76,0 Proz.), Königsberg (72,9 Proz.), Lippe (72,8 Proz.), Oberpfalz (72,7 Proz.), Waldeck (71,7 Proz.), Birkenfeld (69,1 Proz.), Mecklenburg-Schwerin (68,1 Proz.), Allenstein (67,4 Proz.); es wird bei weitem nicht erreicht in Rheinhessen (3,8 Proz.), Karlsruhe (25,1 Proz.), Chemnitz (27,5 Proz.), Starkenburg (30,6 Proz.), Pfalz (31,3 Proz.), Bremen (32,8 Proz.), Düsseldorf (33,4 Proz.).

Auf 100 Einwohner kamen im Jahre 1900 noch 17,2 Schafe, im Jahre 1912 nur noch 8,7 Schafe. Dabei ist das Verhältnis in den einzelnen Staaten und Landesteilen ganz verschieden. So entfallen mehr als 50 Schafe auf 100 Einwohner in Mecklenburg-Strelitz (89,5) und Mecklenburg-Schwerin (51,5); 30 bis 50 finden sich in Pommern (46,7) und Waldeck (33,7); 15 bis 30 sind vorhanden in Ostpreußen (16,6), Westpreußen (22,9), Sachsen (18,2), Braunschweig (19,3), Anhalt (19,2), Schwarzburg-Sondershausen (27,2); in allen übrigen Staaten und Landesteilen ist der Anteil geringer.

Der Wert der Schafe ist freilich im Laufe der Jahre fort-
während gestiegen, aber doch nicht soweit, daß er den Rückgang in der Zahl auszugleichen imstande gewesen wäre.

Es betrug der durchschnittliche Verkaufswert für:

	1900 $\mathscr{M}$	1912 $\mathscr{M}$
Lämmer	13	21
Böcke	64	100
Mutterschafe	22	36
Hammel	22	34

Der Gesamtverkaufswert für alle Schafe belief sich:

1900 auf 194 812 000 $\mathscr{M}$,   1912 auf 189 168 000 $\mathscr{M}$.

Im Jahre 1912 wurden 2 858 068 Schafe mit einem durchschnittlichen Schlachtgewicht von 22 kg geschlachtet. Sie lieferten 62 834 532 kg verbrauchsfähiges Fleisch. Dazu kamen
90 800 kg frisches und zubereitetes Schaffleisch und 21 128 000 kg
Talg von Rindern und Schafen durch die Einfuhr, so daß sich
der Verbrauch, wenn man 10 000 000 kg als Schaftalg rechnet,
auf 72 925 332 kg beläuft.

Im Jahre 1904 wurden 2 897 010 Schafe geschlachtet, die
57 891 728 kg verbrauchsfähiges Fleisch lieferten. Eingeführt
wurden 63 800 kg Hammelfleisch und 22 823 400 kg Talg von
Rindern und Schafen. Der Verbrauch ist also, wenn man einen
gleichen Prozentsatz für Hammeltalg annimmt wie für 1912, im
Jahre 1904 etwas geringer gewesen.

Entsprechend der verringerten Schafhaltung hat sich auch
der Außenhandel mit Schafen wesentlich geändert. Besonders
gilt das hinsichtlich der Ausfuhr, die ganz bedeutend zurückgegangen ist. Da der Schaffleischverbrauch im großen und
ganzen sich gleich geblieben ist, folgt daraus, daß der Bedarf
durch Schlachtungen im Inlande gedeckt wurde.

Im Jahre 1901 betrug die Ausfuhr noch 187 862 Stück, sie
sank dann 1902 auf 159 128, 1903 auf 129 937 und 1904 auf
115 419 Stück. Im Jahre 1908 betrug sie nur noch 51 747 und
1912 sogar nur noch 17 526 Stück mit einem Werte von
754 000 $\mathscr{M}$. Darunter waren 944 Lämmer mit einem Werte von
32 000 $\mathscr{M}$.

Dieser Ausfuhr stand eine Einfuhr gegenüber, die ganz geringfügig ist. Sie betrug (1901) 655, (1902) 1077, (1903) 1702, (1904) 1564, (1908) 10532 und (1912) 5695 Stück, einschließlich von 309 Lämmern.

Es wäre dringend zu wünschen, daß man diesem Zweige der landwirtschaftlichen Tierzucht in Deutschland wieder mehr Beachtung schenkte, denn es ist auch bei den heutigen Verhältnissen immer noch möglich, bei der Schafhaltung einen mäßigen Gewinn zu erzielen, und deshalb lohnt es sich, auch an dieser Stelle einige Worte über die Rentabilität der Schafzucht zu sagen.

Wenn man den rapiden Rückgang, den die Schafhaltung seit 40 Jahren erfahren hat, mit dem ebenso gewaltigen Aufschwung vergleicht, den die Schweine- und Rindviehzucht in dem gleichen Zeitraume erfahren hat, so möchte man keinen Augenblick im Zweifel sein, daß die mangelnde Rentabilität infolge veränderter äußerer Verhältnisse, deren Beseitigung dem Wirtschaftsleiter nicht möglich ist, die alleinige Ursache dafür ist, und daß die Landwirtschaft gut daran tut, durch tunlichste Einschränkung dieses Wirtschaftszweiges sich vor weiterem Schaden zu bewahren.

Nun ist es ja richtig, daß heute die Bedingungen für eine so umfangreiche Schafzucht, wie wir sie noch in den siebziger Jahren in Deutschland hatten, nicht mehr so günstig sind, und es wird als Hauptursache für den seither beobachteten Rückgang ganz allgemein die Konkurrenz der ausländischen Wolle angeführt, mit der die heimische Erzeugung nicht gleichen Schritt halten könne. Auch auf die früher hervorragende Absatzmöglichkeit für gemästete Lämmer und Schafe nach Frankreich und England, die jetzt wesentlich geringer geworden ist, wird von mancher Seite hingewiesen, wenn man nach einer Erklärung für diese in der ganzen Landwirtschaft ohne Beispiel dastehende, fast völlige Preisgabe eines früher ausgedehnten und nutzbringenden Betriebszweiges sucht.

	Zahl der Schafe	Zahl der Schweine	Zahl des Rindviehs
1873	24 999 406	7 124 088	15 776 702
1900	9 692 501	16 807 014	18 939 692
1907	7 703 710	22 146 532	20 630 544
1912	5 520 837	25 659 140	20 994 344

Beide Gründe haben für die letzten Jahrzehnte aber nur noch bedingte Gültigkeit. Denn der Wollpreis, der allerdings bis 1894 auf 215 ℳ für 100 kg heruntergegangen war, ist seitdem wieder nicht unbeträchtlich gestiegen und hatte 1911 schon eine Höhe von 330 ℳ erreicht. Und für den verringerten Absatz von Mastlämmern und Schafen ist Deutschland selbst ein williger Abnehmer geworden, dessen immer mehr steigender Wohlstand es erlaubt, bestes Schaffleisch in größeren Mengen zu verbrauchen. Im Jahre 1904 wurden 2 897 010 Schafe mit einem durchschnittlichen Schlachtgewicht von 20 kg geschlachtet, die 57 940 200 kg verbrauchsfähiges Fleisch lieferten; in den Jahren 1911 und 1912 war zwar die Zahl der geschlachteten Schafe geringer (2 829 101 und 2 858 068), da das durchschnittliche Schlachtgewicht aber 22 kg betrug, so ergab sich an verbrauchsfähigem Fleisch eine Menge von 62 185 812 bzw. 62 834 532 kg.

Ob das Verschwinden der Schafweiden und Brachen, das eine Folge des intensiveren Ackerbaues ist, eine so starke Verminderung der Schafhaltung notwendig mit sich bringen mußte, kann zweifelhaft sein, da dieser Mangel durch die stärkere Futtererzeugung wieder zum Teil ausgeglichen worden ist, und da es heute noch eine ganze Anzahl von Wirtschaften gibt, die mit intensivster Kultur noch eine rentable Schafzucht zu verbinden vermögen. Prof. Howard, der durch sein Buchführungsinstitut über ein reiches statistisches Zahlenmaterial verfügt, hat interessante Belege dafür veröffentlicht, daß auch heute noch die Schafzucht vielfach rentabler ist als Schweine- und Rinderzucht, oder, wenn man will, daß sie mit geringeren Verlusten arbeitet wie diese. So ermittelte er bei einer Schafhaltung (Zuchtwirtschaft) von etwa 350 Stück während einer 15jährigen Kontrolle, daß zu Anfang, d. h. in den ersten fünf Jahren der Buchführung, mit einem Verlust pro Kopf und Jahr mit 4,87 ℳ gearbeitet wurde. Die zweiten fünf Jahre brachten pro Kopf und Jahr bereits 1,87 ℳ und das letzte Jahrfünft sogar 7,77 ℳ Gewinn. Das bedeutet in den 15 Jahren eine Besserung von 12,64 ℳ für ein Stück und Jahr. Dabei war schon eine 4proz. Verzinsung des Schafkapitals mit 0,71 ℳ eingerechnet.

Eine andere Berechnung, der 45 Wirtschaften mit 624 Jahrgängen zugrunde gelegt waren, ergab als gesamten Durchschnitt aller Wirtschaftsjahrgänge einen Verlust von 3,95 ℳ pro Kopf und

Jahr. Dabei war das beste Ergebnis ein Gewinn von 4,05 ℳ, das schlechteste ein Verlust von 13,20 ℳ. Wenn man nur die letzten fünf Jahre berücksichtigt, so betrug der Verlust nur 3,34 ℳ, es zeigte sich also eine geringe Verbesserung in den Erträgen.

In ähnlicher Weise hat Howard im Jahre 1912 36 Wirtschaften mit 563 Jahrgängen hinsichtlich der Rentabilität der Schweinehaltung untersucht und ist dabei zu dem Ergebnis gekommen, daß dort mit einem Verlust von 12,64 ℳ für das Stück und Jahr gearbeitet wurde. Noch viel größer sind die Verluste, die sich für die Rindviehhaltung ergaben. So erwiesen die Abschlüsse von 603 Wirtschaften, für welche die Produktionskosten der Milch festgestellt wurden, daß diese im Durchschnitt 12,9 ₰ betrugen, während die Nettoverwertung sich nur auf 9,7 ₰ stellte. Das bedeutet einen Verlust von 3,2 ₰ für 1 Liter Milch.

Es kommt aber alles auf die Passion und Tüchtigkeit des Tierhalters an, und es liegt nach den angeführten Zahlen durchaus kein Grund vor, weshalb auch nicht heute noch die Schafhaltung bei uns ebenso wie früher ein nutzbringender Zweig des landwirtschaftlichen Betriebes sein könnte. Es ist nur nötig, sie den veränderten Verhältnissen anzupassen, was gerade bei intensiv geleiteten Wirtschaften, die in vieler Beziehung eine größere Bewegungsfreiheit besitzen, leichter möglich ist, als im extensiven Betriebe, der Ackerbau und Viehzucht mehr schablonenhaft handhabt.

Der Handel Deutschlands mit roher Schafwolle ist natürlich sehr bedeutend. Die Einfuhr betrug:

1901		1904		1912	
t	Wert 1000 ℳ	t	Wert 1000 ℳ	t	Wert 1000 ℳ
163 583	276 633	180 754	362 041	218 278	405 937

Der Durchschnittswert für 100 kg stellte sich auf:

170 ℳ	200 ℳ	185 ℳ

Hierin ist aber Wolle im Schweiße, Rückenwäsche und Wolle, nach der Schur gewaschen, enthalten. Für letztere ergibt sich als Durchschnittspreis: 331 ℳ, 340 ℳ und 309 ℳ. Der Preis ist also in dem letzten Jahrzehnt um 31 ℳ = 9 Proz. gesunken.

Die Ausfuhr betrug:

1901		1904		1912	
t	Wert 1000 ℳ	t	Wert 1000 ℳ	t	Wert 1000 ℳ
19 260	54 652	20 639	65 347	17 555	48 025

Der Durchschnittspreis belief sich auf:

283 ℳ	317 ℳ	274 ℳ

Er stellte sich demnach höher wie der Durchschnittspreis der Einfuhr. Als Einfuhrländer kommen hauptsächlich in Betracht für a) Merinowolle im Schweiße: Australischer Bund (61 000 t), Britisch-Südafrika (25 000 t) und Argentinien (12 000 t); für b) Merinowolle, nach der Schur gewaschen: Australischer Bund (1200 t), Britisch-Südafrika (1100 t), Belgien (1100 t); für c) Kreuzzuchtwolle, im Schweiße: Argentinien (37 000 t), Australischer Bund (15 000 t); für d) Kreuzzuchtwolle (Rückenwäsche): Rußland (830 t), Frankreich (577 t), Großbritannien (464 t); für e) Kreuzzuchtwolle, nach der Schur gewaschen: Belgien (10000 t), Frankreich (3000 t), Großbritannien (2000 t).

Die Ausfuhr richteten wir hauptsächlich bei a) nach Österreich-Ungarn (1000 t) und die Schweiz (1000 t); bei b) nach Rußland (3500 t) und Österreich-Ungarn (1600 t); bei c) nach Österreich-Ungarn (600 t); bei d) nach Österreich-Ungarn (500 t); bei e) nach Österreich-Ungarn (1500 t), Frankreich (500 t), Rußland (400 t).

7. Schweinezucht.

Die ursprünglich in Deutschland vorhandenen Landschläge sind fast vollständig verschwunden, da sie seit annähernd 100 Jahren mit den englischen Rassen gekreuzt worden sind. Nur zwei Schläge, das Bayerische und das schwarzbunte Hannoversche Landschwein, haben sich rein erhalten. Im allgemeinen werden von den Kreuzungen folgende Schläge unterschieden, die sich aber zum Teil nicht scharf trennen lassen: Das Alsener, Baldinger, Hallsche, Hannoversche, Hoyaer, Marsch-, Mecklenburger, Meißener, Oldenburger, Ronneburger und Westfälische Schwein. Einen Typus für sich bildet das weiße deutsche Edelschwein aus englischen Schlägen, das namentlich aus den Yorkshire-, Lincoln-, Leicester- und Suffolk-Schweinen hervorgegangen ist und seine englischen Voreltern in vieler Beziehung übertrifft. Durch sachgemäße Haltung ist man bestrebt, seine Empfindlichkeit gegen äußere Einflüsse zu mindern, so daß es in dieser Beziehung an vielen Stellen bereits den aus den Landschlägen hervorgegangenen Zuchten völlig ebenbürtig, in vielen anderen Eigenschaften aber weit überlegen ist. Die gewaltige Ausdehnung, welche die deutsche Schweinezucht in den letzten Jahrzehnten erfahren hat, und die es ermöglicht, daß Deutschland ungefähr doppelt soviel Schweinefleisch als Rindfleisch aus eigener Produktion verzehrt, ist der beste Beweis dafür, daß die deutschen Schweinezüchter mit ihren Bestrebungen auf dem richtigen Wege sind.

In den letzten 40 Jahren ist der Schweinebestand um mehr als 350 Proz. gewachsen, wie folgende Zahlen erweisen. Es waren vorhanden:

	Schweine	Der Verkaufswert betrug Mill. Mark
Am 10. Januar 1873	7 124 100	—
„ 10. „ 1883	9 206 200	476,7
„ 1. Dezember 1892	12 174 400	684,7
„ 1. „ 1897	14 274 600	—
„ 1. „ 1900	16 807 014	913,7
„ 1. „ 1904	18 920 666	—
„ 2. „ 1907	22 146 532	—
„ 2. „ 1912	21 923 707	1710,9
„ 2. „ 1913	25 659 140	—

Die am 2. Dezember 1912 vorhandenen Schweine verteilen sich nach Alter und Geschlecht wie folgt:

Unter ½ Jahr alte 12 457 234
½ bis 1 Jahr alte 6 440 459
1 Jahr und ältere Zuchteber 89 370
1 „ „ „ Zuchtsäue 1 570 992
1 „ „ „ sonstige Schweine . . 1 365 652

Auf 100 Einwohner kommen im Durchschnitt 32,9 Schweine; die Verteilung in den einzelnen Staaten und Landesteilen ist aber eine sehr ungleichmäßige. Mehr als 100 bis 80 Schweine finden sich in Schleswig-Holstein (84,1), Hannover (93,4),

Mecklenburg-Schwerin (80,7), Oldenburg (97,6), Schaumburg-Lippe (119,2), Lippe (82,3). Weniger als 20 Schweine sind vorhanden in Berlin (0,4), Hessen-Nassau (14,0), Königreich Sachsen (13,4), Württemberg (19,4), Reuß ä. L. (15,9), Reuß j. L. (19,5), Lübeck (10,5), Bremen (7,9), Hamburg (2,6).

Auf 1 qkm kommen durchschnittlich 62,5 Schweine. Auch hier ist die Verteilung sehr ungleichmäßig. Mehr als 100 Schweine sind vorhanden in Berlin (676,5), Schaumburg-Lippe (250,4), Hannover (188,9), Stade (155,0), Herzogtum Oldenburg (154,4), Lippe (151,0), Minden (144,4), Osnabrück (140,4), Lüneburg (122,4), Bremen (117,4), Düsseldorf (107,0), Hildesheim (100,7); 50 und weniger als 50 bis 40 in Posen (50,0), Pfalz (49,9), Unterelsaß (49,8), Rheinhessen (49,5), Oppeln (49,3), Lothringen (49,2), Potsdam (46,8), Königsberg (46,3), Niederbayern (46,1), Breslau (44,7), Aachen (44,2), Konstanz (41,3), Liegnitz (40,3), Jagstkreis (40,1). Den geringsten Schweinebestand hat Schwaben (30,4) und Oberbayern (24,6).

Wie die Zahl der Schweine, so ist auch ihr Wert bedeutend gestiegen. Der durchschnittliche Verkaufswert eines Schweines mittlerer Qualität betrug bei Schweinen:

	Unter ½ Jahr ℳ	½ bis 1 Jahr ℳ	1 Jahr alten und älteren			Summe
			Zuchtebern ℳ	Zuchtsäuen ℳ	sonstigen Schweinen ℳ	
1883	41		91	90	91	—
1892	41		95	96	100	—
1900	25	73	111	107	102	—
1912	41	110	172	172	152	—

Die Summe des Verkaufswertes belief sich auf (1000 ℳ):

1900	210 226	398 537	9 025	128 337	167 588	913 713
1912	506 773	711 452	15 361	270 372	206 961	1 710 919

Zahl und Wert der in Deutschland erzeugten Schweine ist natürlich in Wirklichkeit erheblich größer, da die jährlichen Geburten und der jährliche Umsatz an einem Tage eines Jahres nicht gefaßt werden können. Frost hat vorgeschlagen, die Zahl der Zuchttiere abzuziehen und die der anderen Schweine zu verdoppeln, um der Wirklichkeit möglichst nahe zu kommen.

Dann würde sich eine Jahresproduktion von 40 937 370 Stück ergeben, eine Menge, die durch das Ergebnis der Schlachtvieh- und Fleischbeschau sowie der Hausschlachtungen im Vergleich zur vorhandenen Zahl ziemlich genau bestätigt wird.

Im Jahre 1904 wurden 20 999 240 beschaupflichtige und nicht beschaupflichtige Schweine mit einem Schlachtgewicht von 80 kg geschlachtet, die nach Abzug des unschädlich beseitigten Fleisches eine für Nahrungszwecke geeignete Menge von 1 678 152 913 kg ergaben. Dazu kommt eine Einfuhr (abzüglich der Ausfuhr) von 6 940 300 kg Schweinefleisch, 2 372 400 kg Schweinespeck und 92 553 200 kg Schweineschmalz; dagegen ist in Abzug zu bringen eine Menge von 593 700 kg Schweineschinken, die mehr aus- als eingeführt worden ist. Der Gesamtverbrauch an Erzeugnissen des Schweines stellte sich demnach auf 1 779 425 113 kg oder auf 29,6 kg auf den Kopf der Bevölkerung.

Im Jahre 1912 beliefen sich die Schlachtungen auf 18 217 356 Schweine mit einem Schlachtgewicht von 85 kg. Diese lieferten nach Abzug des unschädlich beseitigten Fleisches 2 064 104 873 kg; dazu kommt die Mehreinfuhr von Schweinefleisch mit 5 433 900 kg, von Speck mit 603 200 kg, von Schmalz mit 95 814 700 kg, während die Mehrausfuhr von Schinken mit 1 033 900 kg in Abzug zu bringen ist. Es ergibt sich ein Verbrauch an Erzeugnissen des Schweines von 2 164 922 773 kg oder 32,5 kg auf den Kopf der Bevölkerung.

Die Einfuhr an lebenden Schweinen (außer Spanferkeln) betrug 1912 133 291 Stück im Werte von 23 298 000 ℳ. Der Durchschnittspreis betrug 175 ℳ. Fast alle Schweine, nämlich 132 511 Stück, kamen aus Rußland. An Spanferkeln wurden 1024 Stück im Werte von 18 000 ℳ eingeführt.

Die Ausfuhr (ohne die Spanferkel mitzuzählen) ist in den letzten Jahren sehr schwankend gewesen (1909: 496, 1910: 702, 1911: 48 048); sie belief sich 1912 auf 6132 Stück im Werte von 613 000 ℳ. Dazu kommen 274 Spanferkel unter 10 kg im Werte von 5000 ℳ. Die Mehrzahl der Schweine geht nach der Schweiz.

8. Geflügelzucht.

Soweit die statistischen Angaben, die nur bis ins Jahr 1900 zurückreichen, es gestatten, einen Schluß auf die Entwicklung der heimischen Geflügelzucht zu ziehen, scheint man in Deutschland diesem so überaus wichtigen Nebenzweige der Landwirtschaft neuerdings erhöhte Aufmerksamkeit zu schenken. Allerdings sind wir noch weit davon entfernt, den Bedarf an Erzeugnissen der Geflügelzucht auch nur annähernd bei uns zu decken, Hunderte von Millionen Mark, von denen ein erheblicher Teil in der Heimat bleiben könnte, gehen dafür noch jährlich ins Ausland, und der Zeitpunkt, wo jede Familie Sonntags ihr Huhn im Topfe hat, liegt noch in grauer Ferne.

Von allem Geflügel hat für uns das Huhn als Eierlieferant die größte Wichtigkeit, und wenn seiner Zucht und Pflege, namentlich aber der Auswahl geeigneter Rassen, bei uns mehr Aufmerksamkeit geschenkt wird, wenn es nicht, wie es vielfach auf dem Lande geschieht, als wertloses und unbeachtetes Anhängsel, sondern als wichtiger Teil des Betriebes angesehen und danach behandelt wird, dann ließe sich Deutschlands Eierproduktion mit Leichtigkeit verdoppeln.

Der Bestand an Geflügel belief sich auf:

	1900	1912
Gänse	6 239 126	6 721 802
Enten	2 467 043	2 605 360
Hühner	55 395 837	72 836 760
Truthühner	351 165	538 108
Insgesamt	64 453 171	82 702 030

In den letzten 12 Jahren hat also die Zahl der Gänse um 7,2, der Enten um 5,3, der Hühner um 23,9 und der Truthühner um 34,8 Proz. zugenommen.

Während für das Halten von Gänsen, Enten und Truthühnern nicht alle landwirtschaftlichen Betriebe geeignet sind, kann auch der kleinste Landwirt, ja selbst der Städter, sofern ihm nur ein beschränkter Gartenraum zur Verfügung steht, mit Nutzen Hühnerzucht betreiben oder wenigstens einen Stamm Hühner halten, der den Bedarf seines Haushaltes an Eiern deckt.

Im Jahre 1912 kamen auf 100 Einwohner in Preußen 108,2, im Reichsdurchschnitt 109,4 Hühner. Mehr als 200 Hühner fanden sich im Herzogtum Oldenburg (335,1), Stade (263,7), Osnabrück (254,7), Lüneburg (227,2), Niederbayern (220,9),

Mecklenburg-Schwerin (205,5), Waldeck (202,7). Weniger als 50 Hühner kamen auf 100 Einwohner in Dresden (48,6), Zwickau (45,0), Chemnitz (39,2), Hamburg (16,4) und Berlin (2,8).

Auf 1 qkm landwirtschaftlich benutzter Fläche kamen 1912 in Preußen 194,1, im Reichsdurchschnitt 207,8 Hühner. Mehr als 350 Hühner waren vorhanden in Berlin (4995,2), Bremen (777,7), Hamburg (574,3), Düsseldorf (533,0), Herzogtum Oldenburg (470,4), Karlsruhe (408,7), Arnsberg (384,9), Unterelsaß (367,5), Neckarkreis (350,1). Weniger als 130 waren in Breslau (126,9), Mecklenburg-Strelitz (126,8), Köslin (126,1), Gumbinnen (120,0), Stralsund (112,6), Allenstein (102,1).

Mit der am 2. Dezember 1912 veranstalteten Bestandsaufnahme kann natürlich nicht die Jahresproduktion an Hühnern gefaßt werden. Ein großer Teil von denjenigen, die im Frühjahr dem Ei entschlüpften, ist an dem Zählungstage längst geschlachtet worden; der vorhandene Bestand umfaßt dann aber außer den Hähnen fast nur legefähige Hühner im Alter von 6 bis 9, von 18 bis 21, von 30 bis 33 und von 42 bis 45 Monaten. Nimmt man für jede dieser Jahresklassen nach Abzug von 12 Mill. Hähnen und nicht legefähigen Hühnern 15 Mill. Hühner mit einer Eierproduktion von 100 für die jüngste und älteste Klasse und 120 für die beiden mittelsten Klassen an, so ergibt sich, daß in Deutschland etwa 6600 Mill. Eier im Werte von etwa 360 bis 400 Mill. Mark erzeugt werden. Dazu käme der Wert der Federn und des Fleisches der geschlachteten jungen und alten Hühner.

Wie die nachstehende Tabelle zeigt, hat die Einfuhr von Geflügel und Erzeugnissen der Geflügelzucht in den vier Jahren von 1908 bis 1912 erheblich zugenommen und im Jahre 1912 die gewaltige Höhe von mehr als 290 Mill. Mark erreicht. Sie beträgt damit fast 50 Mill. Mark mehr als der Wert der Gesamteinfuhr von lebenden Tieren. Es ergibt sich daraus für uns die Lehre, die Hebung der Geflügelzucht mit allen Mitteln zu erstreben, was namentlich hinsichtlich der Eierproduktion von größtem Werte wäre. Wenn man das Gewicht des Eies durchschnittlich mit 50 g annimmt, so zeigt die Statistik, daß wir jährlich etwa 3300 Millionen einführen, also etwa halb soviel, als wir selbst erzeugen. Es ist dabei auch zu berücksichtigen, daß für die Produktion und den Handel mit frischen „Trinkeiern"

	Preis für 1 Stück od. 100 kg $\mathcal{M}$	1908	1912	1908	1912
				Wert 1000 $\mathcal{M}$	
Einfuhr.	Stück				
1. Gänse, lebend	4,13	7 517 981	8 606 622	23 551	35 567
	100 kg				
2. Hühner, „	145	111 471	104 813	13 843	15 195
3. Enten, „	165	28 389	22 008	3 974	3 631
4. Sonstiges Federvieh, lebend	165	3 222	3 395	516	560
				41 884	54 953
5. Gänsebrüste, -keulen, -lebern	145	1 640	2 500	230	363
6. Federvieh, geschlachtet, auch zerlegt oder einfach zubereitet, genießbare Eingeweide davon	150	73 056	90 676	10 228	13 601
				10 458	13 964
7. Eier von Federvieh oder Federwild	114	1 370 098	1 647 532	136 990	187 465
8. Eigelb, geschlagene Eier . .	105	23 940	53 935	1 915	5 663
9. Eiweiß, flüssig	70	1 556	1 920	109	134
				139 014	193 262
10. Bettfedern, roh	277	85 405	88 292	22 238	24 436
11. „ gereinigt, zugerichtet	455	8 084	8 756	2 745	3 986
				24 983	28 422
		Gesamteinfuhrswert		216 339	290 601
Ausfuhr.	Stück				
1. Gänse, lebend	3,46	38 660	18 482	224	64
2. Hühner, Enten, sonstiges Federvieh, lebend	100 kg 240	1 235	1 144	220	274
				444	338
3. Federvieh, geschlachtet und zerlegt	320	2 334	2 322	415	744
4. Eier von Federvieh oder Federwild	120	5 949	4 059	654	489
5. Eigelb, geschlagene Eier . .	84	5 534	15 876	443	1 334
6. Eiweiß, flüssig	130	335	506	23	66
				1 120	1 889
7. Bettfedern, roh	221	8 548	6 092	2 675	1 348
8. „ zugerichtet . . .	424	10 196	11 638	3 902	4 932
				6 577	6 280
		Gesamtausfuhrswert		8 556	9 251
		Wert der Mehreinfuhr		207 783	281 350

nur Deutschland selbst in Betracht kommt, und daß dieser Handel, da für frische hier stets ein ziemlich bedeutender Preis bewilligt wird, für den Erzeuger sehr gewinnbringend ist.

Bei der Einfuhr von Gänsen steht Rußland an erster Stelle, das uns fast 7 500 000 Stück liefert. Dann folgt Österreich-Ungarn mit rund 900 000 bis 950 000 Stück, und endlich Italien mit 120 000 bis 150 000 Stück. Für die Hühner sorgen hauptsächlich die Niederlande, Österreich-Ungarn und Rußland mit je etwa 3 Mill. Kilogramm. Geschlachtetes Federvieh kommt in großer Menge (rund 5 Mill. Kilogramm) aus Rußland, etwa halb soviel aus Österreich-Ungarn und geringere Mengen, je etwa 700 000 bis 800 000 kg aus Belgien und Frankreich. Den Eierbedarf decken wir hauptsächlich in Rußland, das für etwa 70 Mill. Mark, und in Österreich-Ungarn, das für etwa 80 Mill. Mark liefert; auch die Niederlande und Bulgarien sind mit etwa 7 bis 8 Mill. Mark beteiligt. Für rohe Bettfedern haben wir zwei Hauptlieferanten: Österreich-Ungarn und China, die beide je etwa 3 000 000 kg liefern. Der Wert der aus Österreich-Ungarn kommenden Federn ist aber doppelt so groß wie der der chinesischen Federn. Den Bedarf an gereinigten Bettfedern decken wir in Österreich-Ungarn.

9. Bienenzucht.

Obwohl die Bienenzucht in Deutschland auf einer hohen Stufe steht und Wissenschaft und Praxis in ihrer Förderung wetteifern, ist sie doch noch nicht imstande, den Bedarf an Honig zu decken. Es ist aber zu hoffen, daß die Ausdehnung des Mobilbaues im Gegensatz zu dem früher fast allgemein üblichen Stabilbau und die damit verbundene größere Ertragfähigkeit der einzelnen Stöcke einen weiteren Ansporn geben wird, diesem einträglichen Nebenbetriebe der deutschen Landwirtschaft immer größere Verbreitung zu schaffen. Es ist bekannt, daß uns die Biene nicht nur durch ihre Honig- und Wachserzeugung Nutzen stiftet, sondern in weit höherem Maße, allerdings nicht in Zahlen ausdrückbar, indirekt durch die bei ihren Besuchen vermittelte Befruchtung vieler wichtigen Nutzpflanzen ganz außerordentlich große Werte schafft. Schon der immer größeren Umfang annehmenden Kultur unserer Obstbäume wegen sollte man darauf bedacht sein, überall, wo es irgend angeht, Bienenzucht zu betreiben. Deutschland besaß an Bienenstöcken:

	Ohne bewegliche Waben	Mit beweglichen Waben	Insgesamt
1873	2 039 661	293 823	2 333 484
1883	1 543 591	368 206	1 911 797
1892	1 396 795	637 690	2 034 485
1900	1 453 579	1 151 771	2 605 350
1907	1 216 961	1 377 729	2 594 690
1912	1 057 939	1 572 898	2 630 837

Die Zahl der Bienenstöcke hat sich in 40 Jahren also nur um 11,3 Proz. vermehrt; die Zahl der Stöcke mit beweglichen Waben ist aber von 12,6 Proz. im Jahre 1873 auf 53,1 Proz. im Jahre 1907 und auf 59,8 Proz. im Jahre 1912 gestiegen.

Der Honigertrag betrug in Kilogrammen bei den Stöcken:

	Ohne bewegliche Waben	Mit beweglichen Waben	Insgesamt
1900	6 864 500	8 085 600	14 950 100
1912	5 725 300	9 510 100	15 235 400

Als mittlerer Durchschnitt für jeden Stock ergibt sich ein Ertrag bei den Stöcken ohne bewegliche Waben: (1900) 4,73 kg und (1912) 5,41 kg, im Mittel 5,07 kg; bei den Stöcken mit beweglichen Waben: (1900) 7,02 kg und (1912) 6,04 kg, im Mittel 6,53 kg. Letztere haben also durchschnittlich 1,5 kg mehr Honig geliefert. Vermutlich sind die Erträge aber wesentlich höher, als die Statistik angibt, da bei mittleren Trachtverhältnissen der Ertrag eines Stockes auf wenigstens 10 bis 13 kg anzusetzen ist.

Da der Honigertrag ganz wesentlich von der Witterung, dem Verlauf der Blüte und der Zahl der vorhandenen Bienenpflanzen abhängig ist, so sind die Erträge der einzelnen Landesteile natürlich in den verschiedenen Jahren außerordentlich schwankend. Als Beispiel dafür diene folgende kleine Tabelle, welche zeigt, wie große Unterschiede sich bisweilen ergeben. Wenn trotzdem die Gesamthonigernte von Jahr zu Jahr steigt, und zwar sogar mehr als dem Zuwachs an Stöcken entspricht, so ist das nur ein Beweis dafür, daß die Bienenzucht jetzt immer rationeller betrieben wird. Die Zunahme der Bienenstöcke betrug von 1900 bis 1912 nur 0,98 Proz., die des Honigertrages dagegen 1,98 Proz.

	Zahl der Bienenstöcke		Honigertrag in 100 kg	
	1900	1912	1900	1912
Preußen	1 548 256	1 509 586	83 685	116 825
Bayern	392 398	412 746	21 087	9 229
Sachsen	75 791	89 205	3 390	5 927
Württemberg	150 886	166 319	10 580	1 648
Baden	107 893	131 062	10 995	2 174
Elsaß-Lothringen	87 103	83 194	8 431	3 533

Auf 1 qkm landwirtschaftlich benutzter Fläche kamen 1907 7,4, 1912 7,5 Bienenstöcke. Mehr als 13 Bienenstöcke auf 1 qkm fanden sich 1912 in Freiburg (21,1), Schwarzwaldkreis (15,6), Konstanz (14,2), Karlsruhe (13,9), Neckarkreis (13,3), Jagstkreis (13,3), Reuß ä. L. (13,3), Schwarzburg-Rudolstadt (13,0). — Weniger als 5 waren vorhanden in Hamburg (4,7), Potsdam (4,5), Anhalt (4,3), Hildesheim (3,8), Braunschweig (3,7), Magdeburg (3,2).

Mit der Bevölkerungszunahme hat die Vermehrung der Stöcke dagegen nicht gleichen Schritt gehalten. Es kamen auf 100 Einwohner (1900) 4,6, (1907) 4,1, (1912) 4,0 Bienenstöcke. Mehr als 10 Stöcke waren vorhanden in: Sigmaringen (12,2), Mecklenburg-Strelitz (11,0), Konstanz (10,5), Jagstkreis (10,4), Stade (10,2). — Weniger als 2 Stöcke entfielen auf 100 Einwohner von: Potsdam, Leipzig, Starkenburg (je 1,9), Wiesbaden (1,8), Braunschweig (1,7), Dresden (1,6), Staat Lübeck (1,5), Arnsberg, Cöln, Zwickau (je 1,4), Chemnitz (1,2), Düsseldorf (0,8), Bremen (0,3), Hamburg (0,1), Berlin (0,0).

Der wichtigste Einfuhrartikel, das Wachs, kommt vorzugsweise aus Portugal und Abessinien, doch hat auch Deutsch-Ostafrika bereits für 795 000 ℳ an das Mutterland geliefert. Für das zur Ausfuhr gelangende Wachs ist Rußland mit 14 210 dz der fast alleinige Abnehmer.

Den Umfang des Außenhandels zeigt folgende Tabelle:

	Einfuhr				Ausfuhr			
	1908	1912	1908	1912	1908	1912	1908	1912
	Zahl		Wert 1000 $\mathscr{M}$		Zahl		Wert 1000 $\mathscr{M}$	
Bienen, lebend, Stöcke .	4680	3913	49	43	1409	553	15	6
Honig in Stöcken, mit lebenden Bienen . . .	100 kg 1138	2185	91	197	100 kg 35	77	3	5
Honig in Waben, ausgelassen, in Stöcken ohne lebende Bienen, Kunsthonig	33738	44791	1653	2723	3621	21111	158	877
Bienen- und anderes Insektenwachs, Waben, natürliche, ohne Honig	18039	29993	4755	8355	4276	14532	1133	4294

10. Wildstand.

Die jagdlichen Verhältnisse Deutschlands sind die weitaus besten in ganz Europa, da man den hohen materiellen und ideellen Wert, den ein guter Wildstand und die Jagdausübung besitzt, von Jahr zu Jahr mehr erkannt hat und dementsprechend die Jagd pfleglich betreibt, d. h. durch einen in verständigen Grenzen gehaltenen Abschuß für die Erhaltung eines mit den Interessen der Land- und Forstwirtschaft nicht im Widerspruch stehenden Wildstandes Sorge trägt. Gute Jagdgesetze und die dem Deutschen im Blute liegende Liebe zur freien Natur und ihrer Tierwelt haben vereint das Jagdwesen zu hoher Blüte gebracht, und Wissenschaft und Praxis wetteifern darin, die entstehenden Auswüchse zu beseitigen und die Schäden, die das Wild unter besonderen Verhältnissen anzurichten vermag, auf ein Mindestmaß zurückzuführen.

Größeres Raubwild fehlt bei uns fast vollständig; die an den Ost- und Westgrenzen Deutschlands gelegentlich zur Strecke kommenden Wölfe sind Überläufer aus den Nachbarländern; und das kleinere Raubzeug können und wollen wir nicht entbehren, teils, weil es uns durch seinen Balg Einnahmen verschafft, teils auch, weil es als Naturpolizei hilft, daß krankes Nutzwild, das eine Gefahr für das gesunde bildet, schnell und sicher beseitigt wird. Im übrigen hat man es völlig in der Hand, einem Überhandnehmen von Raubwild vorzubeugen.

Der heutige Bestand an Nutzwild kann nach sorgfältiger Schätzung, etwa wie folgt, angegeben werden:

Rotwild	130 000	Stück
Damwild	80 000	„
Schwarzwild	60 000	„
Rehwild	1 300 000	„
Hasen	8 500 000	„
Fasanen	800 000	„
Rebhühner	8 000 000	„

Der Bestand an Elchwild betrug im Jahre 1911 478 Stück; über das Gemswild liegen keine einigermaßen zuverlässigen Schätzungen vor; ebenso wie auch über den Bestand an wilden Kaninchen nichts gesagt werden kann. Immerhin muß dieser auf mehrere hunderttausend Stück angenommen werden.

Rot-, Dam- und Schwarzwild haben ihren Stand ausschließlich im Walde, Rehwild und Hasen im Walde und Felde, Fasanen und Rebhühner nur im Felde, denn die Feldbüsche, in denen erstere vorwiegend leben, spielen bei der Gesamtwaldfläche keine Rolle. Es kommen auf 1000 ha = 10 qkm der entsprechenden (Wald-, Feld- oder Gesamt-)Fläche: 9,2 Stück Rotwild, 5,6 Stück Damwild, 4,3 Stück Schwarzwild, 24,5 Stück Rehwild, 156 Hasen, 18 Fasanen, 200 Rebhühner. Davon werden erlegt 2,3 Stück Rotwild, 1,4 Stück Damwild, 1,1 Stück Schwarzwild, 4,9 Stück Rehwild, 102 Hasen, 10,8 Fasanen, 110 Rebhühner.

Der jährliche Abschuß an Haarwild beläuft sich auf:

Rotwild	. . . . rund	32 000	Stück im Werte von	1 500 000	ℳ			
Damwild	. . . . „	20 000	„	„	„	„	530 000	„
Schwarzwild	. . „	12 000	„	„	„	„	360 000	„
Rehwild	. . . . „	265 000	„	„	„	„	4 700 000	„
Hasen	. . . . . „	5 600 000	„	„	„ ·	„	14 000 000	„
Wilde Kaninchen	„	430 000	„	„	„	„	220 000	„

Übertrag: 21 310 000 ℳ

					Übertrag:	21 310 000 ℳ
Rebhühner	. . rund	4 400 000	Stück im Werte von			3 500 000 „
Fasanen	„	450 000	„	„	„	880 000 „
Auerwild . . .	„	500	„	„	„	2 500 „
Birkwild	„	8 000	„	„	„	20 000 „
Waldschnepfen .	„	56 000	„	„	„	150 000 „
Wildenten . . .	„	338 000	„	„	„	330 000 „
Bekassinen . . .	„	71 000	„	„	„	30 000 „
					Insgesamt	26 222 500 ℳ

Dazu kommt der Fang und Abschuß von Raubzeug:

Füchse	. . . . rund	130 000	Stück im Werte von			910 000 ℳ
Dachse	„	11 000	„	„	„	132 000 „
Fischottern . .	„	6 000	„	„	„	138 000 „
Marder	„	21 000	„	„	„	525 000 „
Iltisse	„	41 000	„	„	„	82 000 „
					Insgesamt	1 787 000 ℳ

Die zum Verzehr gelangende Wildbretmenge beläuft sich
auf etwa 30 000 000 kg oder etwa 0,45 kg auf den Kopf der Bevölkerung. Sie entspricht einer Menge von rund 73 000 Mast-
ochsen von 400 kg Schlachtgewicht und würde ausreichend sein,
den jährlichen Fleischbedarf von 600 000 Personen zu decken.
Dabei ist von Bedeutung, daß das Wild besonders in den größeren
Städten verzehrt wird und dort vorzüglich ausgleichend gegen
die Preissteigerung von Rind- und Schweinefleisch wirken kann.
Im Jahre 1908 entfielen an Wildverbrauch, soweit er aus dem
Markthallenverkehr ersichtlich ist, auf 100 Einwohner in Baden
(Baden) 257,4, Magdeburg 162,2, Dresden 160,5, Wiesbaden 136,9,
Breslau 129,7, Königsberg 122,4 kg. Um den wirklichen Ver-
brauch zu erhalten, sind diese Zahlen um 50 Proz. zu erhöhen,
da der Markthallenverkehr nur etwa zwei Drittel der ganzen
Zufuhr enthält.

Deutschlands Bedarf an Wildbret wird trotz der reichen
Erträge des heimischen Wildbannes nicht gedeckt; es bezieht
noch bedeutende Mengen von Haar- und Federwild vom Auslande, namentlich von Österreich-Ungarn und Rußland. Ebenso
werden erhebliche Summen für die Beschaffung lebenden Wildes,
das vorzugsweise aus Österreich-Ungarn kommt, aufgewendet,
mit dem man die heimischen Bestände verbessern will. Und

endlich werden viele Hörner und Geweihe eingeführt, die hier verarbeitet werden.

Folgende Zahlen geben darüber näheren Aufschluß:

	Einfuhr: Wert in 1000 ℳ			
	1909	1910	1911	1912
1. Haarwild, nicht lebend	1455	1290	1152	1243
2. Federwild, nicht lebend	590	662	687	691
3. Hirsche, Hunde, Vögel und andere lebende Tiere	2880	3161	3446	3080
4. Hörner, Geweihe, roh.	4678	4978	5673	6051
	Ausfuhr: Wert in 1000 ℳ			
1. Haarwild, nicht lebend	377	380	436	382
2. Federwild, nicht lebend	155	163	234	250
3. Hirsche, Hunde, Vögel und andere lebende Tiere	2428	2798	2709	3206
4. Hörner, Geweihe, roh.	2395	2617	2717	2769

In diesem Zusammenhange sei noch erwähnt, daß auch die Einfuhr an Elfenbein sehr bedeutend ist. Die Ein- und Ausfuhr betrug:

	Einfuhr: Wert in 1000 ℳ			
	1909	1910	1911	1912
Elfenbein.	5909	5925	7454	7863
	Ausfuhr: Wert in 1000 ℳ			
Elfenbein.	2037	1486	1849	2230

Der im Zusammenhange mit der Jagd stehende Handel mit Hasen- und Kaninchenfellen und mit anderen Fellen zur Pelzwerkbereitung weist gleichfalls hohe Ziffern auf:

	Einfuhr: Wert in 1000 ℳ			
	1909	1910	1911	1912
1. Hasen- und Kaninchenfelle	5 000	6 080	5 566	8 528
2. Andere Felle zur Pelzwerkbereitung	161 113	159 128	100 991	123 114
	Ausfuhr: Wert in 1000 ℳ			
1. Hasen- und Kaninchenfelle	7 925	8 464	9 231	13 372
2. Andere Felle zur Pelzwerkbereitung	27 700	35 702	47 227	48 647

11. Fischerei.

Die Binnenfischerei Deutschlands, die besonders in den großen, das Reich durchfließenden Strömen und ihren Nebenflüssen früher großen Ertrag abwarf, ist durch die Flußregulierungen und den starken Dampfschiffsverkehr, vornehmlich aber durch die Abwässer der zahlreichen, an ihren Ufern errichteten Fabriken schwer geschädigt worden. In neuerer Zeit hat aber der Staat durch eine zweckmäßige Gesetzgebung im Verein mit Privatgesellschaften, unter denen der Deutsche Fischerei-Verein zuerst zu nennen ist, viel für die Hebung der Fischwirtschaft getan. Eine große Zahl von Fischbrutanstalten sorgt ferner für eine Besetzung der Flüsse und Seen mit geeigneten Nutzfischen, so daß sich der Ertrag neuerdings wieder zu heben beginnt. Auch hat die Teichwirtschaft, in der hauptsächlich der Karpfen gehalten wird, größeren Umfang angenommen und namentlich in der Lausitz, in Schlesien und in der Lüneburger Heide weite Verbreitung gefunden. Der Gesamtertrag der Binnenfischerei wird auf 50 bis 60 Mill. Mark geschätzt.

Ebenso erfreut sich die Hochseefischerei des warmen Interesses des Staates, der in seinen Bestrebungen durch den Deutschen Seefischerei-Verein aufs beste unterstützt wird. Auch hier sind die Erträge bedeutend gestiegen, wenn sie auch noch nicht imstande sind, den Bedarf zu decken, so daß eine starke Einfuhr erforderlich ist. Die Hochseefischerei ist auf das Nordseegebiet beschränkt, da in der Ostsee fast nur Küstenfischerei betrieben wird. Sie befaßt sich mit dem Fang und Verkauf frischer Fische und, soweit es sich um den Hering handelt, auch mit dem Einsalzen der Fische an Bord der Schiffe.

1. Nordseefischerei. Die Erträge beliefen sich (in 1000 $\mathcal{M}$) auf: 1910: 28305, 1911: 28343, 1912: 30985, 1913: 34611; sie sind also in 4 Jahren um mehr als 6 Mill. Mark gestiegen. Im Jahre 1912 war der Ertrag (in 1000 $\mathcal{M}$) an:

1. Frischen Fischen 21 242
2. Schaltieren 798
3. Anderen Seetieren 7
4. Erzeugnissen von Seetieren . . . 8 938

Unter den frischen Fischen nehmen die erste Stelle ein (Wert in 1000 $\mathcal{M}$) die Schellfische (7282), dann folgt der Kabeljau

(5541), die Scholle (1300), Rotzunge (1158), Köhler und Pollack (978), Weißling (787), Steinbutt (572) und Hering (307). Unter den Schaltieren ist die Auster (162) und Garneele (519) besonders zu nennen. Bei den Erzeugnissen von Seetieren stehen die Salzheringe (8593) an erster Stelle; an Fischlebern wurden für 325 000 $\mathscr{M}$ gewonnen.

2. Das Ostseegebiet einschließlich der Haffe warf folgende Erträge (in 1000 $\mathscr{M}$) ab: 1910: 7861, 1911: 8250, 1912: 10 582, 1913: 10 378. Der Ertrag an frischen Fischen belief sich im Jahre 1912 (in 1000 $\mathscr{M}$) auf 10 555. Darunter stand der Aal (1845) an erster Stelle; es folgen Zander (1360) und Flunder (1148). Zwischen 500 000 und 900 000 $\mathscr{M}$ warfen ab der Hering (830), Plötze und Rotaugen (761), Blei (709), Sprotte (705) und Stint (559). Diesen schließen sich an Barsch (483), Kaulbars (457), Scholle (331) und Dorsch (264).

3. Die deutsche Bodenseefischerei ergab in den Jahren 1911 bis 1913 Erträge von 343 054, 417 054 und 508 537 $\mathscr{M}$. Die wichtigsten Fische waren im Jahre 1912 Blaufelchen (289 620), Forellen (21 736), Hechte (21 775), Barsche (15 970), Gangfische (15 313) und Sandfelchen (14 116).

Ein- und Ausfuhr stellten sich im Jahre 1912, wie folgt:

	Einfuhr	Ausfuhr
	in 1000 $\mathscr{M}$	
Süßwasserfische, frisch und gefroren	13 081	2 756
Heringe, Breitlinge, Sprotten, frisch	23 327	1 875
Schellfische, Kabeljaus und andere Salzwasserfische, frisch und gefroren	22 764	4 032
Heringe, gesalzen	44 120	134
Lachs, gesalzen	7 603	212
Andere Fische, einfach zubereitet, Fischmehl usw., Fische zum feineren Tafelgebrauch	6 268	1 965
Kaviar und Kaviarersatzstoffe	9 351	350
Hummer, Langusten und andere Seetiere	8 266	8
Sardinen und andere Fische und Zubereitungen . .	5 215	1 060
Dazu kommt:	139 995	12 392
Tran, Fett, Speck von Fischen, Robben u. Walfischen	18 066	185

II.
Österreich.

Österreich zerfällt nach seiner geographischen Beschaffenheit in vier Gebiete (außer Bosnien und der Herzegowina), die für die Erzeugung tierischer Rohstoffe eine sehr verschiedene Bedeutung haben. Dort, wo neben guter Ackerwirtschaft auch gepflegte Wiesen und saftiges Weideland zur Verfügung stehen, ist der Platz für Großvieh, das in seiner Arbeit (Pferd) oder in Milch und Fleisch (Rindvieh) das wertvolle Futter am besten lohnt. Wo aber Wiesen fehlen und die natürlichen Weiden sich auf trockenem oder sonst minderwertigem Boden befinden, wird vornehmlich die Haltung von Kleinvieh rentabel sein.

Zu den für die Großviehzucht und im besonderen für die Rindviehzucht wichtigsten Gebieten Österreichs gehören die Alpenländer, die zwar im Verhältnis zu ihrer Gesamtausdehnung (101 001 qkm) nicht viel Ackerland haben (21 Proz.), aber bei dem feuchten Klima in dem umfangreichen Wiesen- und Weideland einen großen Reichtum an vorzüglichem Futter besitzen. Ober- und Niederösterreich, sowie Steiermark verfügen besonders über ausgedehnte Wiesen (20 Proz. der Gesamtfläche), während in Salzburg und Kärnten vorwiegend Hutweiden und Alpen (37,5 Proz. der Gesamtfläche) das Grasfutter erzeugen. Das Weideland in Tirol umfaßt zwar eine relativ größere Fläche (38 Proz.), besteht aber meist aus ungepflegten Schafweiden.

Die Pferdehaltung tritt in den Alpenländern zurück, da bei dem dort vorherrschenden Kleingrundbesitz das Rind vorwiegend als Zugtier benutzt wird. Wo aber Pferde gehalten werden, sind es, infolge der Anforderungen, die das Bergland stellt, meist zugkräftige Tiere.

Die an Ausdehnung geringeren Sudetenländer, welche Böhmen, Mähren und Schlesien umfassen (79 317 qkm), haben gleichwohl nicht nur verhältnismäßig (52 Proz.), sondern überhaupt größere Ackerlandfläche, besitzen aber nur 14 Proz. Wiesen- und Weideland, das meist in wohlgepflegtem Grasland besteht. Die Ausdehnung der Ackerwirtschaft mit starkem Anbau von Futterpflanzen gestattet aber trotz des schlechten Wiesenverhältnisses eine reiche Viehhaltung, sowohl an Pferden, wie an Rindvieh und Schweinen.

Ebenso spielt in den Karpathenländern (88936 qkm), Galizien und der Bukowina, die Großviehzucht trotz der geringen Ausdehnung der Wiesen und Weiden (11 Proz.), die überdies zur Hälfte aus Hutweiden und Alpen bestehen, noch eine bedeutende Rolle, während sie in dem vierten Gebiete, den Karstländern (30759 qkm mit 13 Proz. Ackerland und 42 Proz. meist ungepflegten Schafweiden) gegen die Haltung von Kleinvieh, Schafen und namentlich Ziegen, zurücktritt.

Österreich besitzt zwar in seinen Pferden und dem Rindvieh ein sehr wertvolles Material, kann dessen Leistungsfähigkeit aber noch ebenso vervollkommnen, wie die Erträge seiner Ackerwirtschaft noch der Verbesserung fähig sind. In bezug auf die Erzeugung tierischer Rohstoffe ist es noch in erheblichem Maße vom Auslande abhängig. An Schlacht- und Zugvieh führte es im Jahre 1912 für 246280000 $\mathscr{M}$ ein, dagegen nur für 31194000 $\mathscr{M}$ aus, an anderen Tieren betrug der Wert der Einfuhr 32841000 $\mathscr{M}$, der der Ausfuhr 11169000 $\mathscr{M}$. Dagegen übertraf der Gesamtausfuhrswert tierischer Erzeugnisse mit 210334000 $\mathscr{M}$ den der Einfuhr (203536000 $\mathscr{M}$) um 6798000 $\mathscr{M}$. Dieser Überschuß ergibt sich aber nur durch die Mehrausfuhr an Eiern (A. = 101374000 $\mathscr{M}$, E. = 64414000 $\mathscr{M}$) und Borsten (A. = 16184000 $\mathscr{M}$, E. = 11471000 $\mathscr{M}$); bei allen übrigen Erzeugnissen übertrifft der Wert der Einfuhr wesentlich den der Ausfuhr.

Das gleiche gilt von allen Fettstoffen und Eßwaren, sowie endlich bei der Wolle, bei der die Mehreinfuhr einen Wert von 115371000 $\mathscr{M}$ hat.

Einen großen Teil des Bedarfes an tierischen Rohstoffen deckt Österreich in Ungarn, nämlich an Schlacht- und Zugvieh für 216154000 $\mathscr{M}$, an anderen Tieren für 22212000 $\mathscr{M}$, an tierischen Produkten für 37015000 $\mathscr{M}$, an tierischen Fetten (Butter, Schweineschmalz und Schweinespeck) für 25091000 $\mathscr{M}$, an Eßwaren tierischer Herkunft (Fleisch, Würste, Käse) für 21275000 $\mathscr{M}$ und an Wolle für 9651000 $\mathscr{M}$. Dieser Einfuhr steht eine Ausfuhr von 3193000, 1718000, 16387000, 0, 10792000, 1570000, zusammen von 33600000 $\mathscr{M}$ gegenüber.

Der Warenverkehr des Vertrags-Zollgebietes der österreich-ungarischen Monarchie in tierischen Rohstoffen gestaltete sich im Jahre 1912, wie folgt (in 1000 $\mathcal{M}$):

	Einfuhr	Ausfuhr
Schlacht- und Zugvieh	32 209	55 439
Andere Tiere	15 110	18 858
Tierische Produkte	170 066	227 130
Tierische Fette	19 018	5 330
Eßwaren tierischer Herkunft	25 142	5 153
Wolle und Seide	131 351	24 905
Zusammen	392 896	336 815

Daran waren beteiligt mit (1000 $\mathcal{M}$):

	Einfuhr	Ausfuhr	Mehreinfuhr	Mehrausfuhr
Belgien	20 491	3 300	17 191	—
Bulgarien	3 515	1 470	2 045	—
Deutschland	140 843	252 969	—	112 126
Rußland	71 130	4 625	66 505	—
Serbien	20 306	4 048	16 258	—
Türkei, europäische . . .	4 623	1 762	2 861	—
Türkei, asiatische	2 308	242	2 066	—
	263 216	268 416	106 926	112 126

Die Mehrausfuhr hatte einen Wert von 5 200 000 $\mathcal{M}$.

1. Pferdezucht.

Die schlimmen Jahre 1848 und 1849 haben auch der österreichischen Pferdezucht erheblichen Schaden zugefügt, von dem sie sich aber dank dem tatkräftigen Eingreifen der Regierung verhältnismäßig schnell erholte. Denn diese ging nicht nur daran, die vorhandenen Gestüte zweckmäßig auszugestalten und zu erweitern, sondern gründete auch eine große Zahl von Beschälstationen, die zur Verbesserung des Materials und Erhöhung des Bestandes wesentlich beitrugen. So waren in Österreich-Ungarn im Jahre 1857 bereits 2369 Hengste in 603 Beschälstationen vorhanden. Die Pferdezucht der Doppelmonarchie lag bis zum Jahre 1867, in dem eine Änderung des staatsrechtlichen Verhältnisses zwischen Österreich und Ungarn eintrat, ausschließlich in den Händen der Militärverwaltung, die natürlich in erster Linie ihr Augenmerk darauf richtete, gute Remonten zu bekommen, und erst in zweiter Linie die Wünsche der Landwirtschaft berücksichtigte. Nunmehr, also 1867, wurde die österreichische Landespferdezucht dem Ackerbauministerium unterstellt, das seither erfolgreich bestrebt gewesen ist, die Ansprüche beider Richtungen zu erfüllen. Bei der Teilung waren an Österreich die Gestüte in Radautz und Piber mit 1916 Pferden, sowie die Militärhengstdepots in Graz, Nimburg, Brünn, Drohowyce und Ober-Wikow mit 1527 Landbeschälern gefallen, ein Bestand, der in den folgenden Jahren bald beträchtlich vergrößert wurde. Radautz in der Bukowina, das bereits im Jahre 1792 gegründet wurde, züchtet in erster Reihe mittelschwere englische Hengste, die als Landbeschäler Verwendung finden; sodann leichte orientalische Halbbluthengste und endlich Lipizzaner Hengste. Piber in Steiermark liefert gleichfalls Landbeschäler. Außer diesen beiden Staatsgestüten sind in Österreich noch zwei Kaiserliche Hofgestüte vorhanden, deren ältestes, aus dem Jahre 1580 stammend, sich in Lipizza bei Triest befindet. Hier wird in fünf Stämmen die alte Lipizzaner Rasse, die aus spanisch-italischem Blute hervorgegangen ist, gezüchtet. Die trockenen Gebiete des Karstes sind für die Entwicklung eines abgehärteten, ausdauernden und schnellen Pferdes besonders günstig, Eigenschaften, die bei dem edlen Lipizzaner zu vollkommenster Ausbildung gekommen sind. Das zweite Hofgestüt ist in Kladrub in Böhmen, das gleichfalls hochedle Pferde, die spanischem Blute entstammen, und zwar nur Rappen und Schimmel, züchtet. Neben dieser Hauptzucht wird noch eine weniger umfangreiche Vollblut- und Halbblutzucht mit englischem Material zur Gewinnung eleganter Reit- und Wagenpferde betrieben.

Das österreichische Pferdematerial kann in fünf große Gruppen eingeteilt werden:

1. Das Berggebiet der Alpenländer, die Heimat des norischen Pferdes, eines zugkräftigen Arbeitstieres, das bei extensiver Fütterung leistungsfähig bleibt. Der Pinzgauer Schlag zeichnet sich durch besondere Schwere aus. Im allgemeinen tritt in diesem Gebiet das Pferd als Zugtier gegen das Rind zurück. Auch als Tragtier wird ihm bereits vom Esel Konkurrenz gemacht.

2. Der nordwestliche Teil von Nieder- und der nördliche Teil von Oberösterreich, Tirol, Vorarlberg, ein Teil von Steiermark, der südliche und nordöstliche Teil von Böhmen und das östliche Mähren. Das Gebiet des schweren Arbeitspferdes überwiegt, die Zucht des Gestütspferdes tritt dagegen zurück. Besonders kräftige Pferde sind aus dem Chudrimer Kreise bekannt.

3. Der Osten Niederösterreichs, die ebenen Teile Kärntens, die Mitte Krains, der unter 2. nicht genannte Teil Böhmens und Mährens, sowie ganz Schlesien. Mittelschwere Wagen- und Reitpferde.

4. Ein Teil von Tirol, der Südosten von Steiermark, sowie Galizien und die Bukowina. Feinster Reit- und Wagenschlag. In den ebenen Teilen herrscht der Steppentypus des orientalischen Pferdes vor, das edel in seinen Formen und äußerst trag- und zugfähig ist. Im Gebirge der Karpathenländer überwiegt das kleine, rauhhaarige und widerstandsfähige Huzulenpferd. Im südlichen Tirol ist das Haflinger Pferd als Saumtier besonders geschätzt.

5. Die Karstregion. Das Stammland des Lipizzaners.

Der Pferdebestand Österreichs hat regelmäßig zugenommen, wie folgende Zahlen erweisen. Es waren vorhanden 1869: 1 389 623, 1880: 1 463 282, 1890: 1 548 197, 1900: 1 716 488 und 1910: 1 802 848 Stück. Im letzten Jahrzehnt war die Zahl um 86 360 = 5 Proz. gestiegen.

Der Bestand verteilte sich auf die einzelnen Landgebiete derart, daß auf a) die Alpenländer 337 049, b) die Karstländer 66 784, c) die Sudetenländer 423 107 und d) die Karpathenländer 975 848 Stück entfielen. Auf 1 qkm Acker-, Wiesen- und Weideland kamen bei a) 7, b) 4, c) 8 und d) 19 Pferde. Auf 1000 Einwohner des Gesamtgebietes kamen im Jahre 1903 66, im Jahre 1912 63 Pferde.

Die Zahl der Pferde in Bosnien und der Herzegowina ist im Laufe der letzten 15 Jahre zurückgegangen. Denn während 1895 noch 231 189 Stück vorhanden waren, ergab sich für 1910 nur ein Bestand von 221 981 Stück, was einem Ausfall von 3,98 Proz. entspricht. Dabei war bei den Hengsten und Wallachen eine Zunahme von 12,69 bzw. 13,42 Proz. zu verzeichnen. Der Rückgang an Stuten aber belief sich auf 5,41 und der an Jungpferden auf 31,82 Proz. Auf 1000 Einwohner kamen 1903 148, im Jahre 1912 dagegen nur 117 Pferde.

An Mauleseln, Maultieren und Eseln besaß Österreich im Jahre 1900 66647, im Jahre 1910 73408 Stück. Davon waren:

	1900	1910	Zu- und Abgang	
			Zahl	Proz.
Maulesel	1 824	9 876	+ 8052	+ 441,4
Maultiere	18 499	10 731	— 7768	— 42,0
Esel	46 324	52 801	+ 6477	+ 14,0

Hier ist besonders auffallend, daß die Zahl der Maultiere so erheblich abgenommen hat, während gleichzeitig die der Maulesel um annähernd ebenso viel anwuchs. Wenn man nicht annehmen will, daß bei der Bestandsaufnahme im Jahre 1895 vielleicht ein Irrtum in der Bezeichnung der Tiere vorgekommen ist, bleibt nur der Schluß übrig, daß der kleinere Maulesel als Saumtier sich dort besser eignet, als das größere Maultier.

In Bosnien und der Herzegowina ist freilich bei beiden Arten ein Rückgang zu verzeichnen. Hier waren vorhanden:

	1895	1910	Zu- oder Abgang	
			Zahl	Proz.
Maulesel	277	80	— 197	— 71,1
Maultiere	609	393	— 216	— 35,5
Esel	5378	6377	+ 999	+ 18,6
	6264	6850		

In Österreich (ausschließlich Bosnien und Herzegowina) verteilen sich diese Einhufer auf die einzelnen Landesteile in folgender Weise:

	Zahl	Auf 1 qkm Acker-, Wiesen- und Weideland
Alpenländer	7 657	0,15
Karstländer	64 589	3,7
Sudetenländer	495	—
Karpathenländer	667	—

Auf 1000 Einwohner kamen 1903 und 1912 nur je drei Maulesel, Maultiere und Esel.

Der Pferdehandel zwischen Österreich und dem Zollauslande, sowie mit Ungarn stellte sich im Jahre 1912 wie folgt:

Einfuhr		Ausfuhr	
Stück	Wert (1000 $\mathcal{M}$)	Stück	Wert (1000 $\mathcal{M}$)
35 422	22 733	14 821	12 443

Davon entfielen auf Ungarn:

28 000	12 402	—	—

Der Verkehr des Vertrags-Zollgebietes der österreichisch-ungarischen Monarchie ergab:

7 947	10 880	38 866	25 765

Daran war beteiligt in der:

	Einfuhr	Ausfuhr
Belgien mit (1000 $\mathcal{M}$)	1060	—
Bulgarien „ „	—	1116
Deutschland „ „ ·	—	3613
Rußland „ „	5652	422
Serbien „ „	—	1113
Türkei, europäische, mit (1000 $\mathcal{M}$)	—	1488
„ asiatische, „ „	—	242

2. Rindviehzucht.

Als um die Mitte des vorigen Jahrhunderts die Schafhaltung wie in anderen europäischen Ländern, so auch in Österreich zurückging, fing man dort an, der bis dahin ziemlich vernachlässigten Rindviehzucht erhöhte Aufmerksamkeit zuzuwenden. Während man aber in dem Tieflande sein Heil von der Einführung ausländischen Blutes erwartete und die heimischen Schläge durch Schwyzer, Holländer und englisches Vieh zu verbessern suchte, ging man in den Alpenländern daran, die dort vorhandenen Schläge in sich selbst weiter zu züchten, aber durch strenge Zuchtwahl, Verbesserungen der Lebensbedingungen, sorgfältige Aufzucht der Kälber und andere geeignete Maßnahmen den Typus zu befestigen und die Leistungsfähigkeit zu erhöhen.

	Einheimische Schläge	Zur Kreuzung mit den einheimischen Schlägen oder zur Reinzucht eingeführte Schläge
1. Niederöstereich	Arvesbacher, Stockerauer, Raabser	Mürztaler, Murbodener. Mariahofer, Allgäuer, Montafuner, Pinzgauer, Simmentaler u. a.
2. Oberösterreich.	Welser Schecken.	Pinzgauer, Simmentaler, steirische Bergschecken, Mürztaler, Mariahofer, Montafuner, Allgäuer.
3. Salzburg . . .	Pinzgauer	—
4. Steiermark . .	Ennstaler, Mürztaler, Murbodener, Mariahof-Lavanttaler.	Pinzgauer.
5. Kärnten . . .	Mölltaler, Malteiner, Mariahof-Lavanttaler.	—
6. Tirol.	Oberinntaler, Unterinntaler Fleckvieh, Pinzgauer, Etschtaler.	—
7. Vorarlberg . .	Montafuner, Allgäuer.	—
8. Krain	Wocheiner.	—
9. Küstenland . .	Flitscher und Tolmeiner, Friauler [1]).	—
10. Dalmatien . .	Dalmatiner [2]).	—
11. Böhmen . . .	Egerländer, Budweiser, Sudetenvieh.	Simmentaler.
12. Mähren. . . .	Kuhländer, Schonhengster, Hanna-Berner.	—
13. Schlesien . . .	Kuhländer, Jaueringer, Lischnoer, Goralen-Rind.	—
14. Galizien . . .	Polnisches Rotvieh in mehreren selbständigen Formen (Polnisches Braunvieh, Maydaner, Bergvieh der Tatra, Podolier).	—
15. Bukowina. . .	Grauvieh der Karpathen [3]).	Berner, Pinzgauer.

[1]) Ein nicht konstanter Typus, der mit dem benachbarten romanischen Vieh in Italien große Ähnlichkeit hat.

[2]) Eine kleine verkümmerte Rasse; die Zucht des grauen Alpenviehes wird besonders energisch betrieben.

[3]) Nur noch vereinzelt vorhanden.

Diese Maßnahmen haben zu einem vollen Erfolge geführt, nicht nur in bezug auf die heimischen Gebirgsschläge, sondern auch in Hinsicht auf die Rindviehzucht in anderen Gegenden Österreichs, indem man nun vielfach auf die ausgezeichneten heimischen Typen zurückgreifen konnte, ohne mehr oder weniger gewagte Experimente mit fremdem Blute anstellen zu müssen. Die vorstehende Übersicht zeigt in der zweiten Spalte die den betreffenden 'Ländern eigentümlichen' Schläge, in der dritten die, welche zur Verbesserung des Zuchtmaterials, also zur Kreuzung oder zur Begründung von Reinzuchten im Laufe der Zeit eingeführt worden sind.

Man sieht, daß die heimischen Schläge sich erfolgreich durchgesetzt haben.

Der Rindviehbestand hat in Österreich in den fünfziger Jahren des vorigen Jahrhunderts einen großen Sprung nach aufwärts gemacht und ist dann von den siebziger Jahren an in einem langsamen Aufstieg geblieben, bis er zwischen 1900 und 1910 eine nicht unerhebliche Verminderung erfuhr. Es waren vorhanden:

1850	5 126 136 Stück
1857	8 013 368 „
1869	7 425 212 „
1880	8 584 077 „
1890	8 643 936 „
1900	9 511 170 „
1910	9 160 009 „

Der Rückgang in der Zahl seit 1900 betrug 351 161 Stück = 3,7 Proz. Dabei ist allerdings zu beachten, daß die Zahl der Kühe in demselben Zeitraum von 4 749 152 auf 4 901 886 Stück, also um 152 734 Stück oder 3,2 Proz. zugenommen hat. Die stärkste Abnahme zeigt sich bei den Ochsen im Alter von 1 bis 3 Jahren mit 22,2 Proz. und bei älteren Ochsen mit 18,6 Proz.

Auf 100 Einwohner kamen im Jahre:

1857	43,8 Rinder
1890 . . . . „ . . .	36,2 „
1903	36,4 „
1912	32,1 „

Der Viehbestand verteilt sich in der Weise, daß auf a) die Alpenländer 2 668 089, auf b) die Karstländer 470 711, auf c) die Sudetenländer 3 288 291 und auf d) die Karpathenländer 2 732 918 Stück Vieh fallen. Bei a) nimmt Steiermark mit 683 443 und Niederösterreich mit 609 509 Stück, bei b) Krain mit 226 977, bei c) Böhmen mit 2 290 587 und bei d) Galizien mit 2 505 012 Stück den ersten Platz ein.

Auf 1 qkm Acker-, Wiesen- und Weideland kommen bei a) 53,7, bei b) 27,3, bei c) 62,5 und bei d) 54,1 Stück Rindvieh. Der Bestand an Büffeln belief sich 1900 auf 769 Stück.

Der Rindviehbestand Bosniens und der Herzegowina betrug im Jahre 1895 1 416 394 Stück, im Jahre 1910 1 308 930 Stück; er hatte in dieser Zeit also um 107 464 Stück oder 7,8 Proz. abgenommen. Dabei war der Unterschied im Bestande der einzelnen Geschlechts- und Altersklassen durchaus verschieden. Während nämlich das Jungvieh unter 1 Jahr um 78 302 Stück = 34,92 Proz. und die Ochsen über 1 Jahr, die noch nicht zum Zuge benutzt wurden, um 25 017 Stück = 34,08 Proz. zugenommen hatten, betrug der Rückgang bei Stieren über 1 Jahr 129 801 Stück = 60,14 Proz. und der Färsen über 1 Jahr 97 467 Stück = 42,19 Proz. Bei den Kühen war eine Zunahme von 28 911 = 7,77 Proz. und bei den Zugochsen über 1 Jahr ein Rückgang von 12 494 Stück = 4,07 Proz. zu verzeichnen.

Der Bestand an Büffeln war 1910 auf 992 Stück gegen 947 Stück im Jahre 1895 gestiegen.

Auf 1000 Einwohner kamen im Jahre 1903 907, im Jahre 1912 dagegen nur noch 690 Stück Rindvieh.

Der Handelsverkehr Österreichs mit dem Zollauslande und Ungarn in Rindern und Erzeugnissen der Rindviehzucht gestaltete sich im Jahre 1912 wie folgt:

	Einfuhr		Ausfuhr	
	Stück oder dz	Wert 1000 ℳ	Stück oder dz	Wert 1000 ℳ
Rinder . . . . Stück	366 487	140 547	40 479	19 821
Milch . . . . dz	971 146	11 687	85 314	1 031
Butter . . . . „	70 571	16 449	18 939	3 833
Käse . . . . „	86 165	10 724	19 560	1 856
Häute und Felle, roh . . . . „	454 820	84 126	418 056	71 894
Blasen und Därme . . . . . „	30 122	6 300	13 676	3 151

Österreich.

Davon entfiel auf Ungarn:

	Einfuhr		Ausfuhr	
	Stück oder dz	Wert 1000 ℳ	Stück oder dz	Wert 1000 ℳ
Rinder . . . . Stück	320 000	128 625	—	—
Milch . . . . dz	760 000	9 418	—	—
Butter . . . . „	28 000	6 027	—	—
Käse . . . . „	40 000	2 873	17 000	1 560
Häute und Felle, roh . . . . „	77 000	10 240	86 000	11 678
Blasen und Därme . . . . . . „	5 000	1 025	—	—

Der Verkehr des Vertrags-Zollgebietes der österreichisch-ungarischen Monarchie ergab:

	Stück oder dz	Wert 1000 ℳ	Stück oder dz	Wert 1000 ℳ
Rinder . . . . Stück	28 653	14 412	54 791	21 166
„ . . . . dz	95.000			
Milch . . . . „	212 000	2 269	45 000	528
Butter . . . . „	47 000	11 200	17 000	3 478
Käse . . . . „	58 000	9 882	4 000	466
Talg, tierischer . . . . „	25 000	1 272	22 000	1 737
Knochenfette . . . . „	64 000	2 673	weniger als 500	1
Felle und Häute, roh . . . . „	422 000	81 803	387 000	70 974
Blasen und Därme . . . . . . „	33 000	7 156	16 000	3 669

Daran waren beteiligt mit (1000 ℳ):

Belgien . . . . . . Einfuhr: —. Ausfuhr: Felle und Häute 849.

Bulgarien . . . . . Einfuhr[1]): —. Ausfuhr: Felle und Häute 354.

Deutschland . . . . Einfuhr: Blasen und Därme 2698, Felle und Häute 20144. Ausfuhr: Blasen und Därme 2739, Felle und Häute 54278, Butter 2968, Rinder 27767.

Rußland . . . . . . Einfuhr: Blasen und Därme 2306, Felle und Häute |5222, Milch (851), Butter 874. Ausfuhr: Felle und Häute 1621.

Serbien . . . . . . Einfuhr: Blasen und Därme 150, Felle und Häute 1833, Rinder 3975. Ausfuhr: Felle und Häute 1867.

Türkei, europäische Einfuhr: Blasen und Därme 262, Felle und Häute 1596. Ausfuhr: Felle und Häute 274.

„ asiatische Einfuhr: Blasen und Därme 299, Felle und Häute 1775. Ausfuhr: —.

---

[1]) Schaf- und Lammfelle, roh 374, Schaf- und Ziegenfelle, gegerbt 176.

3. Ziegenzucht.

Die Ziegenzucht ist in Österreich nicht von großer Bedeutung. Es waren im ganzen mit 1 256 778 Stück im Jahre 1910 nur etwa halb so viel Ziegen wie Schafe vorhanden. Doch scheint sich, wohl als Folge der immer mehr zurückgehenden Schafhaltung, das Bestreben geltend zu machen, ihr etwas mehr Aufmerksamkeit zuzuwenden, obgleich von seiten des Staates vorläufig nichts zu ihrer Förderung geschieht. Gegen das Jahr 1900 hat eine Zunahme von 237 114 Stück = 23,3 Proz. stattgefunden. Die Alpenländer zeigen einen Bestand von 315 583 Stück, die Karstländer besitzen 268 938, die Sudetenländer 649 615 und die Karpathenländer 22 642 Stück.

Auf 1 qkm Acker-, Wiesen- und Weideland kommen in den Alpenländern 6, in den Karstländern 16, in den Sudetenländern 12,5 und in den Karpathenländern nur 0,5 Ziegen.

Auf 1000 Einwohner entfielen im Jahre 1903 39, im Jahre 1910 44 Ziegen.

In Bosnien und der Herzegowina hat der Bestand an Ziegen in der Zeit von 1895 bis 1910 abgenommen, weil man mit Rücksicht auf die Erhaltung der Aufforstungen eine erhebliche Steuer auf Ziegenhaltung gelegt hat. Während im Jahre 1895 noch 1 447 049 Stück vorhanden waren, ergab sich im Jahre 1910 nur noch eine Zahl von 1 393 068 Stück, was einen Rückgang von 53 981 Stück = 3,7 Proz. bedeutet. Doch versucht man neuerdings durch Kreuzungen das Haar, das zur Bereitung von Decken dient, zu verbessern.

4. Schafzucht.

Zu Anfang bis Mitte des vorigen Jahrhunderts bildete die Schafzucht Österreichs einen wesentlichen Erwerbszweig der Landwirtschaft, ja man kann sie dort sogar als die Grundlage der gesamten Viehzucht bezeichnen, weil man bei der Zucht von Schafen zuerst von wissenschaftlichen Grundsätzen ausging und die Tiere nach bestimmten Gesichtspunkten zu höchster Leistungsfähigkeit zu bringen versuchte. Die gesamte Schafzucht basierte damals auf der Haltung von Merinos, um deren Einführung sich besonders Maria Theresia und Josef II. bemüht hatten. So waren z. B. nach Baier in Böhmen nach einer aus den vierziger Jahren stammenden Statistik 75 951 Elektoralschafe, 33 361 Original-Negrettis, 8400 Original-Rambouillets, 296 170 Kreuzungen obiger Rassen mit Landschafen, 48 930 Kreuzungen der vorgenannten unter sich und 1 054 089 sonstige verschiedenartige Schafe (vorwiegend der Schafbestand der Bauern) vorhanden. Allmählich wendete man sich dann, da sich vielfach eine Überzüchtung der hochfeinen Wollschafe ergab, der Negrettizucht zu, die schließlich auch jahrelang das Feld behauptete. In den fünfziger Jahren gab es in Mähren und Schlesien noch weit über 100, in Böhmen 10, in Niederösterreich 3, in Galizien 7 und in der Bukowina noch 2 Elektoral- und Negrettiherden von zum Teil beträchtlicher Stärke; auch Rambouilletzuchten waren an günstigen Stellen, besonders in Böhmen, weit verbreitet.

Die Mitte des vorigen Jahrhunderts brachte dann, wie für die meisten Länder Mitteleuropas, die Krisis in der Schafzucht, die in der Hauptsache durch die Einfuhr australischer Wolle bedingt wurde. Dazu kamen aber auch die massenhafte Zufuhr von Baumwolle, deren leichte Verarbeitbarkeit, die Neigung, Baum- und Schafwolle zusammen zu verarbeiten, und endlich die Fortschritte der Industrie, welche es ermöglichten, auch aus minderwertiger Wolle feine Tuche herzustellen. Nicht minder aber war auch die Umwälzung des landwirtschaftlichen Betriebes mit seiner starken Verringerung der Weiden daran schuld, die Schafzucht nicht mehr rentabel erscheinen zu lassen. Auch der Versuch, sich der Fleischschafzucht zuzuwenden, hatte in Österreich keinen besonderen Erfolg, teils weil die Fütterungsmethoden nicht zweckmäßig waren, besonders aber auch, weil dem Geschmack der Österreicher Schaffleisch nicht zusagt, man also bloß für die Ausfuhr hätte züchten müssen. Infolgedessen ist auch in den Sudetenländern, die sich mit mehr Aussicht auf Erfolg anderen Zweigen der Viehzucht zuwenden konnten, der Schafbestand am weitesten zurückgegangen. In den Alpenländern wird jetzt gleichfalls nur so viel Schafzucht betrieben, als zur Deckung des eigenen Bedarfs an Wolle und Fleisch nötig ist. Man hat dort Kreuzungen des Landschafs mit englischen Fleischschafen mit gutem Erfolge vorgenommen; einen wesentlichen Bestandteil bildet aber das Seeländer Schaf (fälschlich Bergamasker

genannt), das ebenso wie das gleichfalls dort vertretene Stein-
schaf zur Ausnutzung der höchsten Alpenweiden besonders
geeignet ist. Auch das Gurktaler Schaf, eine Abart des deutschen
Landschafes, hat dort eine gewisse Verbreitung. Seine Wolle
wird vorzugsweise zur Erzeugung von Lodenstoffen benutzt. In
den Karpathenländern bilden die Zackelschafe den Hauptbestand,
deren Milchleistung zwar gering ist, aber bei ihrer großen
Zahl doch ausreicht, um in dem daraus gewonnenen Käse, dem
bekannten Brindzakäse, einen erheblichen Ausfuhrartikel zu gewinnen. Auch hier sind vielfach Kreuzungen mit Cotswolds und
anderen englischen Rassen erfolgreich vorgenommen worden, wie
die Horodenkaer Romazkanschafe beweisen. In der Bukowina
ist auch das weiter nach Osten hin weit verbreitete Cigayaschaf
vorhanden. Die Karstländer haben vorzugsweise das Zackelschaf.

Der Schafbestand Österreichs bezifferte sich:

1857 auf 5 284 654 Stück, 1880 auf 3 841 340 Stück,
1869 „ 5 026 398 „ 1890 „ 3 186 787 „

Im Jahre 1900 waren nur noch 2 621 026 Stück vorhanden,
und bis zum Jahre 1910 war der Bestand weiter auf 2 428 101 Stück
zurückgegangen. Er hatte in dem letzten Jahrzehnt also noch
um 192 925 Stück = 7,4 Proz. abgenommen.

Davon kamen auf die Alpenländer 426 427 Stück, Karstländer 1 270 363 Stück, Sudetenländer 182 863 Stück und Karpathenländer 548 448 Stück. Das Verhältnis des Bestandes zum
Acker-, Wiesen- und Weideland zeigen folgende Zahlen:

Es kommen auf 1 qkm in den Alpenländern 8, Karstländern
74, Sudetenländern 3,5 und in den Karpathenländern 11 Schafe.
Auf 1000 Einwohner kamen im Jahre 1903 100, im Jahre 1912
nur noch 85 Schafe.

Auch in Bosnien und der Herzegowina hat der Schafbestand
abgenommen. Während diese Länder im Jahre 1895 noch
3 230 720 Stück besaßen, waren 1910 nur noch 2 499 422 Stück
vorhanden. Der Abgang stellte sich mithin auf 731 298 Stück
oder 22,6 Proz. Dabei hatte die Zahl der Mutterschafe eine Vermehrung von 148 744 = 10,5 Proz., die der Lämmer unter einem
Jahre eine Verminderung um 532 553 = 42,1 Proz. und die der

Widder und Hammel eine solche von 347 489 = 63,6 Proz. zu verzeichnen.

Auf 1000 Einwohner kamen im Jahre 1903 2068, im Jahre 1912 dagegen 1317 Schafe.

Der Handelsverkehr Österreichs mit dem Zollauslande und Ungarn gestaltete sich im Jahre 1912 wie folgt:

	Einfuhr		Ausfuhr	
	Menge	Wert 1000 ℳ	Menge	Wert 1000 ℳ
Schafe und Ziegen . . . . Stück	121 272	2 648	10 299	261
Wolle . . . . dz	543 107	131 282	91 216	15 911

Davon entfiel auf Ungarn:

Schafe und Ziegen . . . . Stück	106 000	2 428	—	—
Wolle . . . . dz	49 000	9 651	9 000	1 570

Im Vertragszollgebiete der österreichisch-ungarischen Monarchie wurden umgesetzt:

Schafe, Ziegen, Lämmer und Kitze . . . . Stück	15 110	247	4 804	365
Wolle . . . . dz	525 000	129 577	105 000	18 403

Davon entfiel an Wolle (Wert in 1000 ℳ) auf:

Belgien	Einfuhr 19 247.	Ausfuhr 801.
Bulgarien	„ —	„ —
Deutschland	„ 68 384.	„ 8139.
Rußland	„ 1 133.	„ 1214.
Serbien	„ —	„ 1068.
Türkei, europäische .	„ 393.	„ —
„ asiatische . .	„ 234.	„ —

5. Schweinezucht.

Wie die Veränderung des landwirtschaftlichen Betriebes, die in der Mitte des vorigen Jahrhunderts vor sich ging, auf die gesamte Viehzucht von größtem Einfluß war, so war dies auch hinsichtlich der Schweinehaltung der Fall. Bis dahin war sie äußerst knapp gewesen; sie hatte kaum genügt, den Bedarf der Schweinebesitzer zu decken, geschweige denn, daß sie den Ansprüchen der Städte gerecht zu werden vermochte. Die eigent-

liche Zucht des Schweines trat völlig in den Hintergrund gegen
die Mästung der Treibschweine, die von ungarischen und gali-
zischen Händlern ins Land gebracht und zur Mast verkauft
wurden. Man bevorzugte mit gutem Grunde die Schweine dieser
Länder, namentlich das ungarische kraushaarige, und von diesem
wieder das Bakonyerschwein, das sich einer robusten Gesundheit
und großer Widerstandsfähigkeit erfreute und sich dabei gut
mästen ließ. In den nördlichen Kronländern gab man dem polnischen Schweine den Vorzug, und in einigen Gebieten beschränkte
man sich darauf, die heimischen Schläge zu züchten, unter denen
in der Ebene das böhmische und mährische, im Gebirge das
Alpenschwein mit seinen Abarten, wie z. B. das Pinzgauer und das
romanische Schwein, einen guten Ruf besaßen. Diese Landschweine
wurden aber auch vielfach mit ungarischen Schweinen gekreuzt.

Die Schweinezucht Österreichs verdankt ihren Aufschwung
zunächst der Hebung der Rindviehzucht, wodurch in den Molkerei-
abfällen sich ein für das Schwein vorzüglich verwertbares Futter
ergab. Daraus wieder entstand das Bestreben, Schweine zu halten,
die durch Frühreife und Mastfähigkeit das Futter besonders gut
auszunutzen verstanden, und die Folge war eine in den siebziger
Jahren einsetzende und dann immer stärker werdende Einfuhr von
englischen Schweinen, die teils unmittelbar aus England, vielfach aber auch aus Deutschland bezogen wurden. Eine mächtige
Förderung erfuhr die Schweinezucht aber auch durch die Tätigkeit
der k. k. Landwirtschafts-Gesellschaft, sowie durch die zuerst von
privater Seite angeregte, dann aber weite Verbreitung findende
Begründung von Zuchtanstalten und Zuchtstationen.

Im Jahre 1910 belief sich der Bestand an Schweinen in Österreich auf 6 432 080 Stück gegen 4 682 654 Stück im Jahre 1900.
Es hatte also eine Zunahme von 1 749 426 Stück = 37,4 Proz.
stattgefunden. Entsprechend der sehr verschieden starken landwirtschaftlichen Benutzung in den einzelnen Ländern hat auch
die Schweinehaltung einen sehr ungleichen Umfang. Um sich
einen Überblick darüber zu verschaffen, darf man nicht die ganze
landwirtschaftlich benutzte Fläche berücksichtigen, sondern muß
sich auf das eigentliche Ackerland beschränken, denn die als
Wiesen und Weiden bezeichneten Flächen sind so verschieden-
artig, daß ihre Einbeziehung ein falsches Bild gewähren würde.
In manchen Ländern handelt es sich um gute, wohlgepflegte

Wiesen, in anderen fallen unter die gleiche Rubrik ganz minderwertige Schafweiden und Alpen (siehe S. 53).

In den Alpenländern . . kommen auf 1 qkm Acker 104 Schweine
„ „ Karstländern . .   „   „ 1 „   „   86   „
„ „ Sudetenländern .   „   „ 1 „   „   43   „
„ „ Karpathenländern   „   „ 1 „   „   56   „

Aber auch innerhalb dieser großen Landgebiete ist die Verteilung der Schweine eine sehr ungleichmäßige. So entfallen auf 1 qkm Ackerland in Niederösterreich 79, in Oberösterreich 80, in Salzburg 32, in Steiermark 187, in Kärnten 128 und in Tirol 80 Stück. Für die einzelnen Karstländer ergeben sich folgende Unterschiede: auf Krain kommen 111, auf das Küstenland 94, auf Dalmatien 50. In den Sudetenländern hat Böhmen 38, Mähren 52 und Schlesien 56 Schweine auf 1 qkm Ackerland. Galizien und die Bukowina endlich haben einen Bestand von 49 bzw. 75 Schweinen auf der gleichen Fläche.

Das Verhältnis der Einwohnerzahl zum Schweinebestand zeigt, daß letzterer in seiner Zunahme mit der jener nicht nur gleichen Schritt gehalten, sondern sie sogar übertroffen hat. Im Jahre 1903 kamen auf 1000 Einwohner 179, im Jahre 1912 aber 225 Schweine.

Nach Geschlecht und Alter verteilten sich die im Jahre 1910 vorhandenen Schweine wie folgt:

Ferkel unter 3 Monaten . . . . 1 856 995 Stück
Schweine im Alter von 3 Monaten bis 1 Jahr . 2 648 645   „
Eber über 1 Jahr . . . . 126 981   „
Sauen über 1 Jahr . . . . 794 984   „
Andere Schweine über 1 Jahr . . . . 1 004 475   „

Der Schweinebestand von Bosnien und der Herzegowina belief sich 1910 auf 527 271 Stück gegen 662 242 Stück im Jahre 1895. Es war in diesem Zeitraum also eine Abnahme von 134 971 Stück = 20,4 Proz. eingetreten. Über den Umfang des Ackerlandes liegen keine zuverlässigen Angaben vor, die Einwohnerzahl des 51 199 qkm großen Gebietes betrug im Jahre 1910 1 898 044; es kamen mithin auf 1000 Einwohner 272 Schweine, also fast 100 mehr wie im übrigen Österreich.

Der Handelsverkehr Österreichs mit dem Zollauslande und Ungarn in Schweinen und Erzeugnissen der Schweineschlachterei gestaltete sich im Jahre 1912 wie folgt:

	Einfuhr		Ausfuhr	
	Menge	Wert 1000 ℳ	Menge	Wert 1000 ℳ
Schweine . . . . Stück	606 640	80 288	9 118	618
Schweinefett und Speck . . . dz	194 922	21 964	—	— [1]
Fleisch [2]), Schinken, Würste . „	153 953	21 190	93 142	14 921
Haare und Borsten [3]) . . . . . „	36 086	11 471	22 122	16 184

Daran war Ungarn beteiligt mit:

	Einfuhr		Ausfuhr	
	Menge	Wert 1000 ℳ	Menge	Wert 1000 ℳ
Schweine . . . . Stück	551 000	72 688	—	—
Schweineschmalz . . . . . . dz	86 000	10 278	—	—
Schweinespeck . . . . „	79 000	8 786	—	—
Fleisch, frisch . . . . „	112 000	13 395	30 000	3 561
Würste . . . . „	25 000	5 007	—	—
Schinken. . . . . „	—	—	23 000	4 151
Haare und Borsten . . . . . „	—	—	—	—

Im Handelsverkehr des Vertragszollgebietes der österreichisch-ungarischen Monarchie wurden umgesetzt:

	Einfuhr		Ausfuhr	
	Menge	Wert 1000 ℳ	Menge	Wert 1000 ℳ
Schweine . . . . Stück	2 277	7 616	1 636	82
„ . . . . dz	85 000			
Schweine- (u. Gänse-) fett, Speck „	30 000	2 757	1 000	74
Fleisch [2]) und Würste. . . . „	53 000	5 502	22 000	4 599
Haare und Borsten . . . . . „	39 000	11 736	17 000	14 690

Daran waren beteiligt mit (1000 ℳ):

Belgien . . . . Einfuhr: —. Ausfuhr: 732.

Bulgarien . . . . . „ —. „ —.

Deutschland . . . . „ Fette (verschiedene Arten) 9759. Haare und Borsten 4111. Ausfuhr: Haare und Borsten 9630.

Rußland . . . . . . Einfuhr: Haare und Borsten 3169. Ausfuhr: Haare und Borsten 892.

Serbien . . . . . . Einfuhr: Schweine 7078, Fleisch, frisch 4043. Ausfuhr: —.

Türkei, europäische . Einfuhr: —. Ausfuhr: —.

„ asiatische . . „ —. „ —.

---

[1]) Nicht ausgewiesen. — [2]) Auch andere Fleischsorten. — [3]) Auch andere Tierhaare.

6. Geflügelzucht.

Die Geflügelzucht hat eine große Ausdehnung und wird mit besonderem Eifer und Erfolg namentlich in den Sudetenländern, wo sich neben der Hühnerhaltung auch starke Gänsezucht findet, in Galizien und der Bukowina, in Krain und dem Küstenland, wo die Hühnerhaltung überwiegt, und in Dalmatien betrieben. In Tirol ist sie nur in geringem Maße vorhanden, und auch in Kärnten, Salzburg und dem größten Teile von Steiermark geht sie kaum über die Deckung des eigenen Bedarfs hinaus. Nur in Untersteiermark findet eine so starke Produktion statt, daß ein Teil davon dem auswärtigen Handel zugeführt werden kann. Es waren vorhanden:

	1900	1910	Zunahme	
			Zahl	Proz.
Hühner	23 113 522	31 742 828	8 629 306	37,3
Gänse	1 771 319	1 990 068	218 749	12,3
Enten	518 202	647 378	129 176	24,9
Anderes Geflügel	1 268 529	1 600 855	332 326	26,2
	26 671 572	35 981 129	9 309 557	34,9

Im Jahre 1910 kamen auf 1000 Einwohner 1259 Stück Geflügel.

In Bosnien und der Herzegowina nimmt die Geflügelzucht gleichfalls von Jahr zu Jahr einen größeren Umfang an. Die beiden Länder hatten 1910 einen Bestand von 2 230 510 Stück oder von 1175 Stück auf 1000 Einwohner. Eine erhebliche Menge an Geflügel und Eiern gelangt zur Ausfuhr.

Der Handelsverkehr Österreichs mit dem Zollauslande und Ungarn in Geflügel und Erzeugnissen der Geflügelzucht gestaltete sich im Jahre 1912 wie folgt:

	Einfuhr		Ausfuhr	
	Menge	Wert in 1000 ℳ	Menge	Wert in 1000 ℳ
Geflügel (und Wild) . dz	199 996	24 309	50 241	6 930
Eier . . . . „	819 824	64 414	1 148 660	101 374
Federn . . . . „	30 094	19 980	33 971	13 952

Daran war Ungarn beteiligt mit:

	Einfuhr		Ausfuhr	
	Menge	Wert in 1000 ℳ	Menge	Wert in 1000 ℳ
Geflügel, lebend . . Stück	3 760 000	5 081	—	—
„ tot . . . . . . dz	105 000	13 954	—	—
Eier. . . . . „	142 000	11 801	—	—
Federn . . . . „	5 000	1 831	—	—

Im Handelsverkehr des Vertrags-Zollgebietes der österreichisch-ungarischen Monarchie wurde umgesetzt:

Geflügel (und Wild) . dz	51 000	5 414	121 000	15 405
Eier, Eiweiß, Eigelb . „	686 000	53 259	1 311 000	115 322
Federn . . . . „	25 000	17 993	50 000	19 223

Daran waren beteiligt mit (1000 ℳ):

Belgien . . . . Einfuhr: —. Ausfuhr: Geflügel (und Wild) 226, Eier 318[1]).

Bulgarien . . . . Einfuhr: Gänse, lebend 179, Hühner, lebend 376, Eier 2410. Ausfuhr: —.

Deutschland . . . . . . Einfuhr: Federn 3292. Ausfuhr: Geflügel (und Wild) 12 246, Eier 103 418, Federn 15 502[2]).

Rußland . . . . Einfuhr: Wildgeflügel 514, Eier 46 874, Federn 2029. Ausfuhr: Eier 186, Federn 290.

Serbien . . . . Einfuhr: Geflügel, lebend 3138, Federn 89. Ausfuhr —.

Türkei, europäische . . Einfuhr: Eier 1481. Ausfuhr: —.
„ asiatische . . . „ —. „ —.

7. Bienenzucht.

Nachdem die Bienenzucht anfangs des vorigen Jahrhunderts eine hohe Blütezeit erlebt hatte, erlitt sie einen Niedergang, der sich namentlich in den vierziger Jahren geltend machte und erst durch die epochemachenden Arbeiten des deutschen Pfarrers Dzierzon zum Stillstand gebracht wurde. Das rege Interesse, das dieser hervorragende Mann für die Imkerei in Deutschland

---

[1]) Außerdem Schmuckfedern 520. — [2]) Außerdem Schmuckfedern 4114.

zu erwecken verstand, machte sich auch in Österreich geltend, und diesen Einflüssen ist wohl in erster Linie die Begründung der Wanderversammlungen der deutschen, österreichischen und ungarischen Bienenwirte zu danken, aus denen sich wiederum der Anstoß zur Entstehung zahlreicher Gesellschaften und Bienenzüchtervereine ergab. Österreich besaß deren zu Ende des Jahrhunderts bereits etwa 300, von denen ein Viertel aus Hauptvereinen und drei Viertel aus deren Filialen bestand. Diese Vereine, deren Hauptbedeutung in der Erteilung eines wissenschaftlich und praktisch geleiteten Bienenzuchtunterrichts bestand, sowie eine zweckmäßige Gesetzgebung haben es in erster Linie bewirkt, daß die Bienenzucht Österreichs heute auf einer hohen Entwicklungsstufe steht.

Die Zahl der Bienenstöcke betrug im Jahre 1880 926 276, im Jahre 1900 996 139, im Jahre 1910 1 229 189 Stück; sie hatte in dem letzten Jahrzehnt also um 233 050 Stück = 23,4 Proz. zugenommen.

Darunter waren 815 949 Stöcke mit beweglichen Waben,
„   „   328 043   „   „   festen Waben,
„   „   85 197   „   „   beiden Arten von Waben.

Die wichtigsten Bienenzuchtländer sind Galizien, Böhmen, Steiermark und Mähren; aber auch in Kärnten, Krain, Niederösterreich und Tirol ist die Imkerei weit verbreitet.

Die Erzeugung von Honig und Wachs ist, da sie in erster Linie von der Jahreswitterung abhängt, in den einzelnen Jahren sehr schwankend. So betrug sie im Jahre 1890 5 901 200 kg bzw. 467 400 kg, im Jahre 1891 dagegen nur 3 309 000 kg bzw. 442 900 kg. Die gleichen Unterschiede, die natürlich beim Honig besonders deutlich hervortreten, zeigen die Jahre 1905, 1910 und 1911 mit einem Ertrage in Kilogrammen von:

	1905	1910	1911
Honig . . .	6 064 739	2 851 718	5 800 865
Wachs . . .	270 726	381 049	358 721

Ebenso ist der Ertrag in den einzelnen Landesteilen in demselben Jahre verschieden. Während der durchschnittliche Honigertrag auf einen Stock sich im Jahre 1911 auf 5,15 kg belief, erreichte er in Schlesien eine Höhe von 15,5 kg, in Oberösterreich 9,08 kg, Triest 8,0 kg, in Steiermark dagegen nur 1,7 kg.

In Bosnien und der Herzegowina befanden sich im Jahre 1910 195 204 Bienenstöcke, unter denen nur 12 820 Stöcke mit beweglichen Waben waren, ein Zeichen für die noch ziemlich primitive Art des dortigen Imkereibetriebes.

Die Einfuhr von Honig und Wachs betrug im Jahre 1911 10 101 bzw. 3507 dz, die Ausfuhr 1562 bzw. 4302 dz. Die Ausfuhr an Wachs war also etwas größer wie die Einfuhr, während die Einfuhr von Honig die Ausfuhr weit übertraf.

8. Seidenraupenzucht.

Die Erzeugung von Kokons ist in Österreich in den letzten Jahren ziemlich gleich geblieben, wie folgende Zusammenstellung zeigt:

	1908 kg	1909 kg	1910 kg	1911 kg	1912 kg
Krain	2 500	2 000	2 000	1 500	1 300
Triest	550	—	—	—	—
Görz, Gradiska . .	355 684	286 491	200 000	220 000	360 000
Istrien	48 124	24 247	22 865	19 853	25 533
Tirol	1 764 000	1 962 000	1 856 200	1 905 800	1 772 637
Dalmatien	9 207	9 797	14 331	14 960	26 000
	2 180 065	2 284 535	2 095 396	2 162 113	2 185 470

Die durchschnittlichen Preise für 1 kg betrugen in den Jahren 1908 — M [1]), 1909 2,77 M, 1910 2,37 M, 1911 2,50 M, 1912 2,07 M.

Der Handelsverkehr des Vertrags-Zollgebietes der österreich-ungarischen Monarchie belief sich im Jahre 1912 auf:

	Einfuhr		Ausfuhr	
	Menge in dz	Wert (1000 M)	Menge in dz	Wert (1000 M)
Seide, ungesponnen	6000	1774	13 000	6502

Daran waren beteiligt mit (1000 M):

Belgien . . . . . . Einfuhr: —. Ausfuhr: —.

Bulgarien . . . . „ —. „ —.

Deutschland. . . „ Kokons 15 814. Ausfuhr: Kokons 6328.

Rußland . . . . . „ —. Ausfuhr: —.

Serbien . . . . . „ —. „ —.

Türkei, europäische „ Seide 780. Ausfuhr: —.

„ asiatische . „ —. Ausfuhr: —.

[1]) Nicht ausgewiesen.

9. Wildstand.

Die Jagdverhältnisse in Österreich sind stellenweise ähnlich wie in Deutschland entwickelt, und namentlich dort, wo der Großgrundbesitz vorherrscht, ist oft ein außerordentlich reicher Wildstand vorhanden. Über die Verteilung der einzelnen Wildarten auf die verschiedenen Gebiete wird ebenso wie über den Abschuß eine regelmäßige Statistik geführt, die ein gutes Bild der Verhältnisse gibt.

Im Jahre 1911 betrug der Abschuß:

Rotwild	17 128	Stück
Damwild	3 004	„
Rehe	105 785	„
Gemsen	10 574	„
Schwarzwild	3 263	„
Hasen	1 754 292	„
Kaninchen	290 432	„
Murmeltiere	1 571	„
Auerwild	9 441	„
Birkwild	18 675	„
Haselwild	13 492	„
Fasanen	366 980	„
Steinhühner	16 667	„
Rebhühner	1 696 664	„
Wachteln	128 394	„
Enten	120 206	„

Außerdem wurden an nutzbarem Flugwild erlegt: Schneehühner 2152, Waldschnepfen 40 189, Moorschnepfen 14 276, Wildgänse 2512.

An Raubwild kamen zur Strecke:

Füchse	41 877	Stück
Marder	15 856	„
Wiesel	112 837	„
Iltisse	39 329	„
Fischottern	859	„
Wildkatzen	255	„
Dachse	5 800	„

Eine Übersicht des Wildabschusses in bezug auf das Jagdgebiet findet sich in Forchers „Beiträgen zur Statistik der Jagd in Österreich für das Jahr 1908". Hier wird das gesamte jagdlich benutzte Gebiet in a) Waldland, b) Weideland (im Gebirge) und c) Ackerland geteilt und diesen Flächen das dafür charakteristische Wild zugewiesen. Dabei ergibt sich ein Abschuß auf 1000 ha = 10 qkm für:

a) Größe der Kulturfläche, mit Ausnahme des Feldlandes 13 013 074 ha: bei Rotwild 1,29, Damwild 0,24, Rehwild 7,19, Schwarzwild 0,67, Auerwild 0,59, Birkwild 1,27 und Haselwild 1,04 Stück.

b) Weideland, 3 508 796 ha: bei Gemsen 2,48, Murmeltieren 0,48, Schneehühnern 0,61, Steinhühnern 1,43 Stück.

c) Größe der Kulturfläche, mit Ausnahme des Weidelandes, 23 548 687 ha: bei Kaninchen 10,23, Rebhühner 74,16, Wachteln 2,97, Waldschnepfen 1,15, Moorschnepfen 0,54, Wildgänse 0,10, Wildenten 3,62, Fasanen 12,21 Stück.

Die Wildschadenvergütungen, welche in Österreich ausbezahlt werden, sind nicht unbedeutend. Sie beliefen sich:

1900 auf 106 967 ℳ.		1908 auf 161 957 ℳ.	
1905 „ 115 888 „		1909 „ 169 004 „	
1906 „ 166 197 „		1910 „ 148 914 „	
1907 „ 182 794 „		1911 „ 182 512 „	

Das Wild bildet für Österreich eine erhebliche Einnahmequelle als Handelsgegenstand, wie folgende Zusammenstellung zeigt, welche sich auf 25 Jahre bezieht:

	Wildbret		Hasen- und Kaninchenfelle	
	Einfuhr in ℳ	Ausfuhr in ℳ	Einfuhr in ℳ	Ausfuhr in ℳ
1884—1888	57 600	6 553 600	1 500 000	2 269 600
1889—1893	157 600	12 520 000	1 927 200	4 235 200
1894—1898	336 000	15 058 400	1 253 600	3 259 200
1899—1903	358 400	12 513 600	2 702 400	6 562 400
1904—1908	451 200	11 826 400	5 516 000	11 952 000

Für das Jahr 1912 ergaben sich folgende Zahlen:

79 840	2 464 000	3 855 200	6 121 600

10. Fischerei.

Die Binnenfischerei bildet stellenweise einen lohnenden Erwerbszweig der Bevölkerung und bringt dieser auch erhebliche Erträge. In den Flüssen und Seen sind zahlreiche Nutzfische vorhanden, die teils der Volksernährung dienen, teils dem auswärtigen Handel zugeführt werden. So hat namentlich in den Karpathenländern der Fang in den Flüssen und Fischteichen großen Umfang, in diesen ist der Karpfen-, in jenen der Stör- und Lachsfang besonders einträglich. Die Gebirgswässer haben meist einen reichen Besatz an Forellen.

Von nicht besonderer Wichtigkeit ist die Bodenseefischerei, deren Ertrag sich im Jahre 1912 auf 28 157 $\mathcal{M}$ belief. Es wurden an Fischen gefangen 28 800 kg; darunter befanden sich 1800 kg Blaufelchen, 1400 kg Hechte, 17 600 kg Brachsen und 1450 kg Karpfen.

Die Hochseefischerei wird zu einem erheblichen Teil durch die Bewohner von Chioggia ausgeübt, die durch einen Handels- und Schiffahrtsvertrag vom Jahre 1871 das Recht erhalten haben, bis auf 1 Seemeile von der Küste heranzufischen. Die Hauptplätze, in denen Fischfang betrieben wird, sind Grado, wo man sowohl der Lagunenfischerei als auch Küstenfischerei obliegt, ferner das Küstenland von Duino und Barcola, Isola, Capodistria, Pirano, Parengo, Rovigno, Pola, Madolino, Moschenizze und die im Meerbusen von Quarnero gelegenen Inseln, wie Charso, Ossero, Veglia, Sansego u. a.

Die Seefischerei brachte im Jahre 1911/1912 eine Ausbeute an:

Schwämmen	150 000 Stück	im Werte von			31 200 $\mathcal{M}$
Schaltieren	245 000 kg	„	„	„	504 977 „
Weichtieren	1 484 938 „	„	„	„	726 740 „
Fischen	10 731 616 „	„	„	„	7 050 871 „
				Summa	8 313 788 $\mathcal{M}$

Davon dienten dem Lokalkonsum 140 420 kg Schaltiere, 1 016 661 kg Weichtiere und 5 336 076 kg Fische.

Die Ausbeute der wichtigsten Arten war:

Sardellen	5 289 600 kg	im Werte von			2 065 686 $\mathcal{M}$
Makrelen	840 200 „	„	„	„	478 395 „
Meerbarben	285 000 „	„	„	„	382 129 „
Brassen	633 200 „	„	„	„	319 263 „
Hummern und Langusten	76 766 „	„	„	„	209 719 „

Im österreichischen Küstengebiete wurden im Jahre 1911 Fischkonserven im Werte von 3 257 634 ℳ erzeugt. Darunter waren 7 631 796 Dosen mit Sardellen und Anchovis und 138 034 Dosen mit Makrelen.

Im Handelsverkehr Österreichs mit dem Zollauslande und Ungarn wurde an Fischen und Erzeugnissen der Fischerei umgesetzt:

	Einfuhr		Ausfuhr	
	Menge in dz	Wert in 1000 ℳ	Menge in dz	Wert in 1000 ℳ
Fische, frisch	155 776	7 820	36 925	3 591
Fische, gesalzen, geräuchert und sonstwie zubereitet	213 162	6 847	—	—
Fisch- und Robbentran	276 717	8 114	Nicht ausgewiesen.	

Daran war Ungarn beteiligt mit:

	Einfuhr		Ausfuhr	
Fischkonserven	—	—	12 000	1 520

Der Handelsverkehr des Vertrags-Zollgebietes der österreichisch-ungarischen Monarchie gestaltete sich wie folgt:

	Einfuhr		Ausfuhr	
Fische, frisch	180 000	8 906	33 000	2 918
Fische, zubereitet, und Kaviar .	245 000	9 758	2 000	88
Fisch- und Robbentran	308 000	1 116	1 000	40

Daran waren beteiligt mit (1000 ℳ):

Belgien . . . . Einfuhr: —. Ausfuhr: —.
Bulgarien . . . . „ —. „ —.
Deutschland . . . . . . Einfuhr: Fische, frisch 5546, Fisch- und Robbentran (einschließlich anderer Fette 9759. Ausfuhr: Fische, frisch 2227.
Rußland . . . . Einfuhr: Fische, frisch und zubereitet 2506. Ausfuhr: —.
Serbien . . . . Einfuhr: —. Ausfuhr: —.
Türkei, europ. u. asiat. . . Einfuhr[1]: —. Ausfuhr: —.

---

[1] Aus der europäischen Türkei wurden für 111 000 ℳ Perlen eingeführt.

III.

Ungarn.

Wenn Ungarn auch stets ein in erster Linie Ackerbau und Viehzucht treibendes Land gewesen ist, so hat es hinsichtlich der Art seiner Wirtschaftsführung doch manche Wandlungen durchgemacht. Die wichtigste ergab sich aus den Ereignissen des Jahres 1848, durch die die Leibeigenschaft der Bauern beseitigt und die großen Vorrechte der Großgrundbesitzer eingeschränkt wurden. Wenn dadurch auch die Viehzucht insofern betroffen wurde, als mit der erheblichen Einschränkung der Steppenweidewirtschaft zunächst ein Rückgang des Viehbestandes verbunden war, so hat anderseits die immer fortschreitende Urbarmachung des bisherigen wenig wertvollen Weidelandes und die damit sich ständig vergrößernde Ackerfläche die Möglichkeit gegeben, nicht nur den Viehstand wieder auf die ursprüngliche Höhe zu bringen, sondern ihn durch rationelleren Betrieb der Zucht auch materiell wesentlich zu verbessern, so daß er heute ein ganz gewaltiges Kapital darstellt, dessen Umlauf dem Lande bedeutende Einnahmen verschafft, die im Jahre 1912 allein in der Ausfuhr eine Höhe von 363 Mill. Mark erreichten. Dabei steht Ungarn in seinen landwirtschaftlichen Leistungen noch lange nicht auf der Höhe, ist vielmehr noch einer großen Entwicklung fähig. Beträgt doch z. B. der durchschnittliche Ertrag an Weizen nur etwa 10 dz auf 1 ha, während Deutschland auf derselben Fläche mehr als das Doppelte erntet. Bei der ungünstigen Verteilung des Landbesitzes, von dem 31 Proz. auf den Großgrundbesitz, 6 Proz. auf den Zwergbetrieb und etwa 46 Proz. auf Kleinbetriebe kommen, so daß für den Mittelbetrieb nur etwa 17 Proz. übrig bleiben, ist eine schnelle Steigerung der Erträge nicht zu erwarten, vielmehr muß mit einem allmählichen, langsamen Aufstieg gerechnet werden.

1. Pferdezucht.

Die ungarische Pferdezucht, berühmt durch ihr edles, das beste orientalische und englische Blut in sich vereinigende Material, hat ihren Hauptsitz in der niederungarischen Tiefebene, in der man vier Regionen unterscheiden kann. Auf dem linken Ufer der Theiß ist die Zucht des schweren Pferdes, sowie mittelgroßer Reit- und Wagenpferde zu Hause. In dem sandigen Gebiete, das sich westlich und östlich der Theiß anschließt, wird neben der Zucht leichter Reitpferde auch die von Arbeitspferden betrieben, die besonders aus dem dort vorhandenen älteren ungarischen Landschlage hervorgehen. Die Gegend zwischen Theiß und Donau erzeugt mittelgroße Wagenpferde und Remonten. Auch gehen viele diesem Gebiete entstammenden Pferde ins Ausland. Die vierte Region endlich ist der südliche Teil Ungarns, das Banat, das in erster Linie Arbeitspferde hervorbringt. Für die Hebung der Pferdezucht sorgen zahlreiche private und staatliche Gestüte, welche, soweit sie nicht Vollblutzucht betreiben, die Hengstdepots mit Landbeschälern zu versorgen haben. Das größte und zugleich eines der ältesten Gestüte ist das in Mezöhegyes im Komitate Csanad, das vier Stämme züchtet: 1. den Noniusstamm (Anglonormannen), 2. den Gidranstamm (Angloaraber), 3. den Furiosostamm (englisches Halbblut) und 4. den Nortstarstamm (englisches Halbblut). In diesem Gestüt waren 1912 2100 Pferde vorhanden, in Kisbér 694, in Bábolna 732 und in Fogaras 332 Stück. Die Zahl der Hengste in den Deckstationen betrug 3235, die Zahl der vermieteten Hengste 235. Von jenen wurden 152 436, von diesen 6973 Stuten gedeckt.

In den Karpathen und Transsylvanischen Alpen kommt ein kleines Pferd vor, das meist sehr schlecht gehalten ist, trotzdem aber außerordentliche Zähigkeit und Ausdauer besitzt und namentlich als Kletterer in den unwegsamen Gebirgsgegenden hervorragendes leistet. Seiner Verbesserung dient besonders das Gestüt in Fogaras.

Die Zahl der Pferde betrug im Jahre 1895 1 972 930 Stück; sie hat sich seit dieser Zeit ungefähr auf dem gleichen Stande gehalten, überschritt im Jahre 1911 die zweite Million mit 2 000 611, sank im folgenden Jahre auf 1 960 000 und hob sich dann wieder auf 2 005 019 Stück. Die Zunahme betrug in den letzten 18 Jahren also nur 32 089 Stück oder 1,6 Proz. des Bestandes von 1895.

In den beiden letztgenannten Jahren setzte sich der Bestand in folgender Weise zusammen:

	1912	1913	Zu- oder Abnahme Proz.
Hengste	19 802	22 457	+ 11,8
Hengstfüllen unter 3 Jahren . .	97 715	115 470	+ 15,4
Stuten	897 102	911 847	+ 1,6
Stutenfüllen unter 3 Jahren . .	218 412	230 217	+ 6,0
Wallache	619 674	618 316	— 0,2
Wallachfüllen unter 3 Jahren .	107 295	106 712	— 1,5

Wenn man aus diesen Angaben die Zahl der Fohlen unter einem Jahre ermitteln will, indem man alle Pferde, die noch nicht drei Jahre alt sind, zusammenzählt und das Ergebnis durch drei teilt, so erhält man rund 150000 Stück oder etwa 8 Proz. des Bestandes als jährlichen Zuwachs. Für das Deutsche Reich beträgt dieser Zuwachs nur 5 Proz. Ob diese stärkere Vermehrung des Pferdebestandes in Ungarn auf eine bessere Befruchtung der Stuten oder auf eine größere Zahl der Zuchtstuten zurückzuführen ist, war nicht zu ermitteln; wahrscheinlich ist es, daß beide Momente dafür in Betracht kommen.

Die Zahl der Maultiere und Esel betrug:

	1911		1912		1913	
	Zahl	Proz.	Zahl	Proz.	Zahl	Proz.
Maultiere . . .	935	—	968	+ 3,5	905	— 7
Esel	17 830	—	15 986	— 10,3	16 157	+ 1,1

Esel und Maultiere finden besonders in den Gebirgsgegenden als Saumtiere Verwendung.

Auf 1 qkm kamen im Jahre 1895 7,16, im Jahre 1911 7,24 Pferde. Auf 1000 Einwohner entfielen 126,4 bzw. 112,6 Pferde.

Kroatien-Slavonien hatte im Jahre 1895 (Dezember) einen Bestand von 311 359 Pferden, 2459 Eseln und 1026 Maultieren. Die entsprechenden Zahlen für das Jahr 1911 (März) waren 350 036 — 2254 — 919. Der Pferdebestand hatte sich also um 38 677 Stück = 12,4 Proz. gehoben, während die Zahl der Esel um 205 Stück = 8,3 Proz. und die der Maultiere um 107 Stück = 10,4 Proz. gesunken war.

Die Ausfuhr von Pferden ist eine reiche Einnahmequelle für das Land, um so mehr als die Einfuhr nur ganz unbedeutend ist. Diese erstreckte sich 1911 auf nur 1246 und 1912 auf 1183 Stück im Werte 1,5 Mill. Mark. Die Ausfuhr aber betrug:

1910 . . . . 61 606 Stück im Werte von 29 048 000 ℳ
1911 . . . . 62 551 „ „ „ „ 30 901 000 „
1912 . . . . 52 435 „ „ „ „ 25 240 000 „

Davon gingen im letzten Jahre 27 681 Stück nach Österreich, 1699 nach Bulgarien, 965 nach Serbien und 3766 nach der Türkei. Rumänien bezog 3938 und Griechenland 1176 Stück. Die nach den Balkanstaaten ausgeführten Pferde waren sämtlich Remonten. Abgesehen von den Zuchttieren und Rennpferden verteilten sich die zur Ausfuhr gelangten Pferde wie folgt:

	1911	1912
Zug- und Wagenpferde.	37 641	24 561
Reit- und Militärpferde	7 551	13 835
Fohlen unter zwei Jahren	1 828	1 486
Schlachtpferde	15 305	12 312

Von den Zug- und Wagenpferden nahm Österreich nur 18 212 (1911) und 13 392 (1912) auf, dagegen war es für Fohlen und Schlachtpferde der fast alleinige Abnehmer.

2. Rindviehzucht.

Den Hauptbestandteil des ungarischen Rindviehes bildete bis zur Mitte des vorigen Jahrhunderts das silberweiße, langhörnige Steppenrind, das sich, wie die meisten seit Jahrhunderten in ungünstigen klimatischen und schlechten Ernährungsverhältnissen gehaltenen Schläge, durch Widerstandsfähigkeit und Genügsamkeit auszeichnete. Dabei war es zugtüchtig, so daß es sich sowohl für die landwirtschaftliche Pflugarbeit als auch zum Transport von Lasten auf den Straßen gut eignete. Der Ochse ist spätreif, erst mit dem vierten Lebensjahre ausgewachsen, zeigt dann aber eine leidliche Mastfähigkeit; die Milchergiebigkeit der Kühe ist nur gering, denn sie übersteigt 700 bis 900 Liter selten. Die Hebung der landwirtschaftlichen Kultur, der ver-

mehrte Futteranbau infolge der Einführung der Fruchtwechsel-
wirtschaft, die Verbesserung der Wege und endlich auch der
mit dem steigenden Wohlstande der Bevölkerung sich vermeh-
rende Fleischkonsum waren die Veranlassung, dieses heute nur noch
in den extensivsten Wirtschaften der ungarischen Ebene (Alföld)
und Siebenbürgens vorhandene Rind durch Zuführung leistungs-
fähigeren Blutes zu verbessern, um namentlich die Milchproduktion
zu heben. Da die Kreuzung mit westeuropäischen Rindern aber
ziemlich planlos vor sich ging, so entstand nach und nach ein
Mischvieh, dessen Leistungen der aufgewendeten Mühe nicht
entsprachen und wenig befriedigend waren. Erst als sich die
Regierung der Sache annahm und durch Geldunterstützungen
die Zuchten in richtige Bahnen zu lenken begann, wurde auch
der Viehstand besser, so daß er heute schon auf einer ziemlich
hohen Stufe steht. Im Jahre 1913 wurden etwa 5 Mill. Mark
gegen 80000 $\mathcal{M}$ im Jahre 1890 vom Staate an Unterstützungen
bewilligt. Im Jahre 1897 stellte er den Gemeinden 728, im Jahre
1909 5098 und im Jahre 1912 bereits 8991 Stiere zu ermäßigten
Preisen zur Verfügung. Im westlichen Teile Ungarns entstand
so zuerst die leistungsfähige „Landrasse von Bonyhád", eine
Kreuzung des ausgezeichneten mährischen Kuhländer Schlages
mit Simmentaler Vieh. Auf größeren Herrschaften sah man
vielfach von Kreuzungen überhaupt ab und hält jetzt west-
europäisches Vieh, namentlich Simmentaler und Pinzgauer,
Schwyzer, Allgäuer, Montafuner und Oberinnthaler in Reinzucht.
In den Gebirgsgegenden des Nordostens hat das graue Höhenvieh, eine Landrasse, der Montafuner- und Allgäuer Blut zugeführt ist, eine ziemliche Verbreitung.

Der Gesamtrinderbestand Ungarns (ohne Kroatien-Slavonien)
belief sich im Jahre 1895 auf 5829018 Stück; im Jahre 1911
war er auf 6183424 Stück gestiegen, hatte in dieser Zeit also
eine Zunahme von 6,1 Proz. erfahren. Die Zuchttiere hatten
eine Vermehrung von 3757419 auf 4406695 Stück oder 17,2 Proz.
zu verzeichnen. Am stärksten war der Zuwachs an Milchkühen,
deren Zahl von 1872148 auf 2667175 Stück stieg, sich also
um 42,4 Proz. vermehrte.

Nach den Geschlechts- und Altersklassen setzte sich der
Rindviehbestand in den Jahren 1912 und 1913 in folgender
Weise zusammen:

	April 1912	April 1913	Zu- oder Abnahme Proz.
Stiere	56 291	61 155	$+ 3$
Stiere unter zwei Jahren . . .	195 064	214 802	$+ 9,2$
Kühe	2 673 760	2 636 139	$- 1,4$
Kuhkälber unter zwei Jahren .	1 243 480	1 360 184	$+ 8,6$
Ochsen	1 119 457	1 134 998	$+ 1,4$
Ochsenkälber unter zwei Jahren	748 893	799 589	$+ 6,3$
Rindvieh überhaupt	6 036 945	6 206 867	$+ 2,7$

Der Viehbestand setzte sich zusammen aus:

	1884	1911
Ungarische und andere Rassen . .	78,3	30,3
Fleckvieh	19,3	67.2
Büffel.	2,4	2,5

Im einzelnen sehen wir die Veränderung des Bestandes in folgenden Zahlen:

	1895	1911
Ungarische Rasse	3 472 687	2 035 006
Rotschecken	1 404 868	4 219 619
Graues Höhenvieh	161 204	171 951
Andere Rassen	1 566 606	737 158
Büffel.	133 000	155 387

Die ungarische Rasse ist nur am linken Theißufer im Übergewicht, wo sie 59,6 Proz. des Bestandes ausmacht; auch in Siebenbürgen ist sie mit 48,0 Proz. noch reichlich vertreten. Fleckvieh ist besonders am linken Donauufer verbreitet, wo es mit 92 Proz. fast den gesamten Rindviehbestand umfaßt; am rechten Donauufer nimmt es 84,1 und im Theiß-Maroswinkel 69,9 Proz. in Anspruch. Am wenigsten häufig ist es auf dem linken Theißufer mit 22,3 Proz.

Büffel finden sich nur im südöstlichsten Teile Ungarns.

Auf 1 qkm Bodenfläche kamen:

1895 . . 20,6 Rinder, davon 13,3 Zuchttiere, einschl. 6,6 Milchkühe
1911 . . 21,9 „ „ 15,6 „ „ 9,4 „

Auf 100 Einwohner kamen:

1895 . . 36,3 Rinder, davon 23,4 Zuchttiere, einschl. 11,6 Milchkühe
1911 . . 33,8　　„　　　　„　24,1　　„　　　　„　14,6　　　　„

Diese Zahlen bilden einen deutlichen Beweis für die Hebung des Wohlstandes. Denn während die Bevölkerung in der angegebenen Zeit nur um 14 Proz. zunahm, stieg die Zahl der Zuchttiere um 17,2 Proz. und die der Milchkühe sogar um 42,4 Proz. Wenn trotzdem sich der Gesamtviehbestand im Verhältnis zur Einwohnerzahl eher verringert hat, so geht daraus hervor, daß der Fleischverbrauch jetzt erheblich gestiegen ist, und daß auch viel mehr Vieh als früher ausgeführt wird[1]).

Der Viehbestand Kroatien-Slavoniens betrug im Jahre 1895 (Dezember) 908 780 und im Jahre 1911 (März) 1 134 664 Stück. Er hatte in dieser Zeit also um 225 884 Stück oder 24,9 Proz. zugenommen.

Ungarn ist in der Lage, sehr viel Vieh auszuführen. Im Jahre 1912 betrug die Ausfuhr:

Ochsen . . . . 203 431 Stück im Werte von 97 357 600 ℳ
Stiere . . . . 35 692 „ „ „ „ 15 912 800 „
Kühe . . . . 67 094 „ „ „ „ 23 702 400 „
Frisches Fleisch[2]) . . 113 039 dz „ „ „ 13 640 800 „

Gesamtwert . . . 150 613 600 ℳ

Dieser Ausfuhr stand eine Einfuhr gegenüber:

Frisches Fleisch . . . . 135 000 dz im Werte von 13 271 200 ℳ

3. Molkereiwesen.

Die Milcherzeugung Ungarns ist noch verhältnismäßig gering, da sie im Durchschnitt pro Kuh nur 1311 kg beträgt. Daran ist beteiligt:

Ungarisches Vieh . . . 630 000 Stück mit durchschn. je 900 kg
Simmentaler u. Pinzgauer Vieh . . 1 700 000 „ „ „ „ 1500 „
Graues Höhenvieh . . 90 000 „ „ „ „ 1800 „
Andere Rassen . . . . 290 000 „ „ „ „ 1100 „
Büffelkühe . . . . . . 90 000 „ „ „ „ 800 „

---

[1]) Die angeführten Zahlen sind der Abhandlung Békéssys (s. Literaturverzeichnis) entnommen.

[2]) Einschließlich anderer Fleischsorten.

Bei einem Preise von 11 ₰ für 1 kg war der Wert der Milch = 403 810 000 ℳ.

Trotz dieses verhältnismäßig geringen Durchschnittes läßt sich doch seit etwa 20 Jahren eine Hebung der Produktion feststellen, die hauptsächlich dem Eingreifen des ungarischen Landwirtschaftsministeriums zu danken ist. In vielen Gegenden waren nämlich die Absatzverhältnisse so ungünstig, daß die Landwirte auf Milcherzeugung wenig Wert legten und infolgedessen auch der Viehzucht nicht genügendes Verständnis entgegenbrachten. Dies wurde anders, als die genannte Behörde es sich angelegen sein ließ, durch Belehrung und Geldbeihilfen die Begründung von Genossenschaften zu fördern, welche die Milch aufnahmen, abrahmten und nach Zentralbuttereien überführten, die Magermilch aber den Produzenten zurückgaben. Im Jahre 1897 gab es 34 derartige Milchgenossenschaften mit 5937 Mitgliedern, im Jahre 1913 bereits deren 573 mit 86 957 Mitgliedern, deren Milchviehbestände zur Erzeugung von 2 150 000 kg Butter im Werte von 8 421 600 ℳ fähig waren. Die durchschnittliche Milchleistung einer Kuh betrug 1911 nur 1001 Liter, im folgenden Jahre 1133 Liter, bei einem Bestande von 97 658 Kühen im Jahre 1911 und 91 515 Kühen im Jahre 1912. Auffallend ist die große Vermehrung der Genossenschaften im Jahre 1913, deren Zahl um 45 mit 31 523 Mitgliedern stieg. Die Erkenntnis, daß eine geregelte Überwachung der Fütterung und der Leistungsfähigkeit der einzelnen Tiere und damit im Zusammenhange eine geeignete Zuchtwahl eine erhebliche Steigerung der Nutzung herbeizuführen imstande ist, hat weiter zur Gründung von Kontrollvereinen geführt, die zwar noch spärlich an Zahl sind, aber doch schon viel Nutzen gestiftet haben, denn es ergab sich für die Herden, die ihnen unterstellt waren, eine um 200 Liter erhöhte Milchproduktion pro Jahr und Kuh. Die Nutzung der Kühe wird dadurch nicht nur absolut, sondern auch relativ gesteigert, da nach sorgfältigen Berechnungen sich für Ungarn die Produktionskosten für 1 Liter Milch bei einem Tagesmilchertrag von 4 Litern auf 18,5 ₰, bei 8 Litern auf 9,2 ₰ stellen und bei noch höherer Milchleistung auf 8,1 ₰ sinken.

Der Milchverbrauch Ungarns kann auf 2025 Mill. Liter berechnet werden und beträgt damit 55 Proz. der Gesamterzeugung.

Es ist dabei ein durchschnittlicher Verbrauch von 120 Litern jährlich für den Kopf der Bevölkerung (18,5 Mill.) angenommen.

Entsprechend der eigenartigen Organisation der Milchverwertungs - Genossenschaften, die hauptsächlich auf Butterbereitung eingestellt ist, hat die Käseerzeugung keine große Bedeutung. Es werden von Kuhmilch der ungarische Emmentaler, der Trappistenkäse, Ramadour- und Magyaróvárkäse hergestellt, außerdem aber noch von Schafmilch der bekannte Brindza oder Liptókäse, auch Transsylvanischer Käse und „Burduf" genannt, von dem im Jahre 1913 allein 28 194 900 kg zum Preise von 2 557 760 ℳ ausgeführt wurden. Die Zahl der Milchschafe in Ungarn beträgt ungefähr 3 Mill. = 35 Proz. des Gesamtbestandes. Die Milchproduktion wird auf 120 Mill. Kilogramm geschätzt.

Die Ausfuhr von Kuhmilch und deren Erzeugnissen erstreckt sich hauptsächlich nach Österreich, und nur einen geringen Teil nimmt Deutschland und die Türkei ab. Dank der bedeutenden Entwicklung der Milchwirtschaft ist die Ausfuhr von Milch ziemlich groß, sie übertrifft in ihrem Werte die der Butter beträchtlich. Es wurden ausgeführt in den beiden Jahren 1911 und 1912 an Milch 716 905 und 758 500 dz, die ausschließlich nach Österreich gingen, und an Butter 28 462 und 28 027 dz, die gleichfalls, mit Ausnahme von etwa 1000 dz, welche Deutschland und die Türkei erhielten, Österreich als Bestimmungsland hatten. Die Ausfuhr von Kuhkäse ist nicht bedeutend, ihr Wert erreicht nur ungefähr 1,7 Mill. Mark.

Genauere zahlenmäßige Angaben liegen für das Jahr 1913 vor, in dem sich die Ausfuhr belief an:

Milch	8 931 560 ℳ
Butter	5 374 069 „
Käse	1 781 939 „
Zusammen	16 087 568 ℳ

4. Rohhäute.

Der Handel mit Rohhäuten war in den letzten Jahren erheblichen Schwankungen unterworfen. Es betrug die

	Einfuhr		Ausfuhr	
	Menge in dz	Wert in 1000 ℳ	Menge in dz	Wert in 1000 ℳ
1910	119 292	16 193	143 386	20 166
1911	153 150	21 682	117 686	17 912
1912	132 496	20 540	131 721	21 448

Im Jahre 1910 ergab die Ausfuhr einen Überschuß von 4 Mill., im Jahre 1911 dagegen einen Fehlbetrag von 3,5 Mill. Mark, und im Jahre 1912 endlich ist das Gleichgewicht ungefähr hergestellt. Die tieferen Ursachen dieser erheblichen Jahresunterschiede können hier nicht untersucht werden, und es sei nur darauf hingewiesen, daß im Jahre 1911 die Rindviehschlachtungen ganz erheblich eingeschränkt waren.

5. Ziegenzucht.

Die Ziegenhaltung tritt gegen Schaf- und Schweinezucht erheblich zurück, hat aber, namentlich in Kroatien-Slavonien, neuerdings einen großen Aufschwung genommen. Es waren vorhanden in:

	1895	1911	Zunahme	
			Zahl	Proz.
Ungarn	308 810	331 383	22 573	+ 7,3
Kroatien-Slavonien . .	22 418	95 592	73 174	+ 326,4

Die starke Zunahme der Ziegen in Kroatien-Slavonien ist besonders deshalb auffallend, weil auch der übrige Viehstand dort in dem gleichen Zeitraume erheblich gewachsen ist. Am rechten Theißufer betrug die Zunahme 59 Proz., im Theiß-Maroswinkel 45 Proz., im Donau-Theißzwischenlande 42 Proz., in den übrigen Teilen Ungarns aber nur verhältnismäßig wenig.

Auf 1 qkm Fläche kamen im Jahre 1911 1,31 und auf 1000 Einwohner 20,4 Ziegen.

6. Schafzucht.

Wie in den meisten europäischen Ländern, so hat sich auch in Ungarn seit der Mitte des vorigen Jahrhunderts ein Wechsel in der Schafzucht vollzogen. Bis zum Ende des 18. Jahrhunderts

war außer dem Landschaf nur eine heimische Rasse vorhanden,
die zu den Zackelschafen gehörende Raczkarasse, welche fast
während des ganzen Jahres auf der Weide gehalten wurde und
infolge ihrer leidlichen Milchergiebigkeit und sonstiger Nutzungs-
möglichkeit besonders für die kleinbäuerliche Bevölkerung von
Wert war. Zwar ist die durch ihr starkes Grannenhaar und den
geringen Glanz ausgezeichnete Wolle nur von geringem Werte,
so daß nur grobe Tuche und Decken daraus hergestellt werden
können; das spielte aber damals bei den wenig entwickelten
Handelsverhältnissen eine nur untergeordnete Rolle, gewährte
das Schaf doch vor allen Dingen seinem Besitzer selbst die
nötige Nahrung und Kleidung. Auch heute noch hat diese
Rasse, neben der jetzt noch eine andere, das Cigayaschaf, das
eine noch günstigere Fleischerzeugung besitzt, große Verbreitung
gefunden hat, ihren Wert und ihre Existenzberechtigung nicht
verloren, da sie sich gegen den die später eingeführten Rassen
furchtbar dezimierenden Leberegel als äußerst widerstandsfähig
erwiesen hat. Wir finden sie heute in zwei namentlich durch
ihre Größe voneinander verschiedenen Schlägen: in der Ebene
die größere, in den Gebirgsgegenden Transsylvaniens und Ober-
ungarns die kleinere, unansehnlichere Form. Erstere hat sich
besonders in der Pußta von Hortobágy und in den Komitaten
Arad, Békés und Csongrád rein erhalten.

Dieser übrigens heute noch auch in Mazedonien und der
Walachei weit verbreiteten Rasse erwuchs in Ungarn die erste
ernstliche Konkurrenz durch die im Jahre 1773 erfolgte Einführung spanischer Merinos, deren Zucht sich besonders die
größeren Besitzer zuwandten; die größte Gefahr entstand ihr
aber durch den in der Mitte des vorigen Jahrhunderts einsetzenden Aufschwung in der Ackerwirtschaft, dem ein großer
Teil der bisher brachliegenden und nur als Weideland genutzten
Feldflächen [1]) geopfert wurde, sowie die ungefähr zur gleichen
Zeit beginnende Einfuhr ausländischer Wollen, die bedeutend
billiger waren, als sie die heimische Produktion zu liefern vermochte. Anderseits hat man die Vorteile, welche die Schaf-
milchwirtschaften boten, dadurch sich zu erhalten gesucht, daß

---

[1]) Die im Jahre 1869 noch 7 481 500 ha betragende Weidefläche ver-
ringerte sich bis zum Jahre 1895 auf 6 503 150 ha und ist in den letzten
20 Jahren noch weiter erheblich zurückgegangen.

man das Zackelschaf seit 1884 mit ostfriesischen Milchschafen kreuzt und seit 1890 auch Rambouilletblut beimischt, um das Körpergewicht unter gleichzeitiger Verbesserung der Wolle zu erhöhen. Diese verständnisvoll durchgeführten Maßnahmen hatten zur Folge, daß in den letzten Jahrzehnten die Zahl der Milch- und Fleischschafe sich nicht nur auf der alten Höhe halten konnte, sondern sogar seit 1880 von 3,2 Mill. auf 4 Mill. stieg, während in derselben Zeit die Merinos, die bis 1880 noch 67 Proz. des Gesamtbestandes ausmachten, soweit zurückgingen, daß sie im Jahre 1911 nur noch 29 Proz. des Bestandes ausmachten.

Im allgemeinen hat der Bestand an Schafen abgenommen, denn während 1857 noch über 10 Mill. vorhanden waren, gab es 1895 nur noch 7,5 Mill. Im Jahre 1911 waren 7 696 881 Stück vorhanden, im Jahre 1912 nur noch 7 168 054 und im Jahre 1913 nur 6 659 858. Der Bestand hatte sich in den drei Berichtsjahren also um 6,9 bzw. 7,6 Proz. verringert. In den Jahren 1912 und 1913 setzte er sich in folgender Weise zusammen:

	1912	1913
Böcke	197 064	192 970
Bocklämmer unter einem Jahre	306 350	308 351
Mutterschafe	4 694 277	4 327 448
Mutterlämmer unter einem Jahre	1 166 382	1 075 449
Hammel	498 024	484 199
Hammel unter einem Jahre	305 957	271 441

Die Bemühungen des Staates, welcher den Gemeinden im Jahre 1897 bereits 88, im Jahre 1909 aber schon 188 Böcke zu billigen Preisen zur Verfügung stellte, haben den Rückgang in der Schafhaltung also nicht aufzuhalten vermocht.

In Kroatien-Slavonien liegen die Verhältnisse günstiger. Hier ist der Schafbestand von 595 902 Stück im Jahre 1895 auf 850 161 Stück im Jahre 1911 gestiegen, hat also um 254 259 Stück oder 42,7 Proz. zugenommen.

Im Königreich Ungarn kamen 1911 auf 1 qkm Fläche 26,31 und auf 1000 Einwohner 409,3 Schafe.

Der Rückgang in der Schafhaltung hat sich besonders im Westen bemerkbar gemacht, während im Osten, in den bergigen Komitaten, seit 1912 eine Zunahme zu verzeichnen ist. Von den vorherrschenden Rassen hat das Raczka- und Cigayaschaf

im Theiß-Maroswinkel mit 84 Proz., jenseits des Kiralyhago mit
89,9 Proz. das Übergewicht, während die Merinos nur am rechten
Donauufer stark, im Donau-Theiß-Zwischenlande mäßig in den
Vordergrund treten. Kroatien-Slavonien hat nur Raczka- und
Cigayaschafe.

Der Gesamtbestand verteilt sich etwa in folgender Weise:

Raczka- und Cigayarasse . . . 62,8 Proz.
Merinos 29,2   „
Fleischschafe 8,0   „

Der Gewinn, welcher aus der ungarischen Schafhaltung
gezogen wird, soll nach eingehenden Berechnungen, die auf
großen Schafzüchtereien angestellt worden sind, auf 13 bis 14 Mill.
Mark veranschlagt werden können. Der Wert der Zuchtschafe,
die alljährlich im Frühjahr auf den von der Nationalen Land-
wirtschaftsgesellschaft veranstalteten Ausstellungen zum Verkauf
gebracht werden, ist nach den Mitteilungen Kovácsys für:

Negretti-Elektoralböcke . . . . 96—400 ℳ
       „   -mütter . . . . . 48— 80 „
Ungarische Kammwolleböcke . . . 80—160 „
       „   -mütter . . . 32— 80 „
Rambouilletböcke . . . . 80—320 „
       „   -mütter . . . . 80—160 „
Merinofleischschafböcke . . . . . 80—640 „
       „   -mütter . . . . . 64— 80 „
Englische Fleischschafböcke . . . 144—160 „
Raczkaböcke . . . . 32— 80 „
Ostfriesische Milchschafböcke . . . 80—160 „

Aus diesen Angaben erhalten wir zugleich einen Nachweis
über die verschiedenen Zuchtrichtungen.

Eine Ausfuhr von Schafen findet natürlich nicht statt, wohl
aber ist die Ausfuhr von Wolle aus Ungarn ziemlich bedeutend,
der jedoch eine beträchtliche Einfuhr gegenübersteht.

Die Ausfuhr betrug 1912:
7 045 800 kg im Werte von 13 369 000 ℳ.
Die Einfuhr betrug 1912:
3 918 000 kg im Werte von 9 533 000 ℳ.
Menge und Wert der Mehrausfuhr:
3 140 000 kg im Werte von 3 836 000 ℳ.

Der Wert der ausgeführten Wolle beträgt etwa 190 ℳ, der der eingeführten etwa 240 ℳ für 100 kg.

Die meiste Wolle, nämlich etwa 4 300 000 kg, ging nach Österreich, der Rest gelangte nach Deutschland.

7. Schweinezucht.

Die in Ungarn vorhandenen Landschweine gehören dem kraushaarigen Schweine an, das durch Genügsamkeit und bedeutende Widerstandsfähigkeit gegen Witterungseinflüsse ausgezeichnet ist. Man unterscheidet dort folgende vier Schläge:

1. Das im nördlichen Teile der Karpathen gezüchtete Bergschwein, daß sich namentlich in den Komitaten Arva, Liptau, Trencsin, Turocz und Zips findet. Es ist ein im Äußeren dem bayerischen Schweine ähnliches Tier, und, wie der folgende Schlag, zur Verwertung der Waldmast besonders geeignet. Vielfach wird es mit gutem Erfolge mit veredelten Rassen gekreuzt.

2. Das Bakonyerschwein, in reiner Form besonders in den Komitaten Raab, Somogy, Veszprim und Zala vorhanden, anderwärts vielfach mit dem Mangaliczaschwein gekreuzt.

3. Das Szalontaerschwein, das als bestes Fleischschwein Ungarns gelten kann und in den Komitaten Békés, Bihar und Szathmar gezüchtet wird.

4. Das Mangaliczaschwein, das ein Abkömmling serbischer Schweine sein soll, sehr fettreiches Fleisch liefert und von allen Schlägen in Ungarn am weitesten verbreitet ist.

Dort, wo Milchwirtschaft betrieben wird, hat man auch englische und deutsche Schweine, namentlich Yorkshires und das deutsche Edelschwein, eingeführt, benutzt diese Rassen zur Kreuzung mit den heimischen Landschlägen und hat auch Reinzuchten von ihnen in nicht geringer Zahl begründet. Vielfach sind auch vom Staate Zuchteber angekauft und zu billigen Preisen den Gemeinden zur Verfügung gestellt worden. Im Jahre 1897 erhielten diese 605, im Jahre 1909 2782 und im Jahre 1912 sogar 6966 Eber durch die Vermittelung des Staates.

Der Schweinebestand Ungarns bezifferte sich im November 1895 auf 7 330 091, im Februar 1911 auf 6 415 197 Stück. Im April 1912 stieg er wieder auf 7 409 801, um im April 1913 auf

6 824 657 Stück zu fallen. Während also das Jahr 1912 eine
Zunahme von 15,5 Proz. zu verzeichnen hatte, ergab das Jahr
1913 einen Minderbestand von 8,6 Proz. In den Jahren 1912
und 1913 setzte sich der Bestand in folgender Weise zusammen:

	1912	1913
Zuchteber	67 851	75 392
Eber unter einem Jahre	690 604	687 474
Zuchtsäue	1 570 694	1 400 633
Säue unter einem Jahre	2 592 271	2 285 300
Verschnittene über ein Jahr	725 922	756 023
Desgl. unter einem Jahre	1 762 429	1 619 835

Besonders beachtenswert ist der Rückgang der Zucht- und
jüngeren Säue.

Kroatien-Slavonien hat einige besondere Schweinerassen, die
teils in Reinzucht, teils in Kreuzungen unter sich, mit englischen
Schweinen, Bakonyer Schweinen und anderen gezüchtet werden.
Außer dem auch in Ungarn weit verbreiteten Mangaliczaschwein
verdient das Siskaschwein Erwähnung, das nach Dr. Ulmansky
von dem europäischen Wildschwein abstammen soll und auch
sehr an dieses erinnert. Es zeichnet sich durch große Anspruchslosigkeit und Widerstandsfähigkeit aus, ist dementsprechend spätreif und von geringer Fruchtbarkeit, liefert aber einen festen
und kernigen Speck. Seine Zucht ist nicht mehr sehr ausgedehnt. Dieser Rasse ist das Turopoljer Schwein verwandt,
das die gleichen Eigenschaften wie jenes besitzt und neben
gutem Speck ein sehr wohlschmeckendes Fleisch liefert. Es wird
vorzugsweise im Komitat Agram gezüchtet.

Der Schweinebestand Kroatien-Slavoniens bezifferte sich im
Jahre 1895 (Dezember) auf 882 973 Stück, im Jahre 1911 (März)
auf 1 163 493 Stück. Es waren somit im Jahre 1911 in ganz
Ungarn 7 578 690 Schweine vorhanden. Da für die Schweinehaltung in Ungarn die Waldweide eine große Rolle spielt, muß
beim Vergleich des Bestandes mit der Kulturfläche der Wald
mit einbezogen werden. Es entfielen demnach auf 1 qkm
23 Schweine und auf 1000 Einwohner (nach der Einwohnerzahl
von 1910: 20 886 487) 363 Schweine.

Der Handel Ungarns mit Schweinen und Erzeugnissen der Schweineschlächterei ist sehr bedeutend und liefert einen beträchtlichen Überschuß.

Die Einfuhr, welche noch im Jahre 1894 über 250000 Stück betrug, ist seit dieser Zeit ganz gering geworden, denn sie belief sich (ohne die zur Zucht eingeführten Schweine) in den Jahren 1908 bis 1912 nur auf 3050 — 1160 — 967 — 29698 — 4682 Stück mit einem Werte (in 1000 ℳ) von 168 — 208 — 40 — 2392 — 376. Diese Einfuhr stammte ausschließlich aus Österreich, wie sich auch die Ausfuhr nur auf dieses Land richtete. Diese betrug im Jahre 1894 noch 1362647 Stück, in den Jahren 1908 bis 1912 aber [1]) 504500 (57376), 674560 (80072), 550747 (76280), 301630 (44920), 544137 (73520).

Die Ein- und Ausfuhr von Erzeugnissen der Schweineschlächterei zeigt für 1911 und 1912 folgendes Bild:

	1911		1912	
	Einfuhr dz	Ausfuhr dz	Einfuhr dz	Ausfuhr dz
Schweinefleisch . . .	54 891	57 918	51 237	67 140
Schmalz.	15 023	61 650	2 920	92 177
Speck	—	51 848	—	78 544

Der Wert der Gesamtausfuhr im Jahre 1912 beträgt etwa 97 Mill. Mark.

8. Geflügelzucht.

Hinsichtlich des Wertes der Geflügelzucht wird Ungarn unter allen europäischen Ländern nur noch von Italien und Frankreich erreicht. Der ausgedehnte Körnerbau und die günstigen klimatischen Verhältnisse ermöglichen eine so große Erzeugung, daß dieser im allgemeinen noch sehr vernachlässigte landwirtschaftliche Nebenbetrieb durch die bedeutende Ausfuhrmöglichkeit dem Lande zu einer reichen Einnahmequelle geworden ist. Wenn sich aber trotz erhöhter Einfuhr in den letzten Jahren eine geringere Ausfuhr zeigt, so ist daraus zu schließen, daß

---

[1]) Die in Klammern beigefügten Zahlen geben den Wert in 1000 ℳ.

der sich allmählich steigernde Wohlstand der Bevölkerung dazu
Veranlassung gibt, größere Mengen von Geflügel dem eigenen
Verbrauch zuzuführen. Es betrug die Einfuhr an lebendem und
geschlachtetem Geflügel:

	1910	1911	1912
Geflügel, lebend . . . . Stück	457 000	2 405 000	1 999 308
„ tot . . . . dz	—	943	1 088

Die erhebliche Steigerung in der Einfuhr lebenden Geflügels
seit 1911 ist eine Folge des Handelsvertrages mit Serbien, das
an der Mehreinfuhr fast allein beteiligt war.

Die Ausfuhrziffern dieser drei Jahre ergeben folgendes Bild:

	Geflügel, lebend		Geflügel, tot	
	Stück	Wert in 1000 ℳ	dz	Wert in 1000 ℳ
1910	8 112 246	27 503	144 662	27 044
1911	7 234 543		142 465	
1912	6 029 463	7 888	129 800	16 272

Im Jahre 1912 kamen aus Serbien 1 424 817, aus Bulgarien
283 700, aus Bosnien 186 600 (aus Rumänien 78 000) Stück
lebendes Geflügel. Die Ausfuhr geht nach Österreich und
Deutschland; für geschlachtetes Geflügel ist auch Großbritannien
Abnehmer.

Bei der Ausfuhr stand bisher die der Hühner obenan; seit
1912 hat aber die Gänseausfuhr das Übergewicht bekommen. Im
Jahre 1912 wurden ausgeführt lebende Hühner für 5 920 000 ℳ,
geschlachtete Hühner für 3 680 000 ℳ, zusammen für 9,6 Mill.
Mark, während der Wert der lebenden ausgeführten Gänse
1,2 Mill. Mark und der der geschlachteten 10,8 Mill., zusammen
also 12 Mill. Mark betrug. Entsprechend der starken Geflügelhaltung ist die Ausfuhr an Eiern sehr bedeutend. Sie betrug

1910 . . . . . . 373 358 dz im Werte von 28 770 000 ℳ
1911 . . . . . . 360 333 „ „ „ „ 29 219 000 „
1912 . . . . . . 304 500 „ „ „ „ 25 840 000 „

Davon gingen nach Österreich (1911 und 1912) 162 422 und
140 700 dz, nach Deutschland 151 269 und 117 140 dz (nach der

Schweiz 17744 und 18500, nach Großbritannien 23210 und 18400 dz).

Der Handel im österreichisch-ungarischen Zollgebiet stellte sich in der:

	1911	1912
Einfuhr............	629 044 dz	682 213 dz
Ausfuhr	1 160 099 „	1 309 903 „

An der Einfuhr waren beteiligt:

	1911	1912
Rußland	572 020 dz	604 056 dz
Rumänien	15 426 „	15 101 „
Belgien	22 071 „	31 064 „
Serbien	1 163 „	1 569 „
Türkei............	8 962 „	19 080 „
Italien	3 852 „	4 126 „

Im Jahre 1912 hatte die Einfuhr einen Wert von 53 Mill. Mark, die Ausfuhr einen solchen von 114,2 Mill. Mark. Der Ausfuhrüberschuß belief sich also auf 61,2 Mill. Mark.

Der Handel mit Federn hat in der Einfuhr einen Wert von etwa 0,8 Mill. Mark, in der Ausfuhr einen solchen von etwa 7,7 Mill. Mark.

	1911		1912	
	Einfuhr dz	Ausfuhr dz	Einfuhr dz	Ausfuhr dz
Federn und Flaumen, geschlissen .	2511	22 225	2075	22 083
Federkiele...............	275	513	283	405
Schmuckfedern [1])...........	218	1 628	76	1 074

9. Bienenzucht.

Bienenzucht wird in Ungarn allgemein betrieben, ohne daß sie für das Land eine besondere Bedeutung hätte. Man kann aber aus der immer größeren Zunahme der Stöcke mit beweg-

---

[1]) Zum großen Teile Reiherfedern.

lichen Waben schließen, daß man auch hier anfängt, auf eine rationelle Ausübung der Imkerei größeren Wert zu legen. Es waren vorhanden:

	1900	1910	1912
Stöcke mit beweglichen Waben. . . .	206 914	255 538	278 911
Gewöhnliche Stöcke	448 668	410 769	286 874
	655 582	666 307	565 785

Es hat also wohl eine Vermehrung der Stöcke mit beweglichen Waben stattgefunden, die Verminderung der Zahl der gewöhnlichen Stöcke ist aber in den letzten Jahren doch zu groß gewesen, um den Gesamtbestand auf der früheren Höhe halten zu können. Die Erzeugung von Honig und Wachs belief sich:

	Honig		Wachs		Ernte von einem Stock	
	Menge in 100 kg	Wert in 1000 ℳ	Menge in 100 kg	Wert in 1000 ℳ	Honig in kg	Wachs in kg
1900 . .	38 508	2594	2884	462	5,87	0,44
1912 . . .	26 793	2143	1632	261	4,74	0,29

Wie aus diesen Zahlen hervorgeht, ist die Honig- und Wachserzeugung Ungarns im Jahre 1912 nicht nur in ihrer Gesamtheit geringer, was sich aus der geringeren Zahl von Stöcken erklären ließe, sondern der einzelne Stock hat auch einen nicht unwesentlich kleineren Ertrag abgeworfen.

10. Seidenraupenzucht.

Die Seidenraupenzucht, die besonders in Syrmien und Südostungarn betrieben wird, hat in den letzten Jahren einen bedeutenden Aufschwung erfahren. Schon im Jahre 1680 wurde sie dort durch einen Italiener eingeführt, stand dank dem Interesse der Regierung, die sie mit allen Mitteln zu fördern suchte, eine Zeitlang in hoher Blüte, ging aber allmählich wieder zurück, bis sie sich im Jahre 1880 unter der Leitung eines Staatsbeamten erneut kräftig zu entwickeln begann. Die nachfolgende Tabelle läßt deutlich erkennen, welchen Umfang die Seidenraupenzucht jetzt angenommen hat.

	Zahl der Gemeinden	Zahl der mit Seidenraupenzucht beschäftigten Familien	Menge der erzeugten Kokons in kg
1880	71	1 058	10 131
1898	2 461	86 467	1 272 331
1909	3 052	95 116	2 013 708
1911	3 481	96 971	1 878 396
1912	3 208	66 280	1 545 120

Der scheinbare Rückgang im Jahre 1912 hängt damit zusammen, daß in manchen Gemeinden starke Frühjahrsfröste die Blätter der Maulbeerbäume vollständig abgetötet hatten, so daß die Bauern jener Gegenden gänzlich auf die Zucht verzichteten. Der Verdienst, der aus der Zucht der Seidenraupe sich ergibt, ist sehr bedeutend. So bezifferte sich der Gesamterwerb der sich mit der Seidenzucht und -industrie befassenden Personen im Jahre 1911 auf 3 943 474 $\mathcal{M}$, im folgenden Jahre auf 3 086 482 $\mathcal{M}$.

Die Erzeugung der Seidenraupeneier und die Verwertung der Kokons liegt in den Händen des Staates. Im Durchschnitt der Jahre 1903 bis 1912 wurden jährlich 1474,8 kg Eier verteilt. Der Ertrag an Kokons belief sich in demselben Zeitraum durchschnittlich auf 1 747 462 kg.

11. Wildstand.

Ungarn verfügt über weite und ergiebige Jagdgründe, in denen alles mitteleuropäische Wild noch reich vertreten ist. In den Gebirgen ist ein guter Bestand an Hochwild, und die Ebenen beherbergen große Mengen an Niederwild. Nach der amtlichen Statistik wurden im Jahre 1912 erlegt:

Haarwild.

Rotwild	10 880	Stück
Damwild	2 586	„
Rehe	26 858	„
Gemsen	153	„
Mufflon	79	„
Schwarzwild	8 664	„
Hasen	1 397 960	„
Kaninchen	87 938	„

Federwild.

Truthühner	339	Stück
Auerwild	526	„
Wildtauben	52 753	„
Sumpfschnepfen	14 646	„
Haselwild	5 966	„
Fasanen	303 247	„
Rebhühner	944 266	„
Wachteln	158 210	„
Wildenten	87 557	„
Waldschnepfen	41 364	„

An Raubwild kamen zur Strecke:

Bären	188	Stück
Dachse	4 758	„
Fischottern	961	„
Luchse	—	„
Wölfe	249	„
Wildkatzen	4 453	„
Füchse	54 440	„
Marder	5 548	„
Iltisse	22 923	„
Wiesel	45 650	„

Der Handel mit Wild ist nicht unbedeutend. Das ausgeführte erlegte Wild geht zum großen Teile nach Österreich,
das zum Zwecke der Ausfuhr lebend gefangene Wild, unter
dem die Hasen an erster Stelle stehen, wird hauptsächlich von
Deutschland aufgenommen.

Die Ausfuhr lebender Hasen betrug im Jahre 1911 28 655,
im Jahre 1912 22 424 Stück. An erlegten Hasen wurden in den
beiden Jahren ausgeführt 24 124 bzw. 17 678 dz.

12. Fischerei.

Die Fischerei hat namentlich in der Donau, der Theiß und
dem Plattensee eine große Bedeutung; ihre Erträgnisse bilden
auch heute noch einen ziemlich beträchtlichen Teil der Volksnahrung, obwohl sie infolge der Flußregulierungen, der Aus-

trocknung von Sümpfen, ferner der Anlage von industriellen
Werken an den Wasserläufen, wodurch zahlreiche Laichplätze
der Fische vernichtet worden sind, viel von ihrem früheren Umfange verloren haben. Vielfach sind sehr ergiebige Teichwirt-
schaften angelegt, in denen Karpfen, Schleie, Zander und Welse
gefangen werden, und die Zanderfischerei am Balaton bringt von
Jahr zu Jahr steigende Erträge. Es ist infolgedessen Ungarn
möglich, Süßwasserfische in größerer Menge auszuführen, wenn
auch die Einfuhr dadurch noch nicht ausgeglichen wird. Diese
betrug 1911 und 1912 18 635 und 16 511 dz. Die Ausfuhr war
12 000 und 8700 dz. Die Einfuhr an Seefischen belief sich in
diesen beiden Jahren auf 21 540 und 23 137 dz.

IV.

Belgien.

Wie alle Länder mit stark entwickelter Industrie ist auch
Belgien nicht in der Lage, seinen Bedarf an pflanzlichen und
tierischen Rohstoffen selbst zu decken, so daß erhebliche Beträge dafür ins Ausland gehen. Doch ist nicht allein die große
Bevölkerungsdichte des Landes (251 Einwohner auf 1 qkm) dafür
verantwortlich zu machen, sondern auch der Umstand, daß die
Viehzucht aus praktischen Gründen lange Zeit in vollständiger
Abhängigkeit vom Auslande, hinsichtlich des Rindviehes namentlich von den benachbarten Niederlanden geblieben und man erst
seit einigen Jahrzehnten dazu übergegangen ist, sie zahlenmäßig
und in ihren Einzelwerten zu verbessern. Eine Ausnahme macht
allein die Zucht des schweren Pferdes, in der Belgien noch heute
unerreicht dasteht. Doch darf man auch diese Leistungen nicht
überschätzen, denn die daraus fließende Einnahmequelle reicht
gerade bloß aus, um die nötige Einfuhr für Erzeugnisse der
Geflügelhaltung zu decken. Es unterliegt keinem Zweifel, daß
die Erzeugung tierischer Rohstoffe noch einer erheblichen Steigerung fähig ist, wenn auch nicht alle Teile des Landes dazu in
gleicher Weise beitragen können.

Belgiens Ein- und Ausfuhr an tierischen Rohstoffen im Jahre 1912 hatte einen Wert (1000 ℳ):

	Einfuhr	Ausfuhr	Mehreinfuhr	Mehrausfuhr
Pferde	20 160	30 230	—	10 070
Rindvieh	29 117	63	29 054	—
Andere lebende Tiere . .	9 195	1 822	7 373	—
Fleisch	22 073	15 007	7 066	—
Molkereiprodukte	35 194	3 457	31 737	—
Seetiere	21 843	6 884	14 959	—
Eier	15 546	10 385	5 161	—
Honig und Wachs . . .	4 001	1 246	2 755	—
Schwämme	546	316	230	—
Rohhäute	143 854	95 786	48 068	—
Federn	176	94	82	—
Wolle	342 903	316 801	26 102	—
Seide	8 507	6 148	2 359	—
Andere tierische Stoffe .	38 105	46 962	—	8 857
	691 220	535 201	174 946	18 927

1. Pferdezucht.

Der belgische Landwirt verdankt seinen Wohlstand in erster Linie der Pferdezucht, durch die Belgien berühmt geworden ist. Auf keinem anderen Gebiete landwirtschaftlicher Werterzeugung hat er es zu so großen Leistungen gebracht, und kein anderes hat seinen günstigen Einfluß so gleichmäßig auf alle Schichten der landwirtschaftlichen Bevölkerung geltend gemacht, wie die Zucht des schweren belgischen Pferdes. Der mittlere Besitzer, der nur ein paar Pferde halten kann, züchtet mit diesen gerade so gut wie der wohlhäbige Bauer, der zu seinen 10 oder 20 Stuten sich schon einen eigenen Hengst halten kann. Nur die Klein-bauern, welche sich mit einem Pferde begnügen müssen, bleiben der Zucht fern; sie halten aber auch gewöhnlich nicht das schwere einheimische Pferd, sondern leichte, vom Auslande ein-geführte Arbeitspferde. Besonders anerkennenswert ist es bei dieser aufs äußerste durchgeführten Dezentralisation, welche die Einheitlichkeit der Zuchtrichtung doch zweifellos erschwert, daß die Güte des Materials dadurch nicht nur nicht gelitten hat, sondern anscheinend sich sogar noch immer hebt. Freilich bilden die Ansprüche, die Deutschland, der Hauptabnehmer für das belgische Pferd, stellt, einen mächtigen Ansporn dafür, die Zucht zu verbessern; so haben z. B. die von dort erhobenen Anforderungen dazu geführt, daß die Beine in bezug auf Stellung, Stärke und Gang bedeutend besser geworden sind. Die Hengsthaltung ist durchaus privat, die Ankörung der Hengste und die Führung des Stammbuches liegt in den Händen der seit 1886 bestehenden „Société de cheval de trait belge". Die Befruchtung der Stuten ist mit 64 Proz. als befriedigend zu bezeichnen. Im Durchschnitt der Jahre 1871 bis 1880 wurden von 117396 Stuten jährlich 88000 Fohlen gezogen.

Das eigentliche belgische Pferd ist das Brabanter Pferd, das mit Ausnahme der Ardennen sich in ganz Belgien findet und den schweren Typ darstellt. Das hervorragendste Zuchtgebiet sind die Provinzen Brabant und Hennegau, sowie der Nordwesten der Provinz Namur und der Süden von Ostflandern, doch gibt es noch andere Gegenden, in denen dieses Pferd in größter Vollkommenheit gezogen wird. Ihm steht das Condrozpferd am nächsten, das bis vor etwa 30 Jahren zu den leichteren Ardenner Pferden gezählt wurde, sich aber dann ganz in die Zuchtrichtung des Brabanters eingefügt hat, so daß jetzt ein Unterschied zwischen beiden auch offiziell nicht mehr gemacht wird. Die schwächere Form des Belgiers wird durch das in der Provinz Luxemburg, sowie Teilen von Lüttich und Namur gezüchtete Ardennerpferd gebildet; es steht an Zahl den schweren Brabantern so weit nach, daß es nur etwa den zehnten Teil dieser ausmacht. Das in den flachsten Gebieten Flanderns gezüchtete Flamländische Pferd zeigt den Grundtypus des Brabanters, hat aber die unverkennbaren Merkmale fremden, namentlich friesischen Blutes, die sich namentlich in dem verhältnismäßig langen Rücken ausdrücken. Man sucht jetzt durch starke Zufuhr rein belgischen Blutes das flandrische Pferd dem schweren Belgier möglichst gleich zu machen.

Von den in der Landwirtschaft benutzten Pferden entstammen etwa 90 Proz. rein belgischer Zucht, der Rest wird durch leichte, nach Bedarf von auswärts bezogene Arbeitspferde gebildet. Außerdem findet noch eine regelmäßige Einfuhr von Wagen-, Reit- und Militärpferden, die vorzugsweise aus England kommen, statt.

Die Zahl der in Belgien gehaltenen Pferde ist im Laufe der Jahre zurückgegangen, was seinen Grund in der Zunahme der kleinsten landwirtschaftlichen Betriebe hat, auf denen die Pferdehaltung nicht [mehr möglich ist. Erst seit Anfang dieses Jahrhunderts ist wieder eine Steigerung zu verzeichnen. Ein Gegengewicht dafür bildet die von Jahr zu Jahr besser werdende Absatzmöglichkeit von Pferden ins Ausland, die für viele mittlere Besitzer den Anreiz schafft, den Pferdebestand zu vermehren. Daher kommt es, daß namentlich die Zahl der in der Landwirtschaft befindlichen Pferde eine Zunahme ergibt.

Es waren vorhanden:

1846	. . . .	294 535 Pferde
1856	. . . .	277 311 „
1866	. . . .	283 163 „
1880	. . . .	271 974 „
1895	. . . .	271 527 „
1910	. . . .	317 080 „

Für die Jahre 1895 und 1910 wird noch eine Zahl von 6915 bzw. 10 549 Maultieren, Mauleseln und Eseln verzeichnet.

Von 1895 bis 1912 ist die Zahl der in der Landwirtschaft beschäftigten Pferde von 216 199 auf 262 709 Stück gestiegen; von diesen waren 170 604 3 Jahre alt und älter, während 92 105 das Alter von 3 Jahren noch nicht erreicht hatten.

Im Binnenhandel gelangten auf Messen und Märkten im Jahre 1900 55 863 Pferde mit einem Durchschnittswerte von 553 $\mathcal{M}$, im Jahre 1912 41 474 Pferde mit einem Durchschnittswerte von 790 $\mathcal{M}$ zum Verkauf. Diese Zahlen ergeben aber natürlich nicht den gesamten Binnenhandel, da alle diejenigen Pferde damit nicht gefaßt werden, welche von Hof zu Hof, ohne auf einen Markt geführt zu werden, ihren Besitzer wechseln. Und diese Zahl ist gerade in Belgien, wo in Zucht und Aufzucht die größte Arbeitsteilung herrscht, besonders groß.

Die belgische Ausfuhr an Pferden beruht fast ganz auf dem Handel mit Deutschland, das trotz seiner bisherigen Anstrengungen in der Zucht des kaltblütigen Pferdes es noch nicht dazu gebracht hat, das belgische Pferd entbehren zu können, wenn auch der Bedarf nach den Ausweisen der letzten Jahre etwas geringer geworden zu sein scheint.

Die Ausfuhr betrug:

1875	12 212	Pferde
1890	19 814	„
1895	24 633	„
1900	24 748	„
1901	21 890	„
1902	24 949	„
1903	26 551	„
1904	27 658	„
1905	29 631	„
1911	30 687	„
1912	29 667	„

Davon gingen nach Deutschland:

1901 . . .	17 987	Pferde im Werte von	23 594 000	$\mathscr{M}$
1902 . . .	20 963	„ „ „ „	28 941 000	„
1903 . . .	21 906	„ „ „ „	30 040 000	„
1904 . . .	24 669	„ „ „ „	33 854 000	„
1905 . . .	25 921	„ „ „ „	36 004 000	„
1911 . . .	24 943	„ „ „ „	31 412 000	„

Im Jahre 1912 führte Belgien nach Deutschland aus:

8 660 Stuten	im Werte von	10 825 000	$\mathscr{M}$
10 712 Hengste u. Wallache	„ „ „	14 461 000	„
884 Luxuspferde	„ „ „	1 194 000	„
Insgesamt 20 256 Pferde	im Werte von	26 480 000	$\mathscr{M}$

Im Jahre 1913 betrug die Ausfuhr nach Deutschland:

9 245 Stuten	im Werte von	10 741 000	$\mathscr{M}$
12 043 Hengste u. Wallache	„ „ „	16 258 000	„
1 180 Luxuspferde	„ „ „	1 534 000	„
Insgesamt 22 468 Pferde	im Werte von	28 533 000	$\mathscr{M}$

Die Zahl der nach Belgien eingeführten Pferde ist nicht gering. Es handelt sich dabei aber vorwiegend um Schlachtpferde, sowie um eine geringe Menge von leichten Arbeits- und Luxus-, sowie Militärpferden.

Im Jahre 1905 betrug die Einfuhr 41 752 Stück, von denen 22 284 Stück zu Schlachtzwecken dienten, die fast ausschließlich

(20676 Stück) aus England kamen. In den letzten Jahren ist die Einfuhr gestiegen. Sie belief sich

1910 auf 51956 Stück (einschl. Fohlen) im Werte von 18313600 $\mathcal{M}$
1911 „ 53483 „   „   „   „   „   „ 19192000 „
1912 „ 53809 „   „   „   „   „   „ 20160800 „

2. Rindviehzucht.

Über die belgischen Viehrassen war bis gegen das Ende des vorigen Jahrhunderts wenig Erfreuliches zu sagen. Da bis vor wenigen Jahrzehnten eine zielsichere Leitung der Zuchtbestrebungen gänzlich fehlte, wurde das an und für sich gar nicht schlechte heimische Vieh völlig planlos mit holländischem und englischem Material gekreuzt. Namentlich findet sich in vielen Schlägen Shorthornblut, was unter anderem daher kommt, daß um das Jahr 1840 die belgische Regierung eine Anzahl Shorthornstiere aufkaufte, die sie über das ganze Land verteilte und ohne Entgelt zum Decken freistellte. Die im Jahre 1891 gegründete „Société nationale pour l'amélioration des bovines en Belgique" hat sich nun, zum Teil bereits mit gutem Erfolge, das Ziel gesetzt, die leistungsfähigsten und ausgeglichensten Schläge aus dem allgemeinen Mischmasch herauszufinden und in typischen Formen weiter zu züchten. Sie hat dabei sechs Gruppen unterschieden, die allerdings einander durchaus nicht gleichwertig sind:

1. Flämisches Vieh,
2. Belgisches Vieh,
3. Condrozvieh,
4. Vieh des Landes von Herve,
5. Ardenner-Vieh,
6. Campinevieh.

Die erste Gruppe bezeichnet den noch am besten ausgeglichenen Schlag, der seinen Ursprung dem alten Flamländer Vieh verdankt. Er ist von dunkelrotbrauner Farbe, hat, wenn überhaupt, nur sehr wenig Shorthornblut und zeigt in der Nachzucht eine gute Konstanz seiner Eigenschaften, deren wichtigste Milchergiebigkeit und Mastfähigkeit bilden. Als Abart dieses Schlages ist der von Veurne-Ambacht anzusehen, der viel Shorthornblut, sowie die Farbe dieses Schlages besitzt und seine Mastfähigkeit auf Kosten der Milchergiebigkeit gesteigert hat.

Die zweite Gruppe umfaßt das Belgische Vieh, das seinen Namen „race bleue" nicht mit Unrecht trägt, da es ein schiefergraublaues Haarkleid besitzt. Es ist aus den heimischen Landschlägen durch Kreuzung mit Holländer- und später mit Shorthornblut hervorgegangen. Seine Mastfähigkeit und Milchergiebigkeit steht der des Flämischen Viehes nicht nach; ob es seinen Platz aber behaupten kann, ist fraglich, da es bei weitem noch nicht zahlreich genug ist, um den Fleisch- und Milchbedarf des Gebietes, in dem es hauptsächlich gezogen wird, auch nur annähernd zu decken. Die deshalb fortdauernd nötige Einführung fremden Viehes in sein Zuchtgebiet verhindert aber naturgemäß seine eigene Ausbreitung.

Wenn diesen beiden genannten Schlägen eine gewisse Ausgeglichenheit nicht abgesprochen werden kann, fehlt sie den übrigen oben aufgezählten noch fast völlig; sie haben mehr die Bedeutung eines Programms, nach dem in Zukunft verfahren werden soll, um zu einem gewissen Erfolge zu kommen. So hat das Condrozrind zwar das gemeinsame Band reichlichen Shorthornblutes, es tritt aber noch in schwarzbunten, rotbunten und blaubunten Farben auf, je nach den Voreltern, aus denen es hervorgegangen ist; das im Herver Land heimische rote und rotbunte Vieh, das große Milchergiebigkeit mit mittlerer Mastfähigkeit verbindet, wird heute vielfach von schwarzbuntem Friesenvieh verdrängt oder gar mit ihm gekreuzt. Es ist nicht ausgeschlossen, daß diese Bestrebungen, das heimische Rindvieh durch das holländische zu ersetzen oder in ihm aufgehen zu lassen, früher oder später zu einem höchst unerwünschten Rückschlag führen wird. Denn nach den Wahrnehmungen tüchtiger Züchter degeneriert das Friesenvieh, wie schon Frost hervorhebt, „in dem rauheren Bergklima und dem trockeneren Boden Belgiens sehr schnell", indem es zwar seine äußeren Rassenmerkmale beibehält, seine besten Eigenschaften — gute Milchergiebigkeit und Widerstandsfähigkeit beim Weidegange — verliert, in der Fruchtbarkeit nachläßt und für Tuberkulose leicht empfänglich wird. Das Zuchtgebiet des Ardenner-Viehes begreift einen Schlag in sich, der bei dem Fehlen jeglicher Rassenmerkmale höchstens darin seine Existenzberechtigung findet, daß er besonders arbeitstüchtige Tiere liefert. Diese gute Eigenschaft nach Möglichkeit zu verbessern, ist das Zuchtziel der Société nationale, das sie durch Auswahl geeigneter Stiere und Zufuhr von Condrozblut zu erreichen sucht. Das Zuchtgebiet der Campine endlich, das am nächsten an Holland liegt, enthält das am wenigsten wertvolle Viehmaterial. Nicht nur, daß das Vieh keinen ausgeglichenen Typus darstellt, ist es auch meist minderwertig in seinen Leistungen; es befriedigt noch am meisten in der Milcherzeugung und in Arbeitsfähigkeit, wobei freilich zu berücksichtigen ist, daß der in der Provinz Limburg, seiner Heimat, vorherrschende extensive Betrieb an beide Eigenschaften keine zu hohen Anforderungen stellt.

Der Rindviehstapel stellte sich 1912 auf 1 830 747 Stück; darunter waren:

Stiere, 2 Jahre alt und älter	11 927,
Milchkühe, 2 Jahre alt und älter . . .	933 928,
Arbeitsochsen, 2 Jahre alt und älter . .	29 622,
Mastvieh, 2 Jahre alt und älter	87 814,
Zuchtstiere unter 2 Jahren	11 616,
Sonstige Stiere unter 2 Jahren	131 487,
Färsen	528 249,
Jungochsen	96 104.

Daß Belgien in der Viehzucht heute noch nicht besser dasteht, hat seinen hauptsächlichsten Grund in seiner früheren Vereinigung mit den Niederlanden und in der auch nach der späteren politischen Trennung gebliebenen wirtschaftlichen Abhängigkeit von dem Rindviehreichtum seiner nordöstlichen Nachbarn. Der extensive Betrieb des Landes deckte bei weitem nicht den Bedarf an Fleisch, Milch und Molkereiprodukten der starken Bevölkerung (1831 kamen bereits 128, 1908 dagegen 251 Einwohner auf 1 qkm); es lag daher nahe, das Fehlende aus dem benachbarten, billig produzierenden Holland zu beziehen, was zwar bequem, aber der eigenen Entwicklung wenig förderlich war. Die Zufuhren, die fast ausschließlich aus den Niederlanden erfolgten, erreichten schließlich eine so große Höhe, daß der Bestand der eigenen Viehzucht aufs schwerste gefährdet wurde und die Regierung im Jahre 1887 ein Gesetz (Loi Dumont), das die Einfuhr holländischen Viehes erschwerte, erlassen mußte. Der Erfolg war zufriedenstellend, denn die Einfuhr, die 1880 auf 140 359 Stück Rindvieh gestiegen war und 1885 noch 129 411 Stück betrug, sank im Jahre 1890 auf 101 291 und bis 1895 auf 45 131 Stück. Seit dieser Zeit betrug sie etwa 50 000 bis 60 000 Stück jährlich, ist aber in den letzten Jahren wieder gestiegen. Sie betrug:

1910 . . . . 63 418 Stück im Werte von 19 453 600 ℳ
1911 . . . . 51 269 „ „ „ „ 16 100 000 „
1912 . . . . 84 834 „ „ „ „ 29 116 800 „

In dem letztgenannten Jahre setzte sich die Einfuhr zusammen:

Stiere, alte und junge . . . . 11 678 Stück
Ochsen, „ „ „ . . . . 15 868 „
Kälber . . . . 11 351 „
Kühe und Färsen . . . . 45 937 „

Die Ausfuhr war dagegen sehr gering; sie stellte sich:

1910 auf 409 Stück . . . . im Werte von 64 800 ℳ
1911 „ 221 „ . . . . „ „ „ 43 200 „
1912 „ 310 „ . . . . „ „ „ 64 000 „

Die Einfuhr an frischem und zubereitetem Fleisch und Fleischkonserven betrug im Jahre 1912 13 915 t im Werte von 20 386 000 ℳ, die Ausfuhr 6484 t im Werte von 11 650 000 ℳ.

Es wird in absehbarer Zeit zwar nicht gelingen, Belgien hinsichtlich seines Verbrauches an Rind- und Kalbfleisch und an Molkereiprodukten unabhängig vom Auslande zu machen, es läßt sich aber nicht bestreiten, daß bei rationeller Ausnutzung des Grund und Bodens und bei einer planmäßigeren Verbesserung der Schläge in bezug auf ihre Leistungsfähigkeit eine weit höhere Rente von diesem wichtigen Zweige des landwirtschaftlichen Betriebes gezogen werden kann, als sie sich bisher ergab. Wenn man bedenkt, daß nach der Statistik von 1905 mehr als die Hälfte alles landwirtschaftlich benutzten Bodens mit Futterstoffen bestellt war und daß an Handelsfuttermitteln mehr als 2269 Mill. Kilogramm verbraucht wurden, die zum großen Teil dem Rindvieh zugute kamen, so muß zugegeben werden, daß der an und für sich starke Viehstand (auf 1 qkm landwirtschaftlich benutzter Fläche 101 Stück im Jahre 1905) nicht den Nutzen abgeworfen hat, den man von ihm erwarten darf.

Der Handel mit Fellen und Häuten hat einen bedeutenden Umfang, wie folgende Zusammenstellung für das Jahr 1912 zeigt:

Einfuhr		Ausfuhr	
Menge in Tonnen	Wert in 1000 ℳ	Menge in Tonnen	Wert in 1000 ℳ
84 422	143 854	56 212	95 786

Die Mehreinfuhr hatte mithin einen Wert von 48 068 000 ℳ.

3. Molkereiwesen.

Bis zum Jahre 1875 war Belgien nicht nur in der Lage, seinen Bedarf an Milch, Butter und Käse selbst zu decken, sondern hatte einen, allerdings mehr und mehr abnehmenden Überschuß an das Ausland abzugeben. Seit dieser Zeit aber ist es gezwungen, Molkereiprodukte in immer steigender Menge von auswärts einzuführen. Das hängt zum Teil mit dem Anwachsen der Bevölkerung zusammen, liegt aber auch daran, daß das Molkereiwesen nicht auf der Höhe steht. Zwar gibt es eine ganze Anzahl von Molkereigenossenschaften, die befriedigende Ergebnisse erzielen, ein großer Teil der kleinen Bauern aber arbeitet mit Handzentrifugen, deren es schon im Jahre 1905 über 25 000 gab, die nicht immer richtig bedient werden, infolgedessen oft eine schlechte Ausbeute ergeben oder minderwertige Ware liefern.

Man kann die Milchproduktion Belgiens auf 2250 Mill. Liter schätzen, wenn man den jährlichen Milchertrag der rund 900 000 Milchkühe auf je 2500 Liter annimmt. Davon werden für den unmittelbaren Verbrauch der Bevölkerung, der vom belgischen Ministerium auf $1/_6$ Liter auf den Kopf der Bevölkerung täglich geschätzt wird, 444 Mill. Liter beansprucht. Etwa 300 Mill. Liter können schätzungsweise für Kälberaufzucht und -mast in Anrechnung gebracht werden, und 60 Mill. Liter Vollmilch werden nach den Angaben von Dr. Frost verkäst. Es bleiben demnach 1446 Mill. Liter für Butterbereitung, aus denen bei einem Fettgehalt von 3,4 Proz. 49 164 000 oder rund 50 Mill. Kilogramm Butter hergestellt werden. Der Preis für 1 kg Butter war im Jahre 1900: 2,22 ℳ, 1910: 2,45 ℳ, 1911: 2,63 ℳ und 1912: 2,58 ℳ.

Die Einfuhr an Molkereiprodukten ist bedeutend, wie folgende Zahlen erweisen:

Einfuhr.

	1910		1911		1912	
	Menge 1000 kg	Wert 1000 ℳ	Menge 1000 kg	Wert 1000 ℳ	Menge 1000 kg	Wert 1000 ℳ
Feiner Käse	11 751	15 981,6	11 411	15 519,2	11 748	15 977,6
Butter.	5 668	13 739,2	6 877	18 265,6	6 906	17 872,8
Milch und Weißkäse .	4 348	1 037,6	3 948	1 052,8	5 045	1 343,2
	21 767	30 758,4	22 236	34 837,6	23 699	35 193,6

Ausfuhr.

	1910		1911		1912	
Feiner Käse	182	248	118	160,8	106	144
Butter.	1 592	3 858,4	1 517	4 030,4	1 191	3 081,6
Milch und Weißkäse .	4 534	236	4 199	252,8	3 830	230,4
	6 308	4 342,4	5 834	4 444,0	5 127	3 456,0

Der Überschuß der Einfuhr über die Ausfuhr beträgt:

15 459	26 416,0	16 402	30 392,6	18 572	31 737,6

Das Ergebnis ist eine ständig wachsende Einfuhr bei geringer werdender Ausfuhr. Die Mehrausfuhr an Molkereiprodukten beträgt ziemlich genau soviel, wie Belgien für seine Ausfuhr an Pferden einnimmt!

Der Hauptlieferant für Belgien sind die Niederlande und Frankreich, daneben in zweiter Linie die Schweiz und Deutschland. Als Absatzgebiet kommen wieder die erstgenannten beiden Länder fast allein in Betracht.

4. Ziegenzucht.

Ähnlich wie in Deutschland hat man auch in Belgien in den letzten Jahrzehnten der Ziegenzucht erhöhte Aufmerksamkeit zugewendet, indem man aus den vorhandenen Schlägen die leistungsfähigsten aussuchte und durch Auswahl guter Böcke und Geisen zu verbessern sich bemühte. Der beste und für die dortigen Verhältnisse bewährteste Schlag ist die „Hartegeit" (Hirschziege), so genannt wegen ihres hirschroten, manchmal auch grauen Haarkleides. Sie ist klein und hornlos, besitzt aber als äußeres Zeichen ihrer Leistungsfähigkeit ein auffallend großes

Euter und liefert in den besseren Zuchten bis 800 Liter Milch; im Durchschnitt freilich wird sie vorläufig nur auf 400 bis 500 Liter kommen. Später ist man auch dazu übergegangen, in den Schweizer Saanenziegen neues Blut einzuführen. Sofern es sich dabei um Böcke handelte, die zum Decken der heimischen Ziege benutzt wurden, hat sich diese Zufuhr bewährt; die Versuche aber, die Saanenziege in Belgien rein weiterzuzüchten, müssen als gescheitert angesehen werden, da die klimatischen und Ernährungsverhältnisse sich als nicht geeignet für diese anspruchsvolle Rasse erwiesen haben.

Der Bestand an Ziegen in Belgien betrug im Jahre 1895 257669 Stück [1]); er verteilte sich auf die einzelnen Provinzen, wie folgt:

Antwerpen	43546 Stück
Brabant	19254 „
Westflandern	57733 „
Ostflandern	56628 „
Hennegau	27258 „
Lüttich	8562 „
Limburg	7909 „
Luxemburg	18471 „
Namur	16308 „

Wie Ost- und Westflandern in bezug auf die gesamte Viehhaltung an erster Stelle in Belgien stehen, so auch hinsichtlich der Ziegenzucht; besitzen diese Provinzen doch fast die Hälfte des ganzen Bestandes. Hier finden wir denn auch alle Maßnahmen vereinigt, welche zur Förderung der Zucht und Pflege dienen. Namentlich zeigt sich das in der Zahl der Ziegenzuchtvereine, von denen im Jahre 1904 in Belgien 124, davon aber 123 in Flandern vorhanden waren; auch die Mehrzahl der Ziegenversicherungsvereine, nämlich etwa 190, befand sich in Flandern.

Im Jahre 1910 betrug der Ziegenbestand 217823 Stück; er war also seit 1895 um 23222 Stück oder 9,6 Proz. zurückgegangen. (Vgl. die Fußnote.)

---

[1]) Nach den Angaben von Dr. Frost; das Annuaire Internationale de Statistique agricole, Rom 1914, verzeichnete für dieses Jahr nur 241045 Stück.

5. Schafzucht.

Die Schafzucht Belgiens hat niemals einen großen Umfang gehabt, trotzdem man vor 150 Jahren gerade so wie anderwärts die heimischen Landschafe durch Zufuhr von spanischem, später englischem Blute zu verbessern suchte. Eine Zeitlang hatte man damit, namentlich in Flandern, einige Erfolge erzielt, doch zeigte sich auch hier bald ein Rückschlag, da die Kreuzungen wenig planvoll ausgeführt wurden. Jetzt sind nur noch wenig Stammschäfereien vorhanden, die sich mit der Zucht des edlen Woll- oder Fleischschafes abgeben, und diese sind auf das Gebiet der Argonnen, auf Niederluxemburg und die Campine beschränkt. Dagegen ist der Weidebetrieb, namentlich in den größeren Wirtschaften des Hennegaues, weit verbreitet. Dort kaufen die Besitzer im In- und Auslande die Schafe auf, treiben sie auf die Stoppeln und füttern sie mit Schnitzeln und Rübenblättern, um sie dann zum Schlachten zu verkaufen. In kleinen Wirtschaften werden auch noch hier und da Milchschafe gehalten.

Wie aus nachstehenden Zahlen hervorgeht, hat sich der Schafbestand auch in den letzten Jahrzehnten weiter verringert. Es waren vorhanden:

	1895	1910	Zu- oder Abgang	
			Zahl	Proz.
Schafe unter 1 Jahr	76 251	124 402	+ 48 151	+ 63,1
„ von 1 Jahr und älter . .	159 471	60 971	— 98 500	— 61,8
	235 722	185 373	— 50 349	— 21,4

Besonders beachtenswert ist der Rückgang der älteren Schafe, der auf eine weitere Verminderung des Bestandes in der nächsten Zeit schließen läßt. Im Durchschnitt der Jahre 1871 bis 1880 wurden jährlich noch 365 400 Lämmer geboren, im Jahre 1895 war die Zahl bereits auf 83 695 Stück heruntergegangen, und im Jahre 1910 betrug sie kaum noch 50 000 Stück. Der Überschuß dieses Jahres an Schafen unter 1 Jahr ist durch Einfuhr vom Auslande entstanden.

Im Innenhandel wurden auf Messen und Märkten

im Jahre 1900 13 806 Schafe zum Durchschnittspreise von 26,4 $\mathcal{M}$
und . . . . 13 684 Lämmer „			„			„ 16,8 „
im Jahre 1912 7 592 Schafe	„			„			„ 28,8 „
und	787 Lämmer „			„			„ 16,0 „

umgesetzt.

Die Einfuhr an Schafen ist so bedeutend, daß sie fast die Höhe des eigenen Bestandes erreicht. Es wurden im Jahre 1911 eingeführt:

Schafe	172 272 Stück . . . . . im Werte von	5 668 800 $\mathcal{M}$
Wolle 154 241 000 kg . . . . . . „	„	„ 306 014 400 „

Die Ausfuhr belief sich auf:

Schafe		221 Stück . . . . . im Werte von	43 200 $\mathcal{M}$
Wolle 106 690 000 kg . . . . . . „	„	„ 277 395 200 „

Die Mehreinfuhr an Wolle betrug demnach 47 551 000 kg. Im Jahre 1912 wurden eingeführt:

Schafe, alte 119 443 Stück . . . . im Werte von 4 758 000 $\mathcal{M}$
Lämmer	56 359	„	. . . . „	„	„ 1 898 000 „

Eine Ausfuhr fand überhaupt nicht statt.

6. Schweinezucht.

Wie in der Viehzucht, stand Belgien lange Zeit auch in der Schweinezucht in völliger Abhängigkeit vom Auslande, weil man trotz der für die Schweinehaltung äußerst günstigen Verhältnisse diesem Zweige des landwirtschaftlichen Betriebes gar keine Beachtung geschenkt hatte. Zwar hielten die kleinbäuerlichen Besitzer Schweine für den eigenen Bedarf, verkauften auch wohl den Überschuß an die Städte und Industriezentren, konnten damit aber kein großes Geschäft machen, weil das billiger produzierende Ausland die Preise drückte. Trotz dieses extensiven Betriebes hat Belgien immer einen Überschuß an das Ausland abgeben können, der bis in die achtziger Jahre manchmal ziemlich bedeutend, im allgemeinen aber so schwankend war, daß der Durchschnitt keine erheblichen Beträge aufwies. Dabei gab es Jahre, in denen die Ein- und Ausfuhr sich um 200 000 Stück bewegte. Eine Änderung dieser ungesunden Verhältnisse begann mit der Entwicklung des Molkereiwesens und der Umgestaltung der Wirtschaftsführung der kleinbäuerlichen Betriebe, die der Stallwirtschaft größere Aufmerksamkeit zuwendeten, vor allem aber durch die Gesetzgebung Deutschlands, Frankreichs und Englands, welche die Einfuhr lebender Schweine verhinderten. Dadurch wurde Belgien zu größerer Selbständigkeit in bezug auf seine Ernährung mit Schweinefleisch und Speck und zu einer starken Vermehrung seiner eigenen Bestände gezwungen. Folgende Zahlen geben ein anschauliches Bild dieser Verhältnisse. Es waren Schweine vorhanden:

1846	496 564	Stück
1856	458 410	„
1866	632 301	„
1880	646 375	„
1895	1 163 133	„
1905	1 046 519	„
1912	1 348 514[1]	„ (Nach der Schätzung des Belgischen Ministeriums.)

Der umfangreiche Schweinehandel, den Belgien bis in die achtziger Jahre betrieb, hat jetzt völlig aufgehört; die Produktion vermag zwar die Bedürfnisse des eigenen Landes zu decken, zur Ausfuhr bleibt aber nur verhältnismäßig wenig übrig.

Der Schweinebestand setzte sich zusammen aus:

	1905	1912
Ebern	3 558	3 707
Zuchtsauen	123 629	140 479
Mastschweinen	419 156	499 100
Ferkeln von 2 bis 6 Monaten	284 997	} 705 228
Ferkeln, jünger als 2 Monate	215 179	

Da diese Zahlen bei dem schnellen Umsatz des Bestandes kein richtiges Bild der wirklichen Produktion geben, schlägt Dr. Frost vor, zur Gewinnung einer annähernd richtigen Vorstellung von der Zahl des Gesamtschweinestapels die Zuchttiere abzuziehen und den Rest zu verdoppeln, entsprechend einem etwa zweimaligen Umsatz an Mastschweinen für das Jahr. Das

---

[1] Davon Ferkel, jünger als 6 Monate: 705 228 Stück.

würde in diesem Falle eine jährliche Produktion von 2,4 bis 2,5 Mill. Stück für den Verbrauch ergeben.

In Belgien kamen im Jahre 1904 auf 67 Personen der Bevölkerung 10 Schweine, in Deutschland dagegen ebenso viele auf 32 Personen.

Der Schweinefleischverbrauch in Belgien betrug in demselben Jahre 18,6 kg auf den Kopf der Bevölkerung, in Deutschland dagegen 29,6 kg.

Der Binnenhandel mit Schweinen hat im letzten Jahrzehnt erheblich zugenommen, ebenso ist der Preis stark gestiegen. Es wurden im Jahre 1900 auf den Messen und Märkten Belgiens umgesetzt 202 874 alte Schweine und 576 892 Ferkel. Für erstere betrug der Preis durchschnittlich 42,4 ℳ, für letztere 12 ℳ. Im Jahre 1912 sind die entsprechenden Zahlen 328 177 und 670 481; der Preis 62,4 und 20 ℳ.

Der Außenhandel ist seit Ende der achtziger Jahre des vorigen Jahrhunderts ganz gering geworden. Die Einfuhr betrug:

1880	147 824 Stück im Werte von				6 149 600 ℳ
1890	94 „	„	„	„	3 200 „
1910	174 „	„	„	„	5 600 „
1911	34 „	„	„	„	1 600 „
1912	110 „	„	„	„	5 600 „

Die Ausfuhr stellte sich:

1910	auf 361 Stück im Werte von				39 200 ℳ
1911	„ 534 „	„	„	„	29 600 „
1912	„ 243 „	„	„	„	15 200 „

Die Ein- und Ausfuhr an Schweinefleisch stellte sich im Jahre 1912 auf:

Einfuhr	949 t im Werte von			1 174 000 ℳ
Ausfuhr	1058 t „	„	„	1 525 000 „

7. Kaninchenzucht.

Belgien hat eine Anzahl von Kaninchenrassen hervorgebracht, die ihres guten Fleischansatzes, ihrer Fruchtbarkeit und der für Pelzwerk, Hutfabrikation und Lederbearbeitung brauchbaren Felle wegen auch im Auslande große Verbreitung gefunden haben. Das belgische Landkaninchen, dessen Ursprung auf

die französisch-belgische Rasse „Lapins papillons français" zurückzuführen ist, bringt es in Belgien zu einem Gewicht von 5 kg;
in Deutschland erreicht es dagegen nur 3 kg. Das Hasen-
kaninchen, ein Tier, von dem man annehmen könnte, daß es
etwas Hasenblut enthält, hat nur ein Gewicht von 3,5 bis 4 kg,
zeichnet sich aber — allerdings im Gegensatz zum Hasen —
durch sehr große Fruchtbarkeit aus. Das Riesenkaninchen,
das bei sorgfältiger Pflege ein Gewicht von 8 kg erreicht, im
Durchschnitt aber 5 bis 6 kg wiegt, ist wegen seiner Schnell-
wüchsigkeit die einträglichste Rasse; es wird aus diesem Grunde
auch in Deutschland viel gezüchtet.

Die Kaninchenzucht liegt in Belgien, wie in den meisten
anderen Ländern, vorzugsweise in der Hand der kleinen Leute,
welche die Abfälle ihres Gärtchens auf diese Weise nutzbringend
verwerten. Würde sie rationell betrieben, so könnte sie wohl
größere Erträge abwerfen, da das angelegte Kapital sich schnell um-
setzt und das Vorurteil gegen das Fleisch, welchem man besonders
in den besser gestellten Kreisen noch hier und da begegnet, anscheinend im Schwinden begriffen ist. Freilich müßte man dann
auch die Ansicht ändern, daß die kleinste, in der dunkelsten
Ecke des Hauses aufgestellte Kiste ein geeigneter Aufenthalt für
Zuchtkaninchen darstellt, eine Meinung, die man mutatis mutandis
ja auch bei der Ziegenhaltung so häufig findet.

Die Ausfuhr an Kaninchenfleisch belief sich im Jahre 1905
auf 2 313 000 kg, von denen 2 300 000 kg nach England gingen,
im Jahre 1912 nur auf 265 000 kg im Werte von 297 000 ℳ.

8. Geflügelzucht.

Die Hühnerzucht spielt in Belgien eine nicht unbedeutende
Rolle, hat aber mit der Bevölkerungszunahme nicht gleichen
Schritt gehalten, da Belgien bis in die siebziger Jahre des vorigen
Jahrhunderts Eier ausführen konnte, jetzt aber eine beträchtliche
Einfuhr davon benötigt. Über die Zahl der vorhandenen Hühner
liegen keine neueren genauen Angaben vor. Nach der im Jahre
1866 veranstalteten Statistik gab es damals 4 400 000 Stück, in
den Jahren 1871 bis 1880 waren im Durchschnitt etwa 4 Mill.
(3 967 000) vorhanden, im Jahre 1895 soll die Zahl nach der
Schätzung des belgischen Ministeriums auf 10 Mill. gestiegen
sein, und jetzt wird sie auf 15 Mill. angenommen werden können.

Trotzdem früher viele fremde Hühner zur Kreuzung mit den heimischen Rassen eingeführt wurden, haben sich die Landschläge doch am besten bewährt, und nur die Italienerhühner werden auch heute noch in größeren Mengen rein gezüchtet oder zur Kreuzung verwendet. Als Legehuhn hat sich das Bräkelhuhn, das in ganz Nordbelgien verbreitet ist, und das mit ihm verwandte Hüttegem- und Brabanterhuhn am besten bewährt. Als Fleischhuhn ist das Mechelnerhuhn berühmt, das als Poulet — 3 bis 4 Monate altes Masthuhn — oder Poularde — 6 bis 7 Monate altes Masthuhn — besonders nach Deutschland in großen Mengen ausgeführt wird.

Nach der Statistik des Jahres 1895 betrug die Einfuhr von Eiern 236 630 000 Stück, von denen aus Rußland 103 176 000, Italien 75 253 000, Bulgarien 23 261 000, Deutschland 16 058 000, den Niederlanden 14 344 000 und der Rest aus anderen Ländern kamen. Dieser Einfuhr stand eine Ausfuhr von 144 318 000 Stück gegenüber, die sich auf Frankreich (83 566 000), Deutschland (38 989 000), England (18 316 000) und andere Länder (3 447 000) verteilte. Der Wert der Einfuhr war 16 090 000 $\mathcal{M}$, der der Ausfuhr 9 854 000 $\mathcal{M}$. Die Mehreinfuhr hatte mithin einen Wert von 6 236 000 $\mathcal{M}$.

Die Ein- und Ausfuhr an lebenden Hühnern stellte sich auf 542 000 bzw. 361 000 kg, die an geschlachteten Hühnern auf 44 000 bzw. 464 000 kg.

Die Mehreinfuhr an lebenden Hühnern hatte einen Wert von 326 000 $\mathcal{M}$, die Mehrausfuhr an geschlachteten Hühnern einen Wert von 882 000 $\mathcal{M}$. Der Gesamtwert der Mehreinfuhr an Produkten der Geflügelhaltung (ohne Federn) betrug 5 680 000 $\mathcal{M}$.

Im Jahre 1912 betrug die Einfuhr an

lebenden Hühnern . .	857 300 kg	im Werte von	1 559 000 $\mathcal{M}$			
geschlachteten Hühnern	46 000 „	„	„	„	97 000 „	
Eiern	14 219 000 „	„	„	„	15 546 000 „	

Gesamtwert 17 202 000 $\mathcal{M}$

Die Ausfuhr stellte sich auf

lebende Hühner . . .	324 000 kg	im Werte von	561 000 $\mathcal{M}$			
geschlachtete Hühner .	821 000 „	„	„	„	1 709 000 „	
Eier	8 538 000 „	„	„	„	10 385 000 „	

Gesamtwert 12 655 000 $\mathcal{M}$

Der Überschuß der Einfuhr hatte einen Wert von 4547000 ℳ.

An der Einfuhr waren beteiligt bei geschlachtetem Geflügel Deutschland mit 14000 und Österreich-Ungarn mit 1000 kg, bei Eiern Deutschland mit 856000, Österreich-Ungarn mit 387000, Bulgarien mit 1504000, Rußland mit 5916000, Serbien mit 52000 und die Türkei mit 29000 kg.

Von der Ausfuhr nahm auf bei geschlachtetem Geflügel Deutschland 533000 kg, bei Eiern Deutschland 857000 kg.

9. Bienenzucht.

Bis zur Mitte des vorigen Jahrhunderts war die Bienenzucht in Belgien ziemlich verbreitet, ging dann aber mehr und mehr zurück, da sie infolge wenig rationellen Betriebes keinen Ertrag abwarf. Erst in den letzten Jahrzehnten hat sie wieder weitere Verbreitung gefunden und war in erfreulichem Aufschwung begriffen, bis sich um die Wende des Jahrhunderts wieder ein bedeutender Rückschlag einstellte, der um so auffälliger ist, als der belgische Imker es verstanden hat, die oft räumlich weit getrennten Bienenweiden sich in der Weise nutzbar zu machen, daß er sich mit mehreren Züchtern vereinigt, deren Weide zu einer anderen Zeit Ertrag verspricht, als die in seiner Heimat vorherrschenden Bienenpflanzen. Haben diese letzteren abgeblüht, so schickt er seine Stöcke in andere Gegenden, wo bessere Weide ist, und nimmt wiederum von dort Stöcke in Pflege, wenn bei ihm die hauptsächlichsten Bienenpflanzen in Blüte stehen. So werden die Bienen Mittelbelgiens nach der Kleemahd im Juni in die Ardennen oder nach der Campine geschickt, um die dort gerade beginnende Heidekrautblüte auszunutzen; im Frühjahr vereinigen sich die Stöcke vieler Besitzer in Gegenden mit reichlichem Obstbau, und, wo Buchweizen in größerer Menge gebaut wird, findet man zur Blütezeit dort die Stöcke versammelt. Der Austausch erfolgt dabei in der Weise, daß die fremden Bienen wechselweise der Obhut der ortsansässigen Besitzer anvertraut werden. Der sich später ergebende Erlös wird dann geteilt. Insofern unterscheidet sich also der belgische Wanderbetrieb von dem auch in Deutschland stellenweise üblichen, da hier die Imker selbst mit ihren Stöcken der guten Weide folgen.

Nach der Zählung des Jahres 1895 waren in Belgien 107790 Bienenstöcke vorhanden, deren Zahl sich indessen in den letzten Jahrzehnten beträchtlich vermindert hat. Die einzelnen Provinzen besaßen: Antwerpen 12421, Brabant 10352, Westflandern 5148, Ostflandern 6267, Hennegau 12790, Lüttich 10407, Limburg 13859, Luxemburg 19188 und Namur 17358 Stöcke.

Bei einem mittleren Ertrage des Stockes von 5 kg Honig würde sich eine Menge von rund 500000 kg im Werte von 1 Mill. ℳ ergeben. Dazu käme noch der Ertrag an Wachs. Die Einfuhr an Honig betrug im Jahre 1895 fast viermal so viel, nämlich aus

Frankreich	637 000 kg
Deutschland	513 000 „
den Vereinigten Staaten von Nord-Amerika	500 000 „
anderen Ländern	100 000 „
Summe	1 750 000 kg

Es ist nicht ohne Interesse, zu sehen, wie genau die Verbreitung der Bienenzucht derjenigen des Anbaues der Futtergewächse folgt. Alle Provinzen mit starkem Futterbau haben auch die meisten Bienenstöcke, ein Beweis, daß die dortigen Landwirte den Nutzen, den ihnen die Biene bringt, zu würdigen wissen. So stehen die Provinzen Hennegau mit 60647 ha, Luxemburg mit 66226 ha, Namur mit 61458 ha, Brabant mit 45745 ha und Lüttich mit 42259 ha Futterpflanzen auch hinsichtlich der Bienenhaltung obenan. Wenn Antwerpen mit 37460 ha und Limburg mit 38864 ha Futterpflanzen gleichfalls reich an Bienenstöcken sind, so liegt das an den weiten Heidegegenden der Campine, jenes 4000 qkm großen Landrückens, der sich durch diese beiden Provinzen erstreckt und vom Sommer ab vorzügliche Bienenweide liefert. Es wäre für Belgien ein Leichtes, die Bienenzucht namentlich in den Ardennen und der Campine, aber auch in den Obstbaumgegenden in der Nähe der großen Städte zu vervielfachen und sich damit vom Auslande unabhängig zu machen.

Inzwischen hat aber der Bestand an Bienen erheblich abgenommen. Im Jahre 1910 waren nur noch 61952 Stöcke vorhanden, was gegen 1895 einen Rückgang von 45838 Stöcken oder 42,5 Proz. ausmacht. Dabei war die Zahl der Stöcke mit beweglichen Waben etwas größer geworden (27573 gegen 26201), die übrigen aber waren von 81589 auf 34379 heruntergegangen.

Dementsprechend wird auch die Honigernte erheblich gegen 1895 gesunken sein.

Die Einfuhr betrug im Jahre 1912:

an Honig . . . . 2432 t im Werte von 1 389 000 ℳ
„ Wachs. . . . . 908 t „ „ „ 2 612 000 „

Die Ausfuhr erreichte nur

an Honig . . . . 2 t im Werte von 2 000 ℳ
„ Wachs. . . . . 433 t „ „ „ 1 244 000 „

Die Mehreinfuhr hatte mithin einen Wert von 2 755 000 ℳ.

10. Wildstand.

Die jagdlichen Verhältnisse Belgiens sind infolge der dem Wildstand ungünstigen Gesetzgebung nicht befriedigend. Der Umstand, daß das Recht der Jagdausübung auch dem kleinen Landbesitzer zusteht[1]), daß für manche Wildarten der Aufgang der Jagd viel zu spät (beim Reh 15. September), bei anderen wieder viel zu früh (beim Hasen 1. September) erfolgt, und die große Verbreitung der Wilddieberei tragen die Hauptschuld daran, daß die Felder so wildleer sind. Rotwild kommt nur noch in geringen Beständen vor und ist fast gänzlich auf den Ardenner Wald beschränkt, Schwarzwild dagegen ist stellenweise zahlreicher, als sich mit dem Anbau von Kulturpflanzen verträgt. Der Rehstand ist ganz allgemein gering; da das Reh infolge des späten Jagdbeginnes fast nur auf Treibjagden erlegt wird, kommen meist Ricken zum Abschuß, so daß der Bestand von Jahr zu Jahr zurückgeht. Das fast gänzliche Fehlen weidgerechter Jagdpflege, durch das die Vermehrung des Raubzeuges sehr gefördert wird, in Verbindung mit den zahllosen Jägern, die auf ihrem Grund und Boden alles schießen, was ihnen vor die Flinte kommt, hat es dahin gebracht, daß Hase und Rebhuhn stellenweise bereits selten geworden sind, während diese Wildarten angesichts der günstigen Boden- und klimatischen

---

[1]) Wie nachteilig der Besitz von Schußwaffen in den Händen der kleinbäuerlichen Bevölkerung und der in den Vorstädten und Dörfern lebenden Industriearbeiter werden kann, hat ja leider der gegenwärtige Krieg gerade in Belgien erwiesen.

Verhältnisse einen reichen Bestand aufweisen könnten. Nur das Kaninchen gleicht alle Angriffe durch seine reiche Fruchtbarkeit wieder aus, und auch der Fasan behauptet sich in manchen Gegenden, namentlich dort, wo ausgedehnte Weideniederungen vorhanden sind. Erwähnt sei noch, daß den Belgiern der Fang und die Jagd auf alle Singvögel mit Ausnahme der Insektenfresser freisteht, und daß infolgedessen dort jährlich Hunderttausende von Drosseln, Staren, Finken und Lerchen ihr Leben lassen müssen.

Nach der Handelsstatistik führte Belgien 208 000 kg Wildbret im Werte von 416 000 ℳ ein und 62 000 kg im Werte von 123 000 ℳ aus. An der Einfuhr war Deutschland mit 54 000 kg und Österreich-Ungarn mit 3 000 kg beteiligt.

11. Fischerei.

Belgiens Binnenfischerei hat nur für das Land selbst Bedeutung, sehr umfangreich ist aber die Hochseefischerei, die sich besonders auf den Fang von Heringen erstreckt. In früheren Jahren spielte auch der Kabeljaufang eine große Rolle, hat aber seit Anfang dieses Jahrhunderts erheblich nachgelassen. An der Seefischerei waren beteiligt:

1907 . . . 434 Fahrzeuge mit einem Ertrage von 4 856 000 ℳ
1908 . . . 460   „   „   „   „   „ 4 994 000 „
1909 . . . 475   „   „   „   „   „ 4 963 000 „
1910 . . . 498   „   „   „   „   „ 5 189 000 „
1911 . . . 438   „   „   „   „   „ 5 041 000 „

Der Kabeljaufang ergab 1880: 1 442 591 kg, 1895: 324 367 kg, 1900: 57 240 kg, 1911: 10 230 kg. Für 1908, 1909 und 1910 werden überhaupt keine Fänge verzeichnet.

Die Heringsgroßfischerei ergab 1908: 241 000 kg, 1909: 798 530 kg, 1910: 636 800 kg, 1911: 460 470 kg. Sie begann erst mit dem Jahre 1905, nachdem sie seit 1860 völlig geruht hatte.

Die Heringskleinfischerei warf in den Jahren 1908 bis 1911 an Erträgen ab 254 000 ℳ, 110 000 ℳ, 47 000 ℳ und 64 000 ℳ.

Die Ein- und Ausfuhr stellte sich 1912 auf:

	Einfuhr		Ausfuhr	
	Menge in t	Wert in 1000 ℳ	Menge in t	Wert in 1000 ℳ
Austern und Muscheln	29 203	2 370	9 801	873
Fisch- und andere Konserven .	1 726	3 564	702	838
Heringe	23 727	3 037	2 155	275
Andere Fische und Seetiere . .	23 035	12 872	4 996	4 898
	77 691	21 843	17 654	6 884

Die Mehreinfuhr hatte einen Wert von 14 959 000 ℳ.

V.

Rußland.

Die an Deutschland und Österreich-Ungarn angrenzenden russischen Gouvernements.

Die im folgenden besprochenen russischen Landesteile nehmen nur einen sehr geringen Raum (etwa 5 Proz.) des europäischen Rußlands in Anspruch. Da sie in landwirtschaftlicher Beziehung keineswegs etwa ein Durchschnittsbild der allgemeinen Zustände zeigen, so muß man sich darauf beschränken, in rohen Umrissen die Viehhaltung zu skizzieren, wie sie sich aus den statistischen Nachweisen ergibt. Immerhin wird man daraus entnehmen können, daß die Tierzucht noch auf einer ziemlich tiefen Stufe steht und eine Besserung der Verhältnisse nur dann möglich ist, wenn neben rationeller Ackerwirtschaft vor allem die Seuchengefahr verringert wird, die heute einer ruhigen Entwicklung das größte Hindernis bereitet. Die klimatischen Bedingungen sind nicht wesentlich anders, als in den angrenzenden deutschen und österreichisch-ungarischen Landesteilen; der Boden ist stellenweise sogar besser wie hier und kann vielfach durch Entwässerung und andere Meliorationen noch weiter verbessert werden, und das vorhandene Areal an Wiesen und Weideland würde sich, wo es nicht ausreicht, durch die gleichen Maßnahmen ausreichend vermehren lassen, so daß einer Hebung der Tierzucht nichts Wesentliches im Wege steht, wenn es gelingt, das Land mit einem fleißigen und strebsamen Bauernstande zu besiedeln, der auf besser arrondiertem Besitze, wie es jetzt der Fall ist, seine Scholle bebaut. Vorläufig kommen auf 100 t geerntetes Getreide 181,4 und auf 100 t geerntetes Heu 237,3 Stück Vieh (Pferde, Rinder, Ziegen, Schafe).

Polen mit seinen zehn Gouvernements (Warschau, Kalisch, Kielze, Lomscha, Lublin, Petrikau, Plozk, Radom, Suwalki und Siedlez) ist als Ganzes, die nördlich davon liegenden Gouvernements dagegen sind gesondert behandelt worden.

Die allgemeinen Zahlen sind folgende:

	Flächengröße in qkm	Davon Wald		Bevölkerung	
		qkm	Proz.	insgesamt	auf 1 qkm
Kurland	27 025	8 425	31,2	741 200	27,4
Kowno	40 189	5 275	13,1	1 775 900	44,2
Wilna	42 530	8 544	20,1	1 926 900	45,3
Grodno	38 508	9 103	23,6	1 951 700	50,7
Polen	127 319	22 770	17,8	12 467 300	97,9

1. Pferdezucht.

Der in dem europäischen Rußland vorhandene Bestand an Pferden setzt sich in der Hauptsache aus den einheimischen Arbeitspferden, den Steppenpferden und Gestütspferden zusammen. Für die westlichen Bezirke kommt nur die erste Gruppe in Betracht, die aus dem vor alter Zeit mit arabischem Blut veredelten Landpferde entstanden ist. Bei den primitiven Aufzuchts- und Ernährungsverhältnissen sind die Pferde meist klein, unansehnlich und anspruchslos, aber außerordentlich zäh und ausdauernd; sie haben auch trotz der ungünstigen Lebensbedingungen, in denen sie sich seit Jahrhunderten befinden, ihre Regenerationsfähigkeit nicht verloren, sondern bilden, wo man ernstlich an ihre Verbesserung herantritt, eine sehr günstige

Grundlage für die Zucht. Am deutlichsten sehen wir das in Ostpreußen, wo unter dem Einfluß der Staats- und Landgestüte aus dem kümmerlichen litauischen Pferde das prachtvolle Material geworden ist, welches uns jetzt die besten Remonten liefert.

Eine große Bedeutung für die Pferdezucht Rußlands hat das estländische Pferd gewonnen, das aus dem dort heimischen, seinerzeit von den eingewanderten Esten mitgebrachten Landpferde durch Veredlung mit arabischen Pferden, welche die Ritter des livländischen Ordens bei der Heimkehr von den Kreuzzügen eingeführt hatten, hervorgegangen ist. Man unterscheidet bei dieser große Ausdauer mit feurigem Temperament verbindenden Rasse die mindestens 150 cm hohen Doppelklepper und die kleineren, nur 140 cm erreichenden Klepper, deren kleinste Formen als baltische Ponys bezeichnet werden. Unter dem Einfluß des estnischen Kleppers ist in den benachbarten Gouvernements eine neue Rasse, das samogitische Pferd, entstanden, das heute besonders in den südlichen Teilen des Gouvernements Kowno verbreitet ist. Aber auch in andere Gebiete Rußlands erstreckte sich der Einfluß des estländischen Pferdes, aus dem z. B. die Wjatki an den Ufern der Kama im Gouvernement Wjatka, die Obwinki im Gouvernement Perm und die Kasanki im Gouvernement Kasan hervorgegangen sind.

An schweren Pferden besitzt Rußland nur eine Rasse, die Bitjugi, in den Gouvernements Woronesh und Dambow. Sie sind magerer und leichter als die belgischen Pferde, aber, wie diese, von bedeutender Stärke. Ihre Abstammung ist auf dänisches und holländisches Material zurückzuführen.

Neuerdings führt man auch schwere westeuropäische, namentlich belgische Pferde ein, um die vorhandenen und dazu geeigneten Schläge zu verbessern. Für die westlichen Gebiete kommen sie aber nicht in Frage, dort behält vorläufig das kleine, leichte Pferd das unbeschränkte Übergewicht, mag man es als polnisches, litauisches oder schlechtweg als russisches Pferd bezeichnen.

Die nachstehende Zusammenstellung zeigt, daß in bezug auf die Bevölkerung Polen die wenigsten, Kurland die meisten Pferde besitzt, das auch hinsichtlich der Zahl der Arbeitspferde an erster Stelle steht. Hinsichtlich der Bodenfläche sind dagegen in Polen und Kowno die meisten Pferde zu finden.

Bezirk	Bestand 1911	Davon Arbeits- pferde	Auf 100 Personen der		Auf 1 qkm		Auf 100 t geerntetes	
			Gesamt- bevölkerung	landwirt- schaftlichen Bevölkerung	Boden- fläche	Ge- treide- land	Ge- treide	Heu
Kurland .	126 973	107 301	17,1	22	4,7	28,9	31,7	40,2
Kowno .	324 971	259 054	19,0	21	8,3	32,8	43,9	71,3
Wilna. .	287 100	229 892	14,9	17	6,8	27,3	46,9	58,0
Grodno .	222 623	172 750	11,4	14	5,8	25,4	37,2	36,6
Polen . .	1 215 001	954 119	10,0	13	9,6	21,4	23,8	61,7
	2 186 668	1 723 116	14,5	17,4	7,0	27,2	36,7	53,6

In dem letzten Jahrzehnt hat Wilna und Grodno die ruhigste Entwicklung in der Vermehrung des Pferdebestandes zu verzeichnen; in den anderen Gebieten sind erhebliche Schwankungen vorgekommen, die teils mit einem Stillstand, teils mit einer Verminderung endigten.

Es waren vorhanden in:

Bezirk	Jahr	Bestand	Jahr	Bestand	Jahr	Bestand
Kurland . .	1901	141 152	1906	**142 376** [1]	—	—
Kowno . . .	1901	**337 000**	1906	328 378	—	—
Wilna . . .	1901	250 201	1906	252 611	1911	**287 100**
Grodno . . .	1901	201 400	1906	213 688	1911	**222 623**
Polen . . .	1901	1 258 708	1904	**1 437 989**	1906	1 309 640

Der Bestand in diesem großen Gebiete hat demnach seit 1901 nur um 1793 Stück zugenommen.

Im Jahre 1910 führte Rußland für 20 510 000 ℳ Pferde aus, dagegen für 2 416 000 ℳ Pferde ein. An Pferdehaaren ergab sich eine Ausfuhr von 2 936 000 ℳ [2]).

2. Rindviehzucht.

In dem an Deutschland und Österreich-Ungarn grenzenden Teile Rußlands findet sich eine Anzahl von Rinderschlägen,

---

[1]) Die fettgedruckten Zahlen zeigen den höchsten Bestand zwischen 1901 und 1911 an.

[2]) Wieviel von den hier und in den folgenden Abschnitten genannten Ein- und Ausfuhrzahlen auf die besprochenen Gouvernements entfällt, war nicht zu ermitteln.

die teils dem nordrussischen hornlosen Rinde, teils dem westslawischen Rotvieh und teils dem grauen Steppenrinde angehören.
Zu der ersten Gruppe gehört das gelbrote baltische Rind,
das seine Heimat an der Küste des Rigaischen Meerbusens hat,
und das litauische hornlose Rind, das wir in den westlichen
Teilen Litauens antreffen. In Reinzucht sind sie auf die ärmsten
Distrikte beschränkt; ihre Milchergiebigkeit ist gering, da sie es
nur auf 500 bis 1000 Liter bringen. Die mäßig vorhandene
Mastfähigkeit wird nur selten ausgenutzt. Der Hauptnutzen,
welchen sie abwerfen, besteht in der Düngererzeugung. Vielfach, namentlich auf größeren Gütern und besseren Bodenlagen,
sind diese Schläge mit einheimischen gehörnten oder auch ausländischen Rassen gekreuzt. Eine große Verbreitung hat das
westslawische Rotvieh, dem man im ganzen westlichen Rußland von Finnland bis nach Galizien begegnet. Es ist eine alte
Landrasse, die in den ärmsten Gegenden fast nur der Düngererzeugung wegen gehalten wird; im Norden seines Verbreitungs-
bezirks wird es als Milch- und Mastvieh benutzt, im Süden der
Düna legt man besonderes Gewicht auf seine Leistungen als
Zugtier. Dieser Rasse gehört das rote baltische Rind an, das
am Küstenlande der Ostsee verbreitet ist, ein spätreifes mast-
fähiges Rind mit einer Milcherzeugung von 1500 bis 2000 Liter.
Auch der livländische Landschlag, der sich in den Gouvernements Wilna, Grodno und Kowno findet und gute Arbeitsrassen
liefert, gehört hierher. Das veredelte Livländer Rind ist aus
einer Kreuzung mit Anglervieh hervorgegangen. Im Gouvernement Minsk, im westlichen Teile von Mohilew und in Wolhynien
ist das weißrussische Landrind zu Hause, das gleichfalls
tüchtiges Arbeitsvieh abgibt; im nördlichen Teile Polens ist die
Heimat des polnischen Rotviehes, das heute allerdings meist
mit anderen Schlägen gekreuzt wird, während das Kreuzburg-
vieh auf den südlichen Teil Polens beschränkt ist. Alle zuletzt
genannten Schläge werden noch dem westslawischen Rotvieh
zugerechnet. Zu der Gruppe des grauen Steppenrindes endlich
gehört das podolische Rind aus dem Gouvernement Podolien
und dem südlichen Wolhynien.

Alle einheimischen Schläge Rußlands zeichnen sich durch
große Genügsamkeit und Widerstandsfähigkeit gegen die klimatischen Einflüsse aus; ihre Leistungen sind aber ziemlich gering.

Deshalb haben die größeren und besser geleiteten Wirtschaften schon seit längerer Zeit versucht, durch Kreuzung mit guten westlichen Schlägen die Zucht zu verbessern, und sind auch zum Teil dabei erfolgreich gewesen; ja man findet zahlreiche Güter, in denen deutsches und Schweizer Vieh in reinen Herden gehalten wird. Ob es auf die Dauer möglich sein wird, diese Schläge unter den ungünstigen russischen Verhältnissen bei voller Leistungsfähigkeit zu erhalten, ohne daß ständig neues Blut von auswärts zugeführt wird, bezweifelt Hansen mit Recht. In den baltischen Provinzen und in Litauen sind Holländer, Ostfriesen und Oldenburger am meisten verbreitet, das Anglervieh ist auf die Ostseeprovinzen beschränkt und Schweizer Braunvieh in Polen und Litauen eingeführt.

Der Bestand an Rindvieh war im Jahre 1911 folgender:

Bezirk	Bestand	Auf 100 Personen der		Auf 1 qkm		Auf 100 t geerntetes	
		Gesamt-bevölkerung	landwirt-schaftlichen Bevölkerung	Boden-fläche	Ge-treide-land	Ge-treide	Heu
Kurland . .	330 175	44,6	59	12,2	75,3	82,3	105,5
Kowno. . . .	720 160	40,6	44	17,9	70,6	94,6	115,9
Wilna	625 516	32,4	37	14,7	59,5	103,1	125,7
Grodno . .	550 264	28,2	34	14,3	62,7	92,1	90,9
Polen . . .	2 205 648	18,2	23	17,3	38,9	43,3	111,6
	4 431 763	32,8	39,4	15,3	61,4	83,1	109,9

Im Verhältnis zur Bevölkerungsdichte hat Kurland und Kowno das meiste Vieh, während Polen nur sehr wenig, weit unter dem Durchschnitt, besitzt. Im Verhältnis zur Bodenfläche aber steht Kowno und Polen an der Spitze. Berücksichtigt man nur das mit Getreide bestellte Land, so befindet sich in Kurland und Kowno das meiste Vieh, in Polen die geringste Zahl. Würde das geerntete Getreide und Heu ausschließlich zur Fütterung für das Rindvieh Verwendung finden, so kämen im Mittel der besprochenen russischen Gebietsteile auf 83 Stück Vieh 100 000 kg Getreide und auf 110 Stück Vieh 100 000 kg Heu, d. h. auf 1 Stück Vieh 1205 kg Getreide und 909 kg Heu.

Der Bestand an Rindvieh ist in dem letzten Jahrzehnt mancherlei Schwankungen ausgesetzt gewesen, hat aber seit 1901 um 504 935 Stück abgenommen.

Es waren vorhanden in:

Bezirk	Jahr	Bestand	Jahr	Bestand	Jahr	Bestand
Kurland . .	1901	385 243	1903	**418 825** [1])	1906	338 210
Kowno. . .	1901	616 000	1906	711 109	1908	**735 863**
Wilna . . .	1901	**686 395**	1906	574 403	1911	625 516
Grodno . .	1901	514 813	1906	528 750	1911	**550 264**
Polen . . .	1901	2 734 247	1903	**2 758 878**	1906	2 414 618

Die Abnahme fällt nur auf Kurland, Wilna und Polen, die übrigen Gouvernements haben sogar eine kleine Zunahme zu verzeichnen.

Die Einfuhr Rußlands an Hornvieh hatte im Jahre 1910 einen Wert von 17 678 000 ℳ. Die Ausfuhr war nicht bedeutend; sie hatte (einschließlich anderer Tiere, aber ausschließlich der Pferde, Schweine und des Geflügels) einen solchen von 2 982 000 ℳ. Dagegen wurde Butter für 102 588 000 ℳ ausgeführt, der nur eine Einfuhr (einschließlich Schmalz) von 33 362 000 ℳ gegenüberstand.

Trotz des verhältnismäßig geringen Viehbestandes kann Rußland eine große Menge von Rohhäuten ausführen; der Bedarf an Leder ist nicht groß, da der Bauer gewöhnlich keine Stiefel, sondern Bastschuhe trägt. Im Jahre 1910 hatte die Ausfuhr einen Wert von 33 768 000 ℳ; die Einfuhr allerdings stellte sich ungefähr ebenso hoch, nämlich auf 33 976 000 ℳ. Es entzieht sich der Feststellung, wieviel von der Ein- und Ausfuhr auf die besprochenen Landesteile entfällt.

3. Schaf- und Ziegenzucht.

Wenn Rußland, das jetzt etwa 8 Proz. aller Schafe besitzt, gegen 13 Proz. aller Wolle erzeugt, so ist das ein Beweis dafür, daß das Wollschaf die größte Masse des Bestandes bildet. Indessen hat die Krisis, die in dem letzten Drittel des vorigen Jahrhunderts die Schafzucht Westeuropas bedrohte, sich auch in Rußland geltend gemacht und der Merinozucht schwere Schläge versetzt, die außerdem aus den westlichen Gebieten infolge der zunehmenden Einschränkung des Weidegebietes zugunsten des

---

[1]) Die fettgedruckten Zahlen zeigen den höchsten Bestand zwischen 1901 und 1911 an.

Ackerlandes allmählich verdrängt wurde. Denn während der Bauer und Kleingrundbesitzer vornehmlich die heimischen Landrassen hielt, unter denen im Norden und Nordwesten das der Heidschnucke ähnliche nordische Kurzschwanzschaf und im Südwesten das Cigayaschaf vorherrscht, war die Merinozucht auf die Großgrundbesitzer beschränkt, bei denen sich der Übergang in intensiveren Wirtschaftsbetrieb naturgemäß viel früher geltend machte.

Wie die nachstehende Tabelle zeigt, war im Jahre 1911 der Bestand an Schafen (und Ziegen) in den an Deutschland und Österreich-Ungarn angrenzenden Gebieten des europäischen Rußlands sehr ungleichmäßig verteilt.

Bezirk	Bestand	Auf 100 Personen der		Auf 1 qkm		Auf 100 t geerntetes	
		Gesamtbevölkerung	landwirtschaftlichen Bevölkerung	Bodenfläche	Getreideland	Getreide	Heu
Kurland . .	276 438	37,0	49	10,2	63,1	69,5	87,8
Kowno . . .	497 902	28,0	31	12,4	49,2	65,3	80,5
Wilna . . .	414 225	21,5	24	9,8	39,4	68,3	83,6
Grodno . .	514 558	26,3	32	13,4	58,7	86,0	85,4
Polen . . .	950 761	7,8	10	7,5	16,8	18,9	51,6
	2 653 884	24,1	29,2	10,7	45,4	61,6	73,8

In bezug auf die Bevölkerung waren die weitaus meisten Schafe in Kurland vorhanden, die geringste Zahl in Polen, während Kowno und Grodno ungefähr gleich viel besaßen. Hinsichtlich der Bodenfläche aber steht Grodno an der Spitze, das fast doppelt so viel Schafe besitzt als Polen, dessen Schafarmut auch mit Rücksicht auf die geernteten Getreide- und Heumengen besonders hervortritt.

Wie beim Rindvieh ist auch bei der Schafhaltung das kontinentale Klima Rußlands mit seinen häufigen Sommerdürren von besonderem Einfluß, so daß die größten Schwankungen des Bestandes vorkommen, ja dieser unter Umständen gänzlich vernichtet werden kann, wie dies z. B. in den Jahren 1891 und 1892 in vielen Wirtschaften des Gouvernements Woronesh und der kleinrussischen und polnischen Gouvernements der Fall war.

Auch im letzten Jahrzehnt sind solche Schwankungen in den besprochenen Gebieten deutlich wahrzunehmen.

Es waren vorhanden in:

Bezirk	Jahr	Bestand	Jahr	Bestand	Jahr	Bestand
Kurland . .	1901	443 301	1903	**520 999** [1]	1906	339 324
Kowno. . .	1901	433 000	1904	**541 048**	1906	487 570
Wilna . . .	1901	502 926	1903	**584 806**	1907	384 826
Grodno. . .	1901	656 825	1902	**673 502**	1906	487 323
Polen . . .	1901	2 428 572	1902	**2 429 769**	1906	1 430 802

Aus dieser Zusammenstellung geht hervor, daß in den Jahren 1902 bis 1904 die Schafhaltung durchweg stärker war als im Anfang dieses Jahrzehnts, daß danach aber plötzlich ein gewaltiger Sturz — in Kurland, Wilna und Grodno je fast 200 000, in Polen gar 1 Million — erfolgte, dessen Nachwirkungen bis zum Jahre 1911 nur in Kowno und Grodno geschwunden waren.

Der Gesamtverlust von 1901 bis 1911 beziffert sich auf 1 810 740 Stück.

Die Ziegenhaltung hat in Rußland nur geringe Bedeutung. Die Zahl der Ziegen beträgt etwa 6 Proz. von der der Schafe.

Die Ausfuhr an Wolle hatte im Jahre 1910 einen Wert von 11 004 000 ℳ; die Einfuhr an gekämmter und gewaschener Wolle einen solchen von 45 338 000 ℳ; an rohen Gespinststoffen (einschließlich Seidenkokons usw.) wurden für 52 504 000 ℳ eingeführt.

4. Schweinezucht.

Rußland besitzt eine Anzahl heimischer Schweinerassen, unter denen die folgenden sich eines guten Rufes erfreuen: 1. das im zentralen Rußland sehr verbreitete kurzohrige Schwein, eine durch Frühreife und Mastfähigkeit ausgezeichnete Rasse; 2. das in den nördlichen und westlichen Gebieten lebende langohrige oder tschuchonsche Schwein, das im wesentlichen die gleichen Eigenschaften wie das erstgenannte besitzt; 3. das polnische Schwein, eine sowohl in Fleisch- wie Fetterzeugung befriedigende Leistungen zeigende Rasse, die hauptsächlich von den polnischen Bauern, die sie auf die Weide treiben, gehalten wird, aber auch weiter nördlich, bis nach Schweden und Norwegen hin, verbreitet ist. Es erreicht ausgemästet nicht das Gewicht

---

[1] Die fettgedruckten Zahlen bezeichnen den Höchstbestand zwischen 1901 und 1911.

der beiden vorher erwähnten Rassen, kommt aber immerhin auf 175 bis 200 kg. Eine alte slawische Rasse ist 4. das stellenweise an der Düna gezüchtete dreihufige Schwein, das sich durch besonders gute Mastfähigkeit auszeichnet und von einheimischen Beurteilern als eine der wertvollsten Rassen erklärt wird. 5. Das kraushaarige oder krausborstige Schwein endlich, das aufrechtstehende Ohren besitzt und im Winter unter den Borsten ein zartes Flaumhaar bekommt, eine in Ungarn, den Balkanländern und Kleinasien weitverbreitete Rasse, findet sich auch in Rußland in Bessarabien bis nach der Krim stellenweise sehr häufig. Es ist besonders zur Ausnutzung der Waldweide geeignet.

Seit etwa 30 Jahren hat man auch die Einfuhr englischer und deutscher Schweine zu fördern gesucht, jedoch keine besonders guten Ergebnisse damit gehabt. Die Ansprüche dieser Edelschweine an Fütterung, Stallraum und Wärme sind im allgemeinen zu groß, um diese Tiere einen wesentlichen Einfluß auf die Zucht gewinnen zu lassen.

Die Schweinehaltung nimmt in Rußland bei weitem nicht die Stellung ein wie in den westeuropäischen Ländern, wie schon daraus hervorgeht, daß der Bestand an Schweinen im europäischen Rußland seit langer Zeit ziemlich gleich geblieben, ja in letzter Zeit sogar stellenweise stark zurückgegangen ist. Nach den amtlichen Ausweisen waren im Jahre 1851 8 886 000, im Jahre 1888 aber 9 243 000 Stück vorhanden. Es hatte also eine Zunahme von nur 4 Proz. stattgefunden.

Die an Deutschland grenzenden Gouvernements hatten im Jahre 1911 nur 1 663 926 Schweine, d. h. beinahe 1,2 Mill. Stück weniger als im Jahre 1901.

| Bezirk | Bestand | Auf 100 Personen der | | Auf 1 qkm Bodenfläche |
		Gesamtbevölkerung	landwirtschaftlichen Bevölkerung	
Kurland	155 069	20,9	24	5,7
Kowno	344 404	19,4	21	8,6
Wilna	329 697	17,1	19	7,8
Grodno	245 528	12,6	15	6,4
Polen	587 228	4,9	6	4,6
	1 663 926	15,0	17	6,6

In bezug auf die Bevölkerung besaß Kurland und Kowno die größte, Polen die kleinste Zahl an Schweinen, in bezug auf die Bodenfläche stand Kowno und Wilna an erster Stelle, wo auf 1 qkm 8,6 bzw. 7,8 Schweine entfielen, während in Kurland nur 5,7 und in Polen gar nur 4,6 Stück auf die gleiche Flächeneinheit kamen.

Der Bestand in früheren Jahren war in:

Bezirk	Jahr	Bestand	Jahr	Bestand	Jahr	Bestand
Kurland . .	1901	**321 529** [1]	1903	300 963	1904	173 598
Kowno. . .	1901	**402 000**	1906	340 447	—	—
Wilna . . .	1901	434 540	1902	**506 628**	1906	328 319
Grodno. . .	1901	**383 429**	1906	241 063	—	—
Polen . . .	1901	**1 295 952**	1904	1 154 891	1906	800 470

Der in manchen Jahren einsetzende Futtermangel in Verbindung mit den Seuchen erklärt wohl das zeitweise plötzliche Heruntergehen des Bestandes, nicht aber die regelmäßig, seit Anfang des Jahrhunderts erfolgende starke Abnahme, die auf andere Ursachen zurückgeführt werden muß.

Der Handel Rußlands mit Schweinen ist jetzt nicht mehr bedeutend, nachdem Deutschland und Österreich-Ungarn ihre Grenzen gegen die Einfuhr lebender Schweine gesperrt haben. Die Ausfuhr hatte im Jahre 1910 einen Wert von 7 460 000 ℳ, die Einfuhr einen solchen von 812 000 ℳ. Dagegen werden viel Schweineborsten ausgeführt, deren Wert sich im Jahre 1910 auf 12 094 000 ℳ belief.

5. Geflügelzucht.

In der Geflügelhaltung besitzt Rußland eine reiche Einnahmequelle, die aber weniger in besonders rationeller Zucht und Pflege des Hausgeflügels, als in dem ungeheuren Gebiete begründet ist, das für diesen Zweck zur Verfügung steht. Namentlich sind es die mittleren und südlichen Gouvernements, deren Erträge in dem Außenhandel zutage treten. Die wichtigsten Städte, in denen sich der Eierhandel (Innen- und Außenhandel) konzentriert,

---

[1] Die fettgedruckten Zahlen bezeichnen den Höchstbestand seit 1901.

sind folgende: Nischni-Nowgorod, Prochorowska, Koslow, Bälgorod, Wilna, Kelzy, Saguny, Beshezk, Ribinsk, Lublin. Die für das Ausland bestimmten Eier werden von dort aus entweder unmittelbar verschickt (24 Proz. der gesamten Ausfuhr) oder nach den Hafenstädten oder Wilna gebracht, wo sie sortiert werden.

Die Ausfuhr hatte im Jahre 1910 folgenden Wert (1000 $\mathcal{M}$):

Eier	127 388
Gänse	13 740
Anderes Geflügel .	3 248
Wildgeflügel . .	12 300

Zusammen 144 376 000 $\mathcal{M}$.

VI.

Serbien.

Wie die anderen Balkanstaaten ist auch Serbien in seinen Einnahmen vorzugsweise auf die Erzeugnisse aus der Landwirtschaft angewiesen; bei dem noch sehr extensiven Betriebe ist es namentlich die Tierzucht, welche hohe Erträge abwirft. Pferde- und Rindviehhaltung spielt, wie auf dem Balkan überhaupt, auch hier eine mehr untergeordnete Rolle, da das vielfach wild zerklüftete Gebirgsland mit seinen meist schlechten Wegen für die Hervorbringung von Pferden, die auch im Flachlande Befriedigendes leisten, wenig geeignet ist, das Rindvieh aber vielfach als Zugtier benutzt wird und deshalb weder auf Fleisch- noch Milcherzeugung Wert gelegt wird. Der Reichtum der Serben besteht in ihrem Besitze von Schafen, Ziegen, Schweinen und Geflügel, und wenn die Zucht und Haltung dieser Tiere trotz der primitiven Art, wie beides betrieben wird, einen erheblichen Überschuß abwirft, so ist das ein Beweis dafür, daß dieses Land bei rationellerer Kleinviehwirtschaft zu erheblichem Wohlstande gelangen könnte. Beträgt doch jetzt (1912) der Wert der Mehrausfuhr an diesen Tieren und ihren Erzeugnissen schon etwa 17 Mill. Mark. Ebenso ist die Bienen- und Seidenraupenzucht noch einer bedeutenden Steigerung fähig.

Die Mehrausfuhr an tierischen Rohstoffen im Gesamthandel stellt einen Wert von etwa 21 Mill. Mark dar.

Bei den in diesem Buche behandelten Ländern stellte sich der Handelsverkehr mit Serbien im Jahre 1912, wie folgt, dar (Wert in 1000 ℳ):

	Einfuhr	Ausfuhr	Mehr-	
			Einfuhr	Ausfuhr
Deutschland	1281	4 738	—	3 457
Österreich-Ungarn (einschl. Bosnien und Herzegowina).	4026	18 266	—	14 240
Belgien	1	—	1	—
Rußland	237	59	178	—
Bulgarien	199	192	7	—
Türkei	920	1 555	—	635
	6664	24 810	186	18 332
Mehrausfuhr . . .	18 146			

1. Pferdezucht.

Wie in den übrigen Balkanländern ist auch in Serbien das kleine struppige, aber äußerst ausdauernde Gebirgspferd vorherrschend, das, obwohl der Staat einige Gestüte zur Veredelung der Pferdezucht unterhält, nicht leicht von anderen Schlägen verdrängt werden wird, da der Bauer davon nichts wissen will und an seinem wenig Mühe verursachenden Pferde festhält. Im Jahre 1890 besaß Serbien nur 117 000 Pferde, im Jahre 1910 war der Bestand zwar auf 152 523 angewachsen, hatte aber mit der Bevölkerungszunahme doch nicht gleichen Schritt gehalten; denn es kamen 1890: 75,6, 1900: 74,9, 1905: 65,6 und 1910: 52 Pferde auf 1000 Einwohner.

Auch die Zahl der Maultiere ist sehr gering, denn Serbien besaß davon im Jahre 1910 nur 611 Stück, und ebenso bleibt es mit seinem Bestande an Eseln von 1011 Stück weit hinter den übrigen Balkanländern zurück.

Im Durchschnitt der Jahre 1881 bis 1890 führte Serbien jährlich etwa 1200 Pferde im Werte von 120 000 ℳ ein, dagegen 5000 Pferde im Werte von 368 000 ℳ aus. Im Jahre 1892 hatte die Ausfuhr einen Wert von 320 000 ℳ.

Im Jahre 1912 führte es 2066 Pferde im Werte von 1 099 000 ℳ ein und 1955 Pferde im Werte von 220 400 ℳ aus. An Maultieren und Eseln wurden 6 Stück ein- und 19 Stück ausgeführt, im Werte von 240, bzw. 1280 ℳ. Seinen Bedarf an Pferden deckte Serbien in Österreich-Ungarn, seinen Überschuß gab es an die Türkei ab. Der Wert der Mehreinfuhr belief sich auf 877 560 ℳ.

2. Rindviehzucht.

Eine auf Milcherzeugung hinarbeitende Rindviehzucht gibt es in Serbien nicht; das Vieh wird im Sommer auf die Weide getrieben und während des Winters kümmerlich im Stalle durchgefüttert. Da die Bullen mit der Herde laufen, so ist auch von einer Zuchtwahl nicht die Rede, so daß eine Verbesserung der Schläge in bezug auf Stärke und Milcherzeugung ausgeschlossen ist. Die Milch- und Buttergewinnung ist daher gering, sie reicht kaum zur Deckung des eigenen Bedarfes des Landes aus, und aus diesem Grunde ist Milch, Butter und Käse dort auch teuer. Da der Fleischbedarf der Serben aber hauptsächlich aus dem Schafbestande gedeckt wird, so kann trotz der extensiven Rindviehwirtschaft viel Vieh ausgeführt werden, und es wäre bei sorgfältigerer Ausnutzung und besserer Pflege des reichlich vorhandenen Weidelandes auch leicht möglich, noch viel mehr Vieh für diesen Zweck zur Verfügung zu haben.

Im Jahre 1890 waren 827 451 Stück Rindvieh vorhanden, im Jahre 1910 dagegen 957 105 Stück. Dazu kommt eine geringe Zahl von Büffeln, von denen Serbien nur 7 250 Stück besitzt. Der Büffel, der nur als Zugtier für schwere Lasten benutzt wird, ist in seinem Vorkommen auf wenige Bezirke beschränkt, denn man findet ihn fast nur in der Gegend von Nisch, Pirot, Wranja und Negotin.

Auf 1000 Einwohner kamen im Jahre 1890 383, im Jahre 1900 387, im Jahre 1905 361 und im Jahre 1910 331 Büffel und Rinder; die Zunahme hat also mit dem Wachsen der Bevölkerung nicht gleichen Schritt gehalten.

In den Jahren 1881 bis 1890 betrug Serbiens Einfuhr an Rindern durchschnittlich etwa 600 Stück im Werte von 56 000 ℳ, die Ausfuhr dagegen stellte sich auf rund 40 000 Stück im Werte von 4 800 000 ℳ. Die Ausfuhr war in diesem Zeitraum aber bereits von Jahr zu Jahr so sehr gestiegen, daß sich der Überschuß 1890 schon auf 65 381 Stück belief. Im Jahre 1908 war der Wert der Ausfuhr 2 368 202 $\mathcal{M}$, im Jahre 1909 sogar 5 607 968 $\mathcal{M}$. Den weitaus größten Teil der Ausfuhr nimmt Österreich-Ungarn auf; ein geringerer Teil geht nach der Türkei.

Im Jahre 1912 betrug die Einfuhr an:

Rindern	523 Stück im Werte von			20 000 $\mathcal{M}$
Fleisch u. Fleischextrakt .	8 dz	„	„	„	1 500 „
Talg	500 „	„	„	„	29 600 „
Knochenfett usw.	602 „	„	„	„	22 600 „
Häute und Felle	16 290 „	„	„	„ 3 640 000 „

3 713 700 $\mathcal{M}$

Die Ausfuhr betrug:

Rinder	4 155 Stück im Werte von			778 000 $\mathcal{M}$
Rindfleisch	41 410 dz	„	„	„ 3 152 000 „
Talg	1 980 „	„	„	„ 90 400 „
Knochenfett usw.	431 „	„	„	„ 18 400 „
Häute und Felle	6 480 „	„	„	„ 583 200 „

4 622 000 $\mathcal{M}$

Die Mehrausfuhr betrug 908 300 $\mathcal{M}$.
Der Hauptabnehmer ist Österreich-Ungarn.

3. Schaf- und Ziegenzucht.

Die Schafe gehören ebenso wie die bulgarischen, bosnischen und dalmatinischen Schafe der walachischen Rasse der Zackelschafe an; auch die in Albanien verbreiteten Cigayaschafe sind dort vertreten, während die schwarzen Karnabatschafe mehr in Mazedonien verbreitet sind. Der beste Landschlag kommt in der Gegend von Užica vor. Die Schafhaltung ist zwar über ganz Serbien verbreitet, aber doch im Gebirge am stärksten, weil das Schaf dort der beste Futterverwerter ist. Die ganze Volksernährung und ein gut Teil der Hausindustrie beruht auf dem Schaf, dessen Fleisch das Hauptnahrungsmittel ist, und von dessen Milch (35 bis 40 Liter jährlich) Butter und Käse bereitet werden, die nicht nur im Lande selbst gegessen, sondern auch nach der Türkei ausgeführt werden, die für etwa 36 000 $\mathcal{M}$ Käse und für 136 000 $\mathcal{M}$ Butter bezieht. Die Schur wird zweimal im Jahre, im April und im August, vorgenommen; sie ergibt etwa 2 kg Wolle, die für die Herstellung grober Stoffe sehr geeignet ist.

Der Schafbestand hat sich vom Jahre 1890, wo etwa 3 605 000 Stück vorhanden waren, auf 3 818 997 Stück im Jahre 1910 gehoben. Es kamen in diesem Jahre 1511 Schafe auf 10 qkm Produktivland und 1312 Schafe auf 1000 Einwohner, während im Jahre 1903 nur 1176 Schafe auf dieselbe Einwohnerzahl entfielen.

Der Ziegenbestand tritt gegen den der Schafe erheblich zurück, obwohl die Ziege in derselben Weise genutzt wird wie das Schaf. Das Fleisch wird gegessen, die Milch, soweit sie nicht getrunken wird, zu Käse verarbeitet, und die Haare finden Verwendung zur Herstellung von Decken und Säcken. Die Zahl der Ziegen betrug im Jahre 1911 630 579 Stück. Es kamen auf 1 qkm Produktivland 249 und auf 1000 Einwohner 217 Ziegen gegen 190 im Jahre 1903.

Was Serbien an Schafen und Ziegen über den eigenen, nicht geringen Bedarf hinaus erzeugt, geht zum größten Teil nach der Türkei, zum geringsten nach Österreich-Ungarn und nach Bulgarien. Die Einfuhr ist naturgemäß sehr gering. Im Durchschnitt der Jahre 1881 bis 1890 betrug die Einfuhr von Schafen etwa 5000 Stück im Werte von 24 000 $\mathcal{M}$, die von Ziegen 300 Stück im Werte von 2400 $\mathcal{M}$. Die Ausfuhr an Schafen belief sich auf 66 000 Stück im Werte von 464 000 $\mathcal{M}$, von Ziegen 12 000 Stück im Werte von 80 000 $\mathcal{M}$.

Im Jahre 1908 wurden Schafe und Ziegen im Werte von 697 922 $\mathcal{M}$, und im Jahre 1909 solche im Werte von 852 560 $\mathcal{M}$ ausgeführt.

Im Jahre 1912 belief sich die Einfuhr an:

Schafen	99 Stück	im Werte von			1 600	$\mathcal{M}$
Ziegen	293	„	„	„	„	1 600 „
Schafwolle	12 215 dz	„	„	„	1 936 000 „
Ziegen- u. anderen Haaren	252 „	„	„	„	34 400 „

1 973 600 $\mathcal{M}$

Die Ausfuhr betrug:

Schafe, alte	54 788 Stück	im Werte von	576 000	$\mathcal{M}$
„ junge	4 485 „	„	„	„	16 000 „
Schafwolle	20 dz	„	„	„	1 700 „
Ziegen- und andere Haare	554 „	„	„	„	20 000 „
Schaf- und Ziegenfelle .	3 760 „	„	„	„	699 000 „
Lamm- und Zickelfelle .	10 740 „	„	„	„	2 672 000 „

3 984 700 $\mathcal{M}$

Die Mehrausfuhr hatte einen Wert von 2 011 100 $\mathcal{M}$.

Für Schafe und Ziegen kommt als Abnehmer die Türkei allein in Betracht, für Schaf- und Ziegenfelle Österreich-Ungarn, für Lamm- und Zickelfelle Österreich-Ungarn und Deutschland.

4. Schweinezucht.

Die reiche Mast in den Eichen- und Buchenwäldern, dazu der Reichtum an Mais begünstigen die Schweinehaltung in Serbien ganz besonders. Das Schwein gehört daher zu den wichtigsten Ausfuhrartikeln dieses Landes und könnte bei sachverständigerer Haltung leicht einen noch viel größeren Überschuß abwerfen, als er jetzt schon erzielt wird. Allerdings neigen die serbischen Schweinerassen, mit Ausnahme des wegen seiner Mastfähigkeit, Widerstandsfähigkeit gegen äußere ungünstige Verhältnisse und seiner Fähigkeit, sich veränderter Lebensweise anzupassen, besonders in Ungarn hochgeschätzten Mangaliczaschweines, weder besonders zu Fleisch-, noch zu Fettansatz, nachdem man aber angefangen hat, große Mastanstalten in Verbindung mit den Schlachthäusern, die besonders für die Verwertung und Verarbeitung des Schweines eingerichtet sind, zu begründen, lohnt es sich auch, durch Zufuhr deutscher und englischer Schweine die heimischen Schläge zu verbessern, womit eine bedeutende Verstärkung der Produktion verbunden wäre. Derartige Mastanstalten, die ihre Erzeugnisse in großen Schmalz- und Wurstfabriken selbst verarbeiten, um dann die fertige Ware: Speck, Schinken, Wurst, namentlich Salami, und Schmalz, zum Versand zu bringen, befinden sich in Belgrad, Mladenowatz, Jagodina, Welika Plana und Paradchin. Auch haben die Musterviehhöfe in Nisch viel zur Verbreitung der Kenntnisse über die Aufzucht der Schweine und Konservierung des Fleisches beigetragen.

Die Zahl der Schweine betrug im Jahre 1910 865 769 Stück; es kamen auf 1000 Einwohner 297, was gegen 1905 einen Rückgang von 41 Stück bedeutet, wo 338 Schweine auf 1000 Einwohner entfielen. In früheren Jahren war das Verhältnis noch günstiger, denn für 1900 und 1890 waren die entsprechenden Zahlen 387 und 383.

In den Jahren 1881 bis 1890 wurden durchschnittlich jährlich 500 Schweine im Werte von 8000 ℳ eingeführt, dagegen gelangten 240 000 Schweine zur Ausfuhr, die einen Wert von

8 000 000 ℳ hatten. Umgekehrt wie beim Rindvieh hat während
dieses Jahrzehnts (und auch später) die Ausfuhr abgenommen,
denn im Jahre 1890 betrug der Überschuß der Ausfuhr nur noch
155 504 Stück. Die Ausfuhr an Schweinen im Jahre 1892 hatte
einen Wert von 7 040 000 ℳ, wozu noch ein Betrag von 180 000 ℳ
für Schmalz, Speck, Würste und Schinken kam.

Für die Jahre 1908 und 1909 stellte sich die Ausfuhr auf:

	1908 ℳ	1909 ℳ
Schweine	630 446	900 933
Fleisch, frisch und gesalzen.	5 138 879	2 609 602
Speck, gesalzen und geräuchert	651 876	448 398
Schinken, Wurst, Salami	384 823	490 402
Schweine- (und Gänse-) fett	816 337	1 553 440
	7 622 361	6 002 775

Während also die Ausfuhr lebender Schweine erheblich
zurückgegangen ist, hat die der Erzeugnisse der Schweineschlächterei ganz beträchtlich zugenommen, was in erster Linie
auf die Tätigkeit der oben erwähnten Schlachthäuser mit ihren
Verarbeitungseinrichtungen, eine Folge der Erschwerung, lebende
Schweine ins Ausland zu schaffen, zurückzuführen ist.

Der Hauptabnehmer ist Österreich-Ungarn, doch bezieht
auch Deutschland für etwa 700 000 bis 800 000 ℳ Schweineschmalz aus Serbien.

Im Jahre 1912 belief sich die Einfuhr von Schweinen auf
nur 4 Stück im Werte von 240 ℳ, von (Gänse- und) Schweineschmalz auf 315 kg im Werte von 696 ℳ.

Die Ausfuhr bezifferte sich auf:

Schweine. . . . . 2 835 Stück im Werte von   95 000 ℳ
Schweinefleisch, frisch und
   gesalzen . . . . 96 940 dz   „   „   „ 9 102 000 „
Speck . . . . 7 240 „   „   „   „   755 000 „
Schinken und Würste . . 2 900 „   „   „   „   602 000 „
Schweine- (und Gänse-) fett 11 390 „   „   „   „ 1 219 000 „

Summe 11 773 000 ℳ

Die Mehrausfuhr belief sich auf 11 772 064 ℳ.

5. Geflügelzucht.

Die Geflügelzucht wird zwar meist noch ziemlich primitiv betrieben, wirft aber bei der Anspruchslosigkeit der Bevölkerung, die auf frische Eier und junge Hühner wenig Wert legt, einen nicht unbedeutenden Nutzen ab, der den Anreiz gibt, den Bestand zu vergrößern. An manchen Orten hat man auch Geflügelhöfe mit Mastanstalten verbunden, in denen namentlich Truthühner gemästet werden, für die Österreich ein williger Abnehmer ist.

Während im Jahre 1900 nur 4 740 959 Stück Geflügel vorhanden waren, zeigten die Jahre 1905 und 1910 bereits eine erhebliche Erhöhung der Zahlen.

Es ergab sich folgender Bestand:

	1905	1910	Zunahme	
			Zahl	Proz.
Truthühner	176 523	239 349	62 826	35,6
Gänse.	170 453	209 698	39 245	23,0
Enten	182 054	328 254	146 200	80,3
Hühner	4 493 932	5 964 754	1 470 822	32,7
	5 022 962	6 742 055	1 719 093	34,2

Besonders auffallend ist die starke Vermehrung der Enten und Truthühner. Sie zeigt, daß seit Anfang dieses Jahrhunderts große Anstrengungen gemacht worden sind, diesen Nebenbetrieb der Landwirtschaft zu vervollkommnen. Die nachstehenden Ausfuhrzahlen scheinen allerdings anzudeuten, daß die Vermehrung des Bestandes eine Folgeerscheinung der im Jahre 1909 stark zurückgegangenen Ausfuhr an lebendem und totem Geflügel war.

Der Wert der Ausfuhr betrug nämlich an:

	1908 ℳ	1909 ℳ
Geflügel, lebend	466 363	339 740
„ geschlachtet	322 696	72 160
Eiern	641 463[1]	803 966

[1] Die der Annuaire Statistique du Royaume de Serbie 1913 entnommenen Zahlen stimmen mit der Statistik des Deutschen Reiches nicht überein. Diese gibt für die Jahre 1908 und 1909 den Wert der aus Serbien bezogenen Eier mit 1 190 000 ℳ und 1 145 000 ℳ an, also einen viel höheren Wert, als nach obigen Angaben die Gesamt-Eierausfuhr Serbiens betrug.

Im Jahre 1912 betrug die Einfuhr an:

Geflügel . . . . 5 309 kg im Werte von   5 600 ℳ
Eiern . . . . 4 601 „   „   „   „   2 848 „
Federn. . . . .   206 „   „   „   „   832 „
Vogelbälgen u. Teilen davon 30 737 „   „   „   „   133 000 „
                                                      142 280 ℳ

Die Ausfuhr belief sich auf:

Geflügel . . . . 42 590 dz im Werte von 3 002 000 ℳ
   Davon junge Hühner . 1 850 dz
       alte Hühner . . 32 160 „
       Enten. . . . . 1 180 „
       Gänse. . . . . 4 990 „
       Truthühner . . 1 340 „
       anderes Geflügel 1 070 „
Eier . . . . 34 785 „   „   „   „ 3 152 000 „
Federn. . . . .   764 „   „   „   „   81 800 „
                                                    6 235 800 ℳ

Der Wert der Mehrausfuhr war 6 093 520 ℳ.

Die Eier bezog Serbien aus Bulgarien und führte sie nach Deutschland und Österreich-Ungarn aus. Das Geflügel ging fast ausschließlich nach Österreich-Ungarn.

6. Bienenzucht.

Die Bienenzucht spielt in Serbien noch keine große Rolle und ist noch nicht imstande, den eigenen Bedarf zu decken, trotzdem sie nach einem zu Beginn dieses Jahrhunderts einsetzenden Rückgang neuerdings einen starken Aufschwung zu verzeichnen hat. Es waren vorhanden: 1890: 124 600, 1895: 167 765, 1900: 183 056, 1905: 139 091 [1]) und 1910: 273 507 Stöcke. In den letzten beiden Berichtsjahren betrug die Zahl der Stöcke mit beweglichen Waben 11 309 bzw. 33 665; sie hatte also um 22 356 Stück = 197,7 Proz. zugenommen. Die gewöhnlichen Stöcke waren um 112 060 Stück = 87,7 Proz. vermehrt.

Die Ausfuhr von Honig und Wachs, welche im Jahre 1892 noch einen Wert von 16 000 ℳ hatte, ist in neuerer Zeit ganz

---

[1]) Vielleicht liegt hier ein Druckfehler in der amtlichen serbischen Statistik vor, und es muß 239 091 heißen.

gering geworden. Dagegen wurden für die Einfuhr in diesen beiden Jahren 24 210 und 28 087 ℳ bezahlt.

Im Jahre 1912 betrug die Einfuhr an:

Honig	166 kg im Werte von	170 ℳ
Wachs.	6 887 „ „ „	„ 19 200 „
		19 370 ℳ

Die Ausfuhr belief sich auf:

Honig	217 kg im Werte von	240 ℳ
Wachs.	400 „ „ „	„ 960 „
		1 200 ℳ

Der Wert der Mehreinfuhr betrug 18 170 ℳ.

7. Seidenraupenzucht.

Die Seidenraupenzucht hat in den letzten zehn Jahren einen bedeutenden Umfang angenommen. Es gibt eine Anzahl von berufsmäßigen Seidenraupenzüchtern und wieder andere, die die Zucht nur als Nebengewerbe betreiben. Die Mehrzahl der Züchter befindet sich in den Kreisen Kragujewac, Krusevac, Morawa, Pozarevac, Smederewo; etwa 85 Proz. wohnen in Dörfern, 15 Proz. in Städten, und etwa 80 Proz. sind gewerbsmäßige Züchter.

	Es wurden an Eiern zur Zucht benutzt g	Es wurden geerntet Kokons kg
1903	220 000	153 972
1904	222 800	160 510
1905	363 200	292 061
1906	389 600	268 628
1907	521 500	291 854
1908	631 900	295 487
1909	642 900	394 122
1910	522 800	362 016

Soweit die Kokons von den Züchtern nicht selbst versponnen werden, werden sie von der Société Séricicole Serbe, die von der Regierung dazu bevollmächtigt ist, aufgekauft. Auf diese Weise kommen etwa 85 Proz. der geernteten Kokons in den Handel. 300 000 kg frische Kokons ergeben ungefähr 25 000 kg Rohseide.

Für das Jahr 1912 wird eine Ernte von 300 364 kg Kokons angegeben, von der 50 300 kg von den Züchtern für eigene Zwecke zurückbehalten worden sind, während 250 064 kg von der oben erwähnten Gesellschaft abgenommen wurden. Bei einem mittleren Preise von 2,30 ℳ für 1 kg würde sich ein Ausfuhrwert von etwa 575 000 ℳ ergeben.

8. Wildstand.

Die jagdlichen Verhältnisse sind minderwertig; namentlich ist das größere Nutzwild, Rotwild, Gemsen und Rehe, nur in geringer Zahl vorhanden, weil die Berge mit ihren Äsung spendenden Wäldern und Weiden von den zahlreichen Groß- und Kleinviehherden ständig beunruhigt werden. An kleinerem Nutzwild, zu dem auch Stare, Drosseln und Tauben gerechnet werden, wurden im Jahre 1906 48 587, im Jahre 1908 22 889 Stück erlegt. Darunter waren 12 763 bzw. 6741 Hasen, 14 001 bzw. 3923 Wachteln, 12 981 bzw. 5483 Rebhühner. An Raubwild, einschließlich der Eulen, Elstern, Dohlen, Krähen und Eichhörnchen (!) wurden in den beiden Jahren 5513 bzw. 3149 Stück geschossen. Darunter waren noch 49 bzw. 52 Wölfe.

Irgend eine wirtschaftliche Bedeutung kommt der Jagd in Serbien nicht zu.

Im Jahre 1912 wurden eingeführt Wildhäute 264 kg im Werte von 2400 ℳ. Die Ausfuhr betrug an Wild und Wildgeflügel 5090 dz im Werte von 544 000 ℳ, an Wildhäuten 320 dz im Werte von 104 000 ℳ. Der Wert der Mehrausfuhr belief sich auf 645 600 ℳ.

9. Fischerei.

Die Fischwasser Serbiens liefern hauptsächlich Störe, Sterlets, Barben, Hechte, Welse, Karpfen und Forellen. Nach der amtlichen Statistik belief sich der Fang:

1906 auf 472 077 kg im Werte von 274 710 ℳ
1907 „ 541 069 „ „ „ „ 321 832 „
1908 „ 231 129 „ „ „ „ 174 442 „

Die Ein- und Ausfuhr an Fischen und Fischkonserven hatte

1907 einen Wert von 194 118 bzw. 60 238 ℳ
1908   „   „   „   229 857   „ 41 700 ℳ.

Im Jahre 1912 wurden eingeführt:

Fische, frisch	129 000 kg im Werte von	49 000 ℳ
Salzfische	219 000 „ „ „ „	135 000 „
Fische in Öl usw.	991 „ „ „ „	1 600 „
Kaviar	573 „ „ „ „	6 800 „
Andere Seetiere	500 „ „ „ „	2 400 „
Fischtran	63 286 „ „ „ „	26 400 „
		221 200 ℳ

Die Ausfuhr betrug:

Fische, frisch	14 202 kg im Werte von	16 600 ℳ
Andere Seetiere	1 551 „ „ „ „	1 900 „
		18 500 ℳ

Der Wert der Mehreinfuhr betrug 202 700 ℳ.

VII.

Bulgarien.

Bulgarien ist ein Agrarstaat mit vorwiegend kleinbäuerlicher Bevölkerung, die sich durch Ackerbau und Viehzucht ernährt. Die Viehzucht steht vielfach noch auf primitiver Stufe, obgleich die Regierung sie durch geeignete Maßnahmen zu fördern sucht. Der Viehstand ist nicht gering, die Leistungsfähigkeit kann aber bedeutend gesteigert werden, wenn auf die Auswahl geeigneter Rassen und die Befolgung der bewährten züchterischen Grundlehren mehr Wert gelegt wird. Immerhin ist Bulgarien bei der Anspruchslosigkeit der Bevölkerung in bezug auf die Ernährung mit tierischer Kost schon jetzt in der Lage, erhebliche Mengen von Tieren und tierischen Produkten auszuführen.

An der Ein- und Ausfuhr lebender Tiere und tierischer Nahrungsmittel waren beteiligt mit (1000 ℳ):

	Einfuhr		Ausfuhr	
	1911	1912	1911	1912
1. Lebende Tiere:				
Österreich-Ungarn	398,8	620,8	601,2	472,9
Rußland	390,5	1307,5	—	—
Serbien	150,6	142,6	1,1	3,0
Türkei	32,5	22,2	5373,0	2176,2
2. Tierische Nahrungsmittel:				
Deutschland	10,8	25,5	8645,7	9104,0
Österreich-Ungarn	31,2	38,8	1514,5	1628,9
Belgien	0,3	3,7	279,4	134,7
Türkei	874,9	205,8	2979,8	1391,0

1. Pferdezucht.

Das auf der ganzen Balkanhalbinsel vorhandene kleine, zottige, braune Gebirgspferd ist auch in Bulgarien weit verbreitet. Neben ihm kommen als besondere Schläge die seit dem russisch-türkischen Kriege an Zahl sehr verminderten Pferde von Deli-Orman und die von Dolni-Isker vor. Erstere waren die größten und schönsten Pferde, die von der türkischen Regierung für die Kavallerie bevorzugt und durch gute, aus Kleinasien eingeführte Hengste verbessert wurden. Neuerdings hat man der Pferdezucht in Bulgarien wieder erhöhte Aufmerksamkeit zugewendet; es werden jetzt regelmäßig ungarische und arabische Pferde eingeführt; die früher ganz unbekannte Stallfütterung bürgert sich mehr und mehr ein, und auch die Aufzucht der Fohlen wird mit größerer Sorgfalt betrieben. Das gilt allerdings nur für die verbesserten Zuchten; das kleine Gebirgspferd kennt auch heute noch keinen Stall und wird bei schlimmem Schneewetter höchstens in einen Pferch gesperrt, um es am Fortlaufen zu verhindern. Für dieses ist auch heute noch Stroh das fast alleinige Futter während des Winters.

An Pferden waren vorhanden:

	Zahl	Auf 1000 Einwohner	Auf 10 qkm
1892	343 946	103,9	35,70
1900	494 557	132,1	51,33
1905	538 271	133,4	55,87
1910	478 222	110,5	49,63

Der Bestand hat also erheblich abgenommen, ist aber nicht in allen Kreisen gleichmäßig zurückgegangen. Die stärkste Einbuße haben Wratza (rund 15 000 Stück), Widin (rund 11 000 Stück) und Varna und Sofia (je rund 7000 Stück) erlitten, während Rustschuk sich auf dem Stande von 1905 gehalten hat. Augenblicklich besitzt Varna mit 72 780 und Rustschuk mit 63 071 Stück noch am meisten.

Der durchschnittliche Preis des einheimischen Pferdes war im Jahre 1900 74,19 ℳ, im Jahre 1912 dagegen 182,41 ℳ. Im Kreise Sofia wurden durchschnittlich 272,20 ℳ für ein Pferd bezahlt. Im Gegensatz zum Handel mit allen anderen Haustieren übertrifft die Einfuhr an Pferden die Ausfuhr nicht unbedeutend, wie aus folgender, für das Jahr 1912 gültiger Zusammenstellung hervorgeht:

	Einfuhr		Ausfuhr	
	Zahl	Wert in ℳ	Zahl	Wert in ℳ
Wallache und Hengste	3976	2 008 294	277	19 508
Stuten	453	146 983	149	8 138
Junge Pferde von 1 bis 3 Jahren	420	98 852	—	—
Saugfohlen	53	4 032	1	12
	4902	2 258 161	427	27 658

An der Einfuhr der Hengste und Wallache waren beteiligt: Rußland mit 1 232 631 ℳ, Österreich-Ungarn mit 590 608 ℳ, die Türkei mit 4314 ℳ und andere Länder mit 180 741 ℳ. Von der Ausfuhr nahm die Türkei für 19 244 ℳ auf.

Die Zahl der Maultiere, Maulesel und Esel zeigt folgende Tabelle. Es waren vorhanden:

	Zahl	Auf 1000 Einwohner	Auf 10 qkm
	Maultiere und Maulesel:		
1892	8 264	2,5	0,86
1900	8 889	2,4	0,92
1905	11 947	3,0	1,24
1910	12 238	2,8	1,27

	Zahl	Auf 1000 Einwohner	Auf 10 qkm
		Esel:	
1892	81 610	24,7	8,47
1900	107 098	28,6	11,12
1905	124 080	30,7	12,88
1910	118 488	27,4	12,40

Während die Zahl der Maultiere und Maulesel etwas zugenommen hat, aber doch nicht so viel, daß sie mit der Bevölkerungszunahme gleichen Schritt halten konnte, ist der Bestand an Eseln um 5600 Stück zurückgegangen.

Die Maultiere finden sich in größerer Zahl nur in den Kreisen Plowdiw (6350 Stück), Burgas (1302 Stück) und Stara-Zagora (1058 Stück), in allen anderen Kreisen geht die Zahl nur nach Hunderten. Daß dieses Tier, das sowohl im Zuge, wie unter dem Reiter äußerst leistungsfähig ist, in Bulgarien nur in so geringer Zahl vorkommt, hängt damit zusammen, daß es fast nur von Zigeunern gezüchtet wird, während die bulgarischen Bauern seine Zucht als unsittlich bezeichnen.

Die größte Menge von Eseln ist in folgenden Kreisen vorhanden: Stara-Zagora (40 383 Stück), Burgas (19 680 Stück) und Plowdiw (18 770 Stück), die geringste Zahl besitzen die Kreise Küstendil (2003 Stück) und Widin (1067 Stück).

Die Ein- und Ausfuhr des Jahres 1912 gestaltete sich wie folgt:

	Einfuhr		Ausfuhr	
	Zahl	Wert in ℳ	Zahl	Wert in ℳ
Maultiere	109	11 088	3	248
Eselhengste und Stuten . . .	114	4 242	1276	47 078
Eselsaugfohlen	—	—	3	28
	223	15 320	1282	47 354

2. Rindviehzucht.

Wie die gesamte Viehzucht, so wird insbesondere die Rindviehzucht in Bulgarien ganz extensiv betrieben. Trotzdem das Land mit seinen vielen Wiesen und Weiden gerade für die Ent-

wicklung der Rinderzucht äußerst geeignet ist, beschränkt man
sich darauf, das Vieh notdürftig zu erhalten, ohne auf Milchgewinnung und Fleischerzeugung besonderen Wert zu legen. In
dieser Beziehung stehen die Balkanländer alle auf der gleichen
Entwicklungsstufe, die besonders in der Art der Weidewirtschaft, die vielfach einen Wanderbetrieb darstellt, zum Ausdruck
kommt. Oft wird das Vieh mehrerer Gemeinden während des
Sommers auf die Gebirgsweiden getrieben, um im Herbst auf
einer oft mehrmonatlichen Wanderung in die weit entfernten,
in den Ebenen gelegenen Winterquartiere gebracht zu werden,
wo es während der kalten Zeit notdürftig mit Stroh durchgefüttert
wird. Die Heuerträge der Wiesen sind ganz gering, sie erreichen
noch nicht den vierten Teil derjenigen Menge, die für die Ernährung des Viehbestandes erforderlich wäre. Gerste oder Hafer
wird so gut wie gar nicht gefüttert; bisweilen erhält das Vieh
die entkörnten Maiskolben oder etwas wilde Hirse, hier und da
werden auch Vorräte an Baumlaub gesammelt.

Das bulgarische Landvieh gehört verschiedenen Rassen an,
die sämtlich kleinwüchsig und von geringem Milchreichtum, aber
gegen die Witterung äußerst widerstandsfähig sind. Der Mehrzahl nach handelt es sich um das südeuropäische Steppenvieh.
Das beste Vieh gibt es im Zentralbalkan, der zentralen Srednagora,
in der Rhodope und am Flusse Isker. Schweizer Fleckvieh,
das seit einiger Zeit eingeführt wird, hat noch keine große Verbreitung gefunden, da die extensiven Wirtschaftsverhältnisse
seiner Ausbreitung nicht förderlich sind.

Der Rindviehbestand betrug:

	Zahl	Auf 1000 Einwohner	Auf 10 qkm
1892	1 425 781	430,7	147,99
1900	1 596 267	426,3	165,68
1905	1 695 533	420,1	175,98
1910	1 603 182	370,0	166,4

Zwischen 1905 und 1910 hat der Viehbestand erheblich abgenommen, doch ist die Abnahme nicht in allen Kreisen gleichmäßig vor sich gegangen. Den stärksten Rückgang haben die
Kreise Varna (20 000 Stück), Stara-Zagora (15 000 Stück), Burgas

(10 000 Stück), Rustschuk (9000 Stück), Plowdiw (8000 Stück),
Schumen (7000 Stück), Tirnowo (5000 Stück), Sofia (3000 Stück),
während die Kreise Widin, Wratza, Küstendil und Plewen eine
geringe Zunahme zu verzeichnen haben.

Neben dem Rindvieh, das hauptsächlich zu Arbeitszwecken
gezüchtet wird, spielt der Büffel als wichtiges Zugtier eine
bedeutende Rolle, ja man kann sagen, daß auf sein Wohlbefinden
größere Sorgfalt verwendet wird, als auf das des Rindes.

Es waren Büffel vorhanden:

	Zahl	Auf 1000 Einwohner	Auf 10 qkm
1892	342 193	103,4	35,5
1900	431 487	115,2	44,8
1905	476 872	118,2	49,5
1910	412 978	95,4	42,9

Auch hier ist also ein erheblicher Rückgang zu verzeichnen,
der aber alle Kreise gleichmäßig trifft.

Einer sehr geringen Einfuhr steht eine beträchtliche Ausfuhr
gegenüber, wie aus folgender Zusammenstellung hervorgeht:

Ein- und Ausfuhr 1912.

	Einfuhr		Ausfuhr	
	Zahl	Wert in ℳ	Zahl	Wert in ℳ
Büffelstiere	2	240	786	98 696
Büffelkühe	3	360	843	83 032
Büffel-Jungvieh	3	200	62	4 032
Büffel-Saugkälber	—	—	51	928
Büffel . . .	8	800	1682	186 688
Rindvieh:				
Stiere	2	400	16	2 144
Ochsen	46	8 080	6722	635 292
Kühe	161	35 192	417	29 824
Jungvieh	38	6 060	93	4 708
Saugkälber	62	1 920	54	1 436
Insgesamt . .	309	51 652	7302	673 404

Von dieser Ausfuhr nahm die Türkei den größten Teil auf, die für 163 552 ℳ Büffel und für 501 924 ℳ Rinder aus Bulgarien bezog.

Diese an und für sich bedeutenden Ausfuhrzahlen könnten aber bei rationellerem Betriebe der Viehzucht wesentlich verbessert werden, sowohl was die Zahl, als auch was das Gewicht der Rinder anbelangt.

Nach den amtlichen Ausweisen betrug der Durchschnittspreis:

	1900	1912
Für einen Ochsen. . . .	56,92 ℳ	139,02 ℳ
Für eine Kuh	37,22 „	92,16 „

Das mittlere Gewicht eines bulgarischen Rindes beträgt nur 280 kg.

Bei der geringen Milcherzeugung sind Milch und Butter ziemlich teuer. Die mittleren Preise betrugen für 1 kg:

	Milch	Butter
1900	0,20 ℳ	1,36 ℳ
1912	0,28 „	2,19 „

Trotzdem führt Bulgarien noch für 48 470 ℳ Butter und für 505 617 ℳ Käse aus, wobei allerdings wohl der Schafkäse (außer dem besonders aufgeführten Kachkaval) mitgerechnet ist. Auch hierfür ist die Türkei der Hauptabnehmer, die für 36 706 ℳ Butter und für 354 167 ℳ Käse aus Bulgarien bezog.

Bulgariens Handel mit Fellen und Häuten beruht auf der Einfuhr von Rinderhäuten und Ausfuhr von Lamm-, Ziegen- und Ziegenlammfellen.

Die Einfuhr von Rinderhäuten hatte einen Wert von (1911) 4 287 734 ℳ, (1912) 2 996 559 ℳ. An der Einfuhr waren beteiligt:

	1911 ℳ	1912 ℳ
Deutschland . . . . mit	299 311	221 162
Österreich-Ungarn . . . . „	433 635	109 182
Belgien . . . . „	206 726	248 374
Türkei . . . . „	3 441	207

Die Ausfuhr hatte einen Wert von:

	1911 ℳ	1912 ℳ
1. Lammfelle, roh	1 426 597	929 182
2. Ziegenfelle, roh	188 205	260 803
3. Ziegenlammfelle, roh	685 540	760 423
	2 300 342	1 950 408

Davon ging nach:

	1911 ℳ	1912 ℳ
Deutschland von 1.	325 658	444 200
„ „ 3.	187 027	274 746
	512 685	718 946
Österreich-Ungarn von 1.	1 044 214	450 383
„ „ 2.	8 567	24 075
„ „ 3.	67 280	91 898
	1 020 061	566 356
Türkei von 1.	1 528	2 248
„ „ 2.	13 610	32 400
„ „ 3.	60	78 640
	15 198	113 288

3. Ziegenzucht.

Nächst der Schafzucht bildet die Ziegenhaltung in Bulgarien
einen besonders wichtigen Erwerbszweig, obwohl gerade die
Ziegen die allergeringste Pflege erfahren. Als vorzügliche Futterverwerter und gewandte Kletterer sind sie aber imstande, auch
in den größten Steilhängen der Gebirge, wo immer sich noch
eine mäßige Weide findet, ihre Nahrung zu suchen. So bleiben
sie Sommer und Winter im Freien, ohne jemals in einen Stall
zu kommen. Nur die frischmelkenden Ziegen werden in der
Nähe der Dörfer gehalten.

Die Zahl der Ziegen betrug:

	Zahl	Auf 1000 Einwohner	Auf 10 qkm
1892	1 263 772	381,7	131,17
1900	1 405 190	375,3	145,85
1905	1 384 116	343,0	143,66
1910	1 464 719	338,3	152,03

Die größte Zahl befindet sich in den Kreisen Sofia (183 065 Stück), Burgas (182 939), Plowdiw (182 043), die geringste Zahl in Plewen (87 673), Tirnowo (89 351) und Widin (70 174).

Aus den Ziegenhaaren werden Säcke, Futterbeutel, Pferdegurte, Pferde- und Büffeldecken bereitet, welche sich durch besondere Dauerhaftigkeit auszeichnen.

Die Ein- und Ausfuhr im Jahre 1912 ergibt sich aus folgender Zusammenstellung:

	Einfuhr		Ausfuhr	
	Zahl	Wert in ℳ	Zahl	Wert in ℳ
Böcke	—	—	3 915	57 146
Ziegen	9	100	11 208	116 257
Lämmer	—	—	5 301	23 259
	9	100	20 424	196 662

Davon gingen für 82 938 ℳ nach der Türkei.

4. Schafzucht.

Für die Volksernährung Bulgariens spielt die Schafzucht eine größere Rolle als die Rindviehzucht, da nicht nur das Fleisch, sondern vor allem die Milch und der Käse ein Hauptnahrungsmittel jenes Landes bilden. Von den heimischen Schafrassen sind die wichtigsten die Karnobatska-, die Dobrička-, die Jurucka- und die Balkanrasse. Die erstgenannte, welche im Tundzatale, der Karafarli-Ebene und am Ufer des Schwarzen Meeres gezüchtet wird, liefert eine gute, weiche Wolle, die in Bulgarien zu Militärtuchen verarbeitet, aber in größerer Menge auch nach der Türkei ausgeführt wird. Dieser Schlag liefert 1,5 bis 2 kg Wolle von jedem Stück. Der Dobričkaschlag, das gewöhnliche Feldschaf, liefert 1 bis 1,5 kg Wolle von etwas gröberer Beschaffenheit; es findet sich am weitesten auf der Dobrička- und Donauebene und im Tale der Mariza verbreitet. Die anderen beiden Rassen, die besonders in Westbulgarien zu Hause sind, liefern die gröbste Wolle. Die Milchleistung der Schafe ist nicht bedeutend; es werden von dem Stück kaum 300 Liter gemolken.

Seit 1889 hat man angefangen, die heimischen Rassen mit Merinos zu kreuzen.

Die Ernährung der Schafe ist im Sommer die gleiche wie die des anderen Viehes; sie müssen sich auf den Waldweiden, den Brachländern und nach der Heumahd auf den Wiesen ihr Futter selbst suchen; im Winter aber ist ihre Verpflegung insofern besser als die des Rindviehes, als ihnen meist auch etwas Gerste und geschrotener Mais gereicht wird.

Der Bestand an Schafen war:

	Zahl	Auf 1000 Einwohner	Auf 10 qkm
1892	6 868 291	2074,6	712,88
1900	7 015 385	1873,6	728,15
1905	8 130 997	2014,8	843,94
1910	8 632 388	1994,0	900,—

Der Bestand hat also erheblich zugenommen und auch mit der Bevölkerungszunahme fast gleichen Schritt gehalten, denn es kommen im Jahre 1910 auf 1000 Einwohner nur 21 Schafe weniger als im Jahre 1905.

Den stärksten Bestand an Schafen haben die Kreise Burgas (1 092 667 Stück), Varna (931 573 Stück) und Sofia (925 603 Stück), den schwächsten Widin (376 362 Stück), Küstendil (404 457 Stück) und Schumen (460 632 Stück).

Der mittlere Preis für einen Hammel war im Jahre 1900 nur 7,90 ℳ, im Jahre 1912 dagegen 15,12 ℳ; für ein Mutterschaf betrug er 5,50 ℳ und 11,14 ℳ. In den Kreisen Plowdiw und Rustschuk übertraf er diesen Landesdurchschnittspreis um 1 bis 2 ℳ.

Ein- und Ausfuhr im Jahre 1912 zeigt folgende Zusammenstellung:

	Einfuhr		Ausfuhr	
	Zahl	Wert in ℳ	Zahl	Wert in ℳ
Widder und Hammel	13	232	52 482	706 411
Schafe	58	721	25 305	247 113
Lämmer, älter als 6 Monate .	—	—	3 349	26 386
„ jünger als 6 Monate	113	522	80 893	463 465
	184	1475	162 029	1 443 375

Viele von den zur Ausfuhr gezüchteten Schafen gehen in die Türkei, die sie gewöhnlich nach Beendigung der Sommerweide im Juli, manchmal auch erst im September abnimmt. Im Jahre 1912 führte sie für 1 165 500 $\mathscr{M}$ Schafe ein, im Jahre 1911 sogar für 3 414 526 $\mathscr{M}$. Außerdem aber bezog die Türkei im Jahre 1910 für 131 816 $\mathscr{M}$ Schaf- und Ziegenfleisch und für 857 982 $\mathscr{M}$ Kachkaval, eine Schafkäsesorte, von der Bulgarien im Jahre 1912 für 1 232 170 $\mathscr{M}$ ausführte.

Die Wollpreise sind im Laufe der Jahre gestiegen. Für 100 kg Wolle im Schweiß wurden im Jahre 1900 112,49 $\mathscr{M}$ bezahlt, im Jahre 1912 dagegen 173,96 $\mathscr{M}$ (im Durchschnitt aller Preise im ganzen Lande). Für Sofia und Plowdiw waren sie mit 215,91 $\mathscr{M}$ und 199,60 $\mathscr{M}$ erheblich höher, für Varna und Rustschuk mit 144 $\mathscr{M}$ und 120 $\mathscr{M}$ weit unter dem Durchschnitt.

Die eingeführte Wolle im Schweiß, einschließlich der Kunstwolle, hatte einen Wert von 1 219 869 $\mathscr{M}$, die der feinen Wollen (Alpaka, Lama, Merino) einen solchen von 1 116 254 $\mathscr{M}$. An der Lieferung von Wolle im Schweiß war Österreich mit 71 532 $\mathscr{M}$, die Türkei mit 197 022 $\mathscr{M}$ und Belgien mit 632 178 $\mathscr{M}$ beteiligt. Feine Wolle lieferten Österreich für 41 527 $\mathscr{M}$, die Türkei für 98 446 $\mathscr{M}$ und Belgien für 535 146 $\mathscr{M}$.

Die Ausfuhr von Wolle im Schweiß hatte einen Wert von 26 372 $\mathscr{M}$. Davon ging nach Serbien für 25 080 $\mathscr{M}$ und nach der Türkei für 1100 $\mathscr{M}$.

5. Schweinezucht.

Wie Schaf- und Ziegenzucht, so steht auch die Schweinehaltung Bulgariens auf primitiver Stufe. Rationelle Fütterung und Zucht wird fast gar nicht betrieben; die Schweine werden wie das übrige Vieh herdenweise auf die Weide getrieben und finden namentlich im Walde auskömmliche Nahrung; soweit sie in der Nähe der Ortschaften gehalten werden, füttert man sie auch ein- oder zweimal des Tages mit Gemüseabfällen, Molken und Kleie. Nur dort, wo Schweinezucht für Handelszwecke betrieben wird, werden sie in Ställen untergebracht und etwas besser ernährt. Das heimische Landschwein ist ein kleines, fett- und speckarmes Geschöpf, das selten auf 100 kg kommt; dort, wo Kreuzungen mit englischen Schweinen vorgenommen werden,

erreicht man ein entsprechend höheres Gewicht und auch bessere
Fruchtbarkeit, die bei dem Landschwein, das nur 3 bis höchstens
8 Ferkel wirft, sehr zu wünschen übrig läßt.

Der Bestand an Schweinen war:

	Zahl	Auf 1000 Einwohner	Auf 10 qkm
1892	461 725	139.5	47,92
1900	367 501	98,1	38,14
1905	465 333	115,3	48,30
1910	527 311	121,8	54,73

Die größte Zahl von Schweinen wird in den Kreisen Sofia
(71 390 Stück), Burgas (60 494) und Wratza (54 546) gehalten; die
geringste Zahl findet sich in Rustschuk (27 303) und Schumen (25 269).

Der Durchschnittspreis im Lande betrug für ein Schwein im
Jahre 1900 26,30 $\mathcal{M}$, im Jahre 1912 52,58 $\mathcal{M}$; er ist in dieser
Zeit also gerade um das Doppelte gestiegen. Im Kreise Plowdiw
wurden 6 $\mathcal{M}$ über den Durchschnitt erzielt, in Sofia und Rustschuk 2 bis 3 $\mathcal{M}$ darüber.

Der Handel mit Schweinen ist, wie aus folgender, für 1912
gültiger Zusammenstellung hervorgeht, nicht bedeutend:

	Einfuhr		Ausfuhr	
	Zahl	Wert in $\mathcal{M}$	Zahl	Wert in $\mathcal{M}$
Alte Schweine	273	13 152	2519	48 276
Ferkel	39	137	3621	27 912

6. Geflügelzucht.

Eine in Bulgarien im Jahre 1905 veranstaltete Geflügelzählung
zeigt im Vergleich zu der im Jahre 1892 ausgeführten eine erhebliche Vermehrung des Bestandes. Damals waren vorhanden:
3 426 657 Stück, im Jahre 1905 dagegen 6 408 252 Stück. Von
den einzelnen Kreisen steht Tirnowo mit 816 484 Stück an der
Spitze, dann folgt Stara-Zagora mit 700 321 Stück, Plewen und
Rustschuck mit mehr als 600 000 Stück, Wratza, Plowdiw und
Sofia mit mehr als 500 000 Stück. Den geringsten Bestand hat
Küstendil mit 252 653 Stück.

Den Hauptanteil am Geflügel nehmen die bulgarischen Hühner ein, während Truthühner, Gänse und Enten in geringerer Zahl vorhanden sind. Der Bestand setzte sich in folgender Weise zusammen:

	1905	1910
Hühner	5 725 080	7 811 642
Gänse.	355 175	400 518
Truthühner	185 740	236 673
Enten.	142 257	240 020
	6 408 252	8 688 853

Auf die Pflege der Tiere wird wenig Sorgfalt verwendet; während der schneelosen Zeit müssen sie sich ihr Futter selbst suchen und bleiben auch ständig im Freien; im Winter werden sie in primitiven Ställen untergebracht und mit Hafer und Kleie gefüttert.

Trotz dieser wenig rationellen Pflege erzielt Bulgarien einen erheblichen Überschuß über den eigenen Bedarf, der in von Jahr zu Jahr steigender Menge zur Ausfuhr gelangt. Im Jahre 1907 hatte die Ausfuhr von Eiern einen Wert von 9 185 992 $\mathscr{M}$, an Geflügel einen solchen von 433 235 $\mathscr{M}$. Im Jahre 1912 wurden an Geflügel 683 398 Stück im Werte von 574 809 $\mathscr{M}$ ausgeführt, während nur 289 Stück im Werte von 259 $\mathscr{M}$ zur Einfuhr gelangten. Die Ausfuhr von Eiern hatte einen Wert von 11 408 950 $\mathscr{M}$. Von dem Geflügel ging für 472 884 $\mathscr{M}$ nach Österreich, für 18 674 $\mathscr{M}$ nach der Türkei. Eier wurden bezogen von Österreich für 1 728 532 $\mathscr{M}$, von Deutschland für 9 103 056 $\mathscr{M}$ [1]), von Belgien für 134 717 $\mathscr{M}$. Der durchschnittliche Preis der Eier im Lande betrug für 100 Stück im Jahre 1900 2,98 $\mathscr{M}$, im Jahre 1912 dagegen 4,26 $\mathscr{M}$. Im Kreise Warna wurden 5,54 $\mathscr{M}$, in Sofia 4,94 $\mathscr{M}$, in Rustschuk 4,66 $\mathscr{M}$ und in Plowdiw 4,38 $\mathscr{M}$ erzielt.

Verhältnismäßig niedrig ist der Preis des Geflügels. So kostete im Jahre 1900 eine Gans nur 0,90 $\mathscr{M}$, eine Ente 0,48 $\mathscr{M}$, ein Huhn 0,46 $\mathscr{M}$; im Jahre 1912 waren die entsprechenden Zahlen 1,81 $\mathscr{M}$, 0,90 $\mathscr{M}$ und 0,85 $\mathscr{M}$. In Sofia und Rustschuk waren die Gänse und Enten um etwa 0,50 $\mathscr{M}$, die Hühner um etwa 0,20 $\mathscr{M}$ teurer.

---

[1]) Nach der amtlichen deutschen Statistik nur für 7,3 Mill. Mark.

7. Bienenzucht.

Die Bienenzucht in Bulgarien nimmt einen von Jahr zu Jahr größeren Umfang an, obgleich die Zahl der Stöcke mit beweglichen Waben noch immer verhältnismäßig gering ist und die primitiven, strohgedeckten und oft aus den Ranken der Wildrebe geflochtenen Körbe noch weit überwiegen. Der Bestand von 242 338 Bienenstöcken im Jahre 1897 ist auf 386 915 Stück im Jahre 1910 gestiegen. In jenem Jahre waren 1762 Stöcke mit beweglichen Waben vorhanden, in diesem dagegen schon 48 227 Stöcke. Die größte Ausdehnung hat die Bienenzucht in den Kreisen Burgas (51 288 Stöcke) und Sofia (51 735 Stöcke), dann folgen in starkem Abstand Tirnowo (37 682 Stöcke) und Schumen (37 111 Stöcke). Die geringste Zahl besitzen Plowdiw (21 802 Stöcke) und Plewen (21 324 Stöcke).

8. Seidenraupenzucht.

Die schon seit vielen Jahrhunderten in Bulgarien betriebene Seidenraupenzucht hat zu Anfang der achtziger Jahre eine schwere Krisis durchgemacht, als durch Händler aus Italien die Seidenraupenkrankheit eingeschleppt wurde, die so große Verwüstungen anrichtete, daß fast die ganze Kultur zum Stillstand kam. Erst seit dem Jahre 1884 hat sie wieder, besonders durch das tatkräftige Eingreifen der Regierung und der Kreisverwaltungen, eine größere Verbreitung gefunden.

Im Jahre 1897 beschäftigten sich mit der Seidenraupenzucht 23 036 Menschen, die 338 178,75 kg Kokons im Werte von 501 800 ℳ erzeugten.

In den letzten Jahren hat die Seidenraupenzucht sehr zugenommen, denn während im Mittel der Jahre 1903 bis 1912 jährlich 1 367 200 g Eier zur Zucht aufgelegt wurden, betrug das Mittel für die Jahre 1908 bis 1912 1 482 600 g. Allerdings hat die Gewinnung von Kokons damit scheinbar nicht gleichen Schritt gehalten, da von 1903 bis 1912 jährlich 1 554 912 kg geerntet wurden, in dem Zeitraum von 1908 bis 1912 sich jedoch nur ein jährlicher Durchschnitt von 1 490 045 kg ergab. Dieser scheinbare Rückgang liegt aber daran, daß es im Jahre 1912 infolge der politischen Ereignisse nicht möglich war, eine genaue Erhebung über die Erträge anzustellen, so daß als Ergebnis nur

500 000 kg angenommen sind. Berücksichtigt man nur die Jahre 1908 bis 1911, so ergibt sich ein Durchschnittsertrag von 1 737 556 kg, also erheblich mehr als die mittleren Erträge des ganzen Jahrzehnts.

9. Wildstand.

Die jagdlichen Verhältnisse Bulgariens haben unter dem noch zahlreich vorhandenen Raubzeug und der geringen Pflege, die dem Nutzwild zuteil wird, zu leiden. Besonders nachteilig ist für das Wild natürlich auch der Weidebetrieb, der dem Walde, den Wiesen und Brachfeldern die Ruhe nimmt und das Wild nicht nur vertreibt, sondern geradezu vernichtet.

An Raubwild gibt es noch Bären in mäßiger Zahl, Wölfe dagegen häufiger, die den Viehherden noch erheblichen Abbruch tun. Im Jahre 1896 wurden noch 202 Wölfe, 245 Wölfinnen und 1202 junge Wölfe erlegt. Der Luchs kommt in den Waldgebirgen nur noch vereinzelt vor, der Schakal findet sich im Osten der thrazischen Ebene und an der Küste des Schwarzen Meeres, alle übrigen Raubtiere (Wildkatzen, Marder, Iltisse, Wiesel, Dachse und Fischottern) sind überall vorhanden.

Das häufigste Nutzwild ist das Schwarzwild, das in den Buchen- und Eichenwäldern der Gebirge reiche Mast findet und auch den Getreidefeldern nicht fern bleibt. Hase und Reh sind überall vorhanden, aber nirgends besonders häufig; Rotwild ist nur spärlich vertreten, Gemswild dagegen häufiger, besonders an den Felshängen des Rilo Dagh und in dem Gebiete zwischen Tetevan und Kalofer auf den höchsten Stellen des Balkangebirges.

An nutzbarem Flugwild sind Auerwild, Fasanen, Rebhühner, Wachteln und Trappen an ihnen zusagenden Stellen überall vorhanden; die Wasserläufe sind von unzähligen Mengen von Enten und anderem Wassergeflügel belebt. Auffallend ist die große Menge der Raubvögel aller Arten.

Einen wesentlichen Nutzen durch Verpachtung der Jagdgebiete oder durch rationelle Pflege des Wildstandes und geregelten Abschuß wirft die Jagd meines Wissens nicht ab.

10. Fischerei.

Die Flüsse Bulgariens besitzen großen Fischreichtum. Die Donau liefert den Hausen, Sterlet, Huchen, Karpfen, Aal, Wels und andere Fische. Letzterer wird auch in der Jantra, Kamčija, Tundža, Mariza und Struma in größerer Menge gefangen. In allen Gebirgswässern sind Forellen reichlich vorhanden.

Über die Ergebnisse der Binnen- und Seefischerei liegen keine zuverlässigen Angaben vor.

An Salzfischen führte Bulgarien im Jahre 1911 für 990 975 $\mathcal{M}$ ein, im Jahre 1912 dagegen nur für 359 461 $\mathcal{M}$. Davon bezog es aus der Türkei für 765 106 bzw. 146 430 $\mathcal{M}$. Der Rest kam in der Hauptsache aus Rußland und Rumänien, im Jahre 1912 auch zum ungefähren Betrage von 95 000 $\mathcal{M}$ aus anderen Ländern.

VIII.

Die Türkei.

Bei einem Lande von so gewaltiger Ausdehnung und in seinen einzelnen Teilen landschaftlich so verschiedenartiger Gestaltung, wie es das Türkische Reich darstellt, ist es unmöglich, eine vergleichende Schilderung der verschiedenen Zweige des landwirtschaftlichen Betriebes und der sonstigen auf die Erzeugung oder Gewinnung tierischer Rohstoffe gerichteten Unternehmungen zu geben. Bei dem Fehlen für diesen Zweck verwertbarer statistischer Unterlagen muß man sich darauf beschränken, ein ungefähres Bild der Verhältnisse zu zeichnen und die Entwicklungsmöglichkeiten anzudeuten, welche sich für diesen oder jenen Betriebszweig ergeben.

Wenn wir unter diesem Gesichtspunkte das Land betrachten, so können wir sagen, daß die Pflanzenkultur und Viehzucht, soweit sie darauf gerichtet sind, über das unmittelbare Bedürfnis der Bewohner hinausgehende Werte zu schaffen, hier nicht mehr, wie es in den Kulturländern mit hochentwickelter Landwirtschaft der Fall ist, einander ergänzen, sondern daß sie sich gegenseitig ersetzen, d. h. es wird nicht Ackerbau und Viehzucht, sondern Ackerbau oder Viehzucht getrieben. Diese Trennung zweier aufs innigste zusammengehörenden Teile des landwirtschaftlichen Betriebes dient nicht zu ihrem Heile, und es kann dabei völlig dahingestellt bleiben, ob sie unter dem Zwange der örtlichen Bodengestaltung oder aus anderen Gründen durchgeführt wird. Denn wo die Viehzucht fehlt, entbehrt der Acker des notwendigen Ersatzes der ihm in der Ernte entnommenen Nährstoffe — in jenen Gegenden ist natürlich von einer ausgiebigen Anwendung künstlicher Düngemittel noch nicht die Rede —, und es liegt kein Anlaß zum Anbau der bodenverbessernden Futterkräuter vor; die Viehzucht ohne Ackerbau, wie sie durch die reine Weidewirtschaft dargestellt wird, muß aber auf die Verwendung aller so mannigfaltigen Pflanzenteile verzichten, die entweder als Haupterzeugnisse oder als Abfallstoffe nutzbringend zu verwerten wären, sie bleibt allein auf das angewiesen, was das ungepflegte Weideland unter der Gunst oder Ungunst der Witterung hervorbringt. Sie ist in ihren Leistungen, ja in ihrer Erhaltung in viel höherem Maße vom Wetter abhängig, als wenn sie sich an den Ackerbaubetrieb anlehnte.

Eine Änderung dieser Verhältnisse kann, wo sie überhaupt möglich ist, was nicht überall der Fall sein wird, natürlich nicht auf einmal erfolgen; sie wird sich aber stets in der Weise anbahnen müssen, daß bei der landwirtschaftlichen Inanspruchnahme von bisherigem Brach- und Weideland die Frage zu untersuchen sein wird, welche Viehart sich mit dem besonders in Betracht kommenden Anbau von Kulturpflanzen verträgt, und in welcher Menge sie gehalten werden kann, um zur Ertragssteigerung des Bodens beizutragen. Dann aber wird sich der Erfolg bald zeigen. Ein sehr lehrreiches Beispiel dafür haben wir in der Rindviehzucht Syriens. Während dort meist die heimische Landrasse, ein kümmerliches, kleines, nur zur Arbeit erzogenes Rind, gehalten wird, finden wir im Libanon eine weit bessere Rasse, deren Haltung sich nur durch das Vorhandensein der umfangreichen Maulbeerplantagen ermöglicht, deren zweiter Blattwuchs als Viehfutter genutzt wird. Hier ist also die günstige Verbindung von Pflanzenbau und Tierzucht bereits deutlich zu Tage getreten.

Es wird nach meinem Dafürhalten in Zukunft darauf ankommen, den Ackerbau in Verbindung mit Viehzucht in den asiatischen Besitzungen der Türkei allmählich auszudehnen. Die Gelegenheit dazu ist vorhanden, denn ungeheure, humusreiche Gebiete liegen in klimatisch günstigen Gegenden noch brach, sie warten nur noch auf den schollenbrechenden Pflug, um mit reichen Ernten auch die Möglichkeit der Zucht leistungsfähigen Viehes zu schaffen.

Der auswärtige Handel der Türkei mit Tieren und tierischen Produkten hatte im Jahre 1909/10 folgenden Umfang:

	Einfuhr in ℳ	Ausfuhr in ℳ
Tiere	3 994 965	8 299 568
Tierische Produkte	10 158 161	19 033 676
Felle und Häute	5 940 061	11 270 174
Wolle	814 022	23 520 810
Seide	2 237 991	44 237 848
	23 145 200	106 362 076

Der Überschuß der Ausfuhr über die Einfuhr betrug also 83 216 876 ℳ.

Daran waren beteiligt:

	Einfuhr in ℳ	Ausfuhr in ℳ
Deutschland.		
Tiere	1 775	6 110
Tierische Produkte	528 536	1 156 253
Felle und Häute	102 369	703 184
Wolle	101 688	237 709
Seide	5 331	35 806
	739 699	2 139 062
Österreich-Ungarn.		
Tiere	451 047	36 245
Tierische Produkte	453 467	1 387 863
Felle und Häute	296 352	2 640 460
Wolle	98 144	923 356
Seide	37 244	90 827
	1 336 254	5 078 751
Rußland.		
Tiere	475 164	486 958
Tierische Produkte	954 685	286 580
Felle und Häute	64 435	351 649
Wolle	186 069	110 576
Seide	30 823	11 889
	1 711 076	1 247 652

	Einfuhr in $\mathcal{M}$	Ausfuhr in $\mathcal{M}$
Serbien.		
Tiere	1 096 332	1 791
Tierische Produkte	191 765	397 435
Felle und Häute	1 477	2 009
Wolle	3 422	417 536
Seide	—	25 355
	1 292 996	844 126
Bulgarien.		
Tiere	1 248 381	153 435
Tierische Produkte	336 327	1 952 256
Felle und Häute	64 784	261 398
Wolle	9 512	366 362
Seide	578 639	6 882
	2 237 643	2 740 333
Belgien.		
Tiere	72	—
Tierische Produkte	77 117	13 014
Felle und Häute	20 902	2 799
Wolle	10 326	—
Seide	166	—
	108 583	15 813[1])

A. Die Tierhaltung und Erzeugung
tierischer Rohstoffe in dem europäischen und kleinasiatischen Teile des türkischen Reiches.

1. Pferdezucht.

Trotzdem die Türken ein geborenes Reitervolk sind, den Wert eines edlen Pferdes wohl zu schätzen wissen und mit Leichtigkeit über das beste Zuchtmaterial verfügen könnten, obwohl Klima und Bodenbeschaffenheit geradezu darauf hinweisen, Pferdezucht zu betreiben, vermögen sie doch keine nennenswerte Anzahl von Pferden in den auswärtigen Handelsverkehr zu bringen. Das von ihnen gezüchtete Pferd ist zwar für gewisse Zwecke, namentlich für den sicheren Gang in steinigem Bergland,

---

[1]) Die Zahlen der amtlichen türkischen Statistik stimmen nicht überall mit den entsprechenden Ausweisen der anderen Länder überein.

außerordentlich wertvoll, es ist aber eine eigentümliche Tatsache, daß die im türkischen Reiche wohnenden nicht türkischen Völkerschaften, wie die Tscherkessen, Kurden und Araber, bessere Pferde haben, als die Türken selbst.

Man kann im allgemeinen vier Rassen unterscheiden: die arabische, anatolische, kurdische und die Tschiftlikrasse. Die kurdischen Pferde sind den arabischen ähnlich, aber kleiner und robuster und von außerordentlicher Leistungsfähigkeit. Die besten stammen aus Mousch, Bitlis, Erzerum, Bajazid, Diarbekir, Urfa und Harput. Auch die berühmten Pferde von Sivas sind vermutlich kurdischer Herkunft. Die Tschiftliks sind Kreuzungsprodukte, welche arabisches, ungarisches und anatolisches Blut in sich vereinigen. Sie führen ihren Namen von den Bauernhöfen (Tschiftlik) Kleinasiens, in denen sie oft in Herden von 400 bis 500 Stück gehalten werden. Der Typus des eigentlichen türkischen Pferdes, wie er sich heute in der europäischen Türkei und den Balkanländern weit verbreitet findet, stellt eine Mischung von türkisch-turkmenischem mit persischem und arabischem Blute dar. Es ist ein Pferd von geringer Größe, das selten über 1,45 m Stockmaß erreicht, und dient vorzugsweise als Last- und Reittier, wird aber nur selten zum Zuge verwendet. Die geringe ihnen zuteil werdende Pflege, namentlich aber die frühzeitige Benutzung zur Arbeit und die wilde Zucht sind die Hauptursachen, daß sie nicht besser sind, als sie bei dem edlen Blute, welches sie führen, sein könnten. Da der Bauer das Fohlen aber meist schon im Alter von 2 Jahren zur Arbeit benutzt und die Zucht in der Weise betrieben wird, daß man den weidenden Stuten jede Woche einen anderen Hengst zuteilt, ohne Rücksicht auf dessen besondere Eigenschaften, ist es natürlich, daß das Ergebnis kein befriedigendes ist.

Die türkische Regierung hat diesen ihr selbst wohl bekannten Übelständen Rechnung zu tragen und namentlich durch die Begründung von Gestüten die Hebung der Landespferdezucht zu fördern gesucht. So bestehen seit einiger Zeit solche Gestüte in Tchifteler-Tchiftlighi an den Quellen des Sakaria, bei Eski-Shahir an der anatolischen Bahn und in Adana-Tschiftlik. Auch in der Nähe von Konstantinopel, in Kiathane und bei Ismid befinden sich zwei Kaiserliche Gestüte. Nennenswerte Erfolge haben sie bisher anscheinend nicht gehabt, wie auch die zeitweise erlassenen Ausfuhrverbote es nicht haben verhindern können, daß ein großer Teil der für die Militärverwaltung nötigen Pferde noch vom Auslande, namentlich aus Österreich und Ungarn, bezogen werden muß. So lieferte Österreich allein im Jahre 1911 für 1 610 000 ℳ Pferde, und im Jahre 1912 gingen aus dem österreichisch-ungarischen Zollverbande für 1 730 000 ℳ Pferde nach der Türkei, wobei Ungarn mit 3766 Remonten beteiligt war.

Eine geringe Ausfuhr kleiner Gebirgspferde findet von Albanien nach Italien statt, und auch Bulgarien bezog im Jahre 1912 für 4314 ℳ Pferde.

Der Preis der türkischen Pferde ist nicht hoch. Für ein gutes Pferd werden 270 ℳ, für ein weniger leistungsfähiges 90 bis 144 ℳ bezahlt.

Im Jahre 1909/10 belief sich die Einfuhr von Pferden auf 5004 Stück im Werte von 807 462 ℳ, die Ausfuhr auf 9415 Stück im Werte von 1 550 528 ℳ. Von den hier besprochenen Ländern waren beteiligt:

	Einfuhr		Ausfuhr	
	ℳ	Stück	ℳ	Stück
Deutschland.	1 701	3	4 860	11
Österreich-Ungarn	445 546	947	19 109	151
Rußland	49 944	666	11 557	130
Serbien	169 160	2271	1 683	14
Bulgarien	91 977	697	122 131	1087
Belgien	—	—	—	—

Weitere Hauptabnehmer waren Griechenland mit 3200, England mit 2000 und Italien mit 1200 Stück.

Der Handel mit Pferdehäuten war gering. Es wurden eingeführt 2021 kg im Werte von 1413 ℳ. Davon kamen aus Rußland 2003 kg im Werte von 1383 ℳ. Die Ausfuhr betrug 79 kg im Werte von 371 ℳ. Davon gingen 29 kg im Werte von 265 ℳ nach Bulgarien.

Die Zucht von Eseln ist in der europäischen Türkei nicht sehr verbreitet und fast nur auf Thrazien, Mazedonien und das südliche Albanien beschränkt. Anatolien hat einen verhältnismäßig größeren Bestand, da der Esel dort außer als Lasttier vielfach auch als Reittier für die niederen Stände benutzt wird.

Auch den Kamelkarawanen sind der Regel nach mehrere, mindestens aber ein Esel beigegeben, der die Führung der Karawane hat, und ohne den die Kamele nicht vorwärts zu bringen sind. Die orientalischen Esel sind kräftige und lebhafte Tiere, denen oft große Lasten aufgebürdet werden. Namentlich in dem Vilajet Diarbekir, aber auch in anderen Gegenden Anatoliens kommen ganz schwarze Esel vor. Der Wert der Esel ist gering; der Preis schwankt zwischen 18 und 36 ℳ.

Ihren Bedarf an Eseln, und zwar sowohl an Arbeitstieren als auch an Zuchteseln, deckt die europäische Türkei vornehmlich in Ägypten.

Maultiere werden von den Türken nicht gezüchtet, angeblich, weil der Muselmann es für unmoralisch hält, Tiere verschiedener Art miteinander zu paaren. In Kleinasien aber gibt es viele Maultiere, namentlich in den Gebieten, welche von Griechen bewohnt sind. Sie werden auf den persischen nach Trapezunt führenden Karawanenstraßen viel als Tragtiere benutzt und können ohne Schaden mit einem Gewichte von 150 kg belastet werden. In Diarbekir lassen die Vornehmen ihre Sänften von Maultieren tragen.

Der Außenhandel an Maultieren und Mauleseln belief sich im Jahre 1909/10 auf 1030 Stück im Werte von 143 001 ℳ in der Einfuhr und 817 Stück im Werte von 140 523 ℳ in der Ausfuhr. Daran waren beteiligt:

	Einfuhr		Ausfuhr	
	ℳ	Stück	ℳ	Stück
Deutschland.	40[1])	3	—	—
Österreich-Ungarn.	338	2	—	—
Rußland	1 875	16	—	—
Serbien.	405	10	—	—
Bulgarien.	47 053	398	4629	37
Belgien.	—	—	—	—

Als Hauptabnehmer kommt Griechenland mit 755 Stück in Betracht.

An Eseln wurden in demselben Jahre eingeführt 3005 Stück im Werte von 114 382 ℳ, während sich die Ausfuhr auf 3555 Stück im Werte von 151 880 ℳ belief. Es waren beteiligt:

---

[1]) Druckfehler der amtlichen Statistik?

	Einfuhr		Ausfuhr	
	ℳ	Stück	ℳ	Stück
Deutschland	—	—	—	—
Österreich-Ungarn	63	2	—	—
Rußland	2 673	150	1953	58
Serbien.	2 228	125	—	—
Bulgarien.	37 915	1067	4604	123
Belgien.	—	—	—	—

Von den ausgeführten Eseln gingen die meisten, nämlich 2700 Stück, nach Griechenland; von den eingeführten kamen 1200 Stück aus England.

2. Rindviehzucht.

Die Bedeutung der Rindviehzucht tritt in der Türkei erheblich gegen die der Schaf- und Ziegenhaltung zurück, da man von dem dortigen Rind, das zu dem südeuropäischen Steppenviehschlage gehört, keine so vielseitigen Leistungen verlangt und verlangen kann, wie von den hochgezüchteten Schlägen Mitteleuropas. So spielt die Milchnutzung fast gar keine Rolle, und wenn das Fleisch auch gegessen wird, so ist bei der Vorliebe der Türken für Schaffleisch doch der Bedarf und das Verständnis dafür nicht groß, so daß Rindfleisch fast nur in den größeren Städten mit westeuropäischem Fremdenverkehr auf den Markt gebracht wird. Hier aber kommt es nur in geringer Menge in frischem Zustande, vielmehr meist gesalzen, in Scheiben geschnitten und an der Luft getrocknet, unter der Bezeichnung „Basdyrma" zum Verkauf. Als Last- und Zugtier hat das Rind aber auch in der Türkei noch eine gewisse Bedeutung, denn im leichteren Zuge verrichten Ochsen und Kühe bessere Arbeit wie die zwar für starke Lasten und schwere Arbeit unentbehrlichen, aber äußerst langsamen Büffel.

Das Rindvieh verbringt sein Dasein während des ganzen Jahres im Freien, bei der Arbeit, auf der Weide und auch während der Ruhe, denn dort, wo es herdenweise gehalten wird, kennt man keine geschlossenen Ställe, sondern nur offene Pferche, in denen es allen Unbilden der Witterung ausgesetzt bleibt. Wo aber der Ackerbau überwiegt und die Viehhaltung zurücktritt, hat es das Vieh besser, weil der Bauer für die wenigen Stücke, die er sein eigen nennt, auch gewöhnlich einen gedeckten, wenn auch sonst ganz primitiven Unterkunftsraum hat.

In Kleinasien beschränkt sich die Viehzucht fast ausschließlich auf das Hochland, da es in dem die Küsten bildenden Tieflande an Weideflächen fehlt. Eine Ausnahme macht in dieser Beziehung nur das Sakariatal bei Adabazar mit seinem wiesenreichen Unterlaufe, die Ebene von Boli, wo sogar Futterpflanzen angebaut werden, das breite Kyzyl-Yrmaktal südlich des Kush Daghy und die Küstenniederung von Bafra. In diesen Gegenden und im Hochland wird das Vieh vom März bis in den Juni hinein auf die trockenen Weiden getrieben, später nach der Heuernte gelangt es auf die bewässerten Wiesen und bezieht im September oder Oktober seine Winterquartiere in den Pferchen der Dörfer, wo es bei einem spärlichen Futter von Häcksel, wenig Heu und sehr wenig Gerste durchgehalten wird.

Das anatolische Rind ist ebenso unansehnlich und klein wie das des Balkans, und nur in einzelnen Bezirken findet man bessere Schläge. So zeichnen sich z. B. die Kühe von Bafra, Erzerum und am Thermodon durch ihre Größe aus, und bei Aleppo ist ein Schlag herausgezüchtet, der den gewöhnlichen an Größe und Leistungsfähigkeit übertrifft. Auch haben sich die von den Mouhadjirs eingeführten, als „Plewnarinder" bezeichneten Rinder in Anatolien gut bewährt und bei Kreuzungen zur Verbesserung der heimischen Schläge beigetragen.

Eine viel größere Bedeutung hat sowohl in der europäischen Türkei als auch in Kleinasien der Büffel. Er ist zwar gegen Kälte und Hitze empfindlicher als das Hausrind, leistet aber bei angemessener Pflege dafür beträchtlich mehr wie dieses. Er ist für diese ungeheuren Gebiete als Arbeits- und Lasttier als unersetzlich zu bezeichnen, vermittelt er doch in riesigen Wagenzügen neben dem Kamel den Transport der gesamten Getreideernte an die Bahnen und Küstenstädte und befördert die eingeführten Waren ins Innere des Landes. Er muß die schwereren Pflugarbeiten bewältigen und auch mit dem ungefügen Dreschschlitten die Körnerernte gewinnen helfen. Ein Vergleich mit den entsprechenden Leistungen des Hausrindes fällt entschieden zu seinen Gunsten aus, nicht nur in bezug auf die Arbeit, sondern auch in Hinsicht auf seine sonstige Nutzung. Während die Kuh des Hausrindes dort nur 1,2 bis 3,8 Liter Milch gibt und

	Einfuhr		Ausfuhr		Die wichtigsten			
	Menge	Wert ℳ	Menge	Wert ℳ	Abnehmer [1]	Stück bzw. kg	Lieferanten [1]	Stück bzw. kg
Ochsen, Stiere, Kühe . . . Stück	7 929	927 609	26 240	1 701 982	England	15 000	—	—
					Griechenland	3 200	—	—
					Ägypten	2 300	—	—
Kälber . . . . „	310	10 195	146	7 137	—	—	—	—
Büffel . . . . „	1 503	72 358	1 188	113 983	—	—	—	—
Fleisch, frisch und gesalzen . kg	5 752	9 923	41 397	30 513	Griechenland	21 000	—	—
Rauchfleisch . . . . „	183 758	111 375	101 807	134 740	Ägypten	79 000	—	—
Butter, frisch und gesalzen . . „	343 897	519 683	810 335	1 346 908	England	65 000	—	—
					Ägypten	057 000		
Sibirische und Kunstbutter . . „	2 995 982	2 291 993	73 394	117 465	—	—	England	1 242 000
							Griechenland	460 000
							Italien	208 000
							Frankreich	185 000
Geschmolzener Talg, Margarine „	3 994 543	3 419 456	51 488	47 484	—	—	Amerika	1 586 000
							England	752 000
							Frankreich	595 000
							Holland	261 000
Ausländische Käsesorten . . . „	267 364	371 645	40	31	—	—	Frankreich	120 000
							Italien	56 000
							Holland	35 000
Gesalzener Käse, Kachkaval[2) und anderer Käse . . . . . „	499 214	407 784	2 179 167	2 081 418	Italien	1 460 000	—	—
					Amerika	309 000		
					Ägypten	96 000		
					Griechenland	52 000		
Milch und Joghurt . . . . . . „	126 394	107 345	285 430	53 567	—	—	Italien	39 000
							Frankreich	27 000
							England	24 000
Sahne . . . . „	301	315	518	632	—	—	—	—
Fleischkonserven . . . . . . „	93 332	40 448	7 036	6 648	—	—	England	14 000
							Frankreich	9 000
Fleischextrakt . . . . „	3 472	1 962	—	—	—	—	Holland	2 000

1) Außer den nachstehend besonders aufgeführten Ländern. — 2) Kachkaval ist Schafkäse.

nur 3 Monate lang gemolken werden kann, liefert die Büffelkuh 6,5 bis 9 Liter während 8 Monaten. Dabei ist die Milch so viel fettreicher, daß man von der Hauskuhmilch 25 bis 28 Liter, von der Büffelmilch aber nur 12 Liter für 1 kg Butter braucht. Die Arbeitsfähigkeit des Hausrindes erstreckt sich nur auf 10, beim Büffel dagegen auf 25 Jahre. Das Gewicht des Ochsen beträgt 150 bis höchstens 175 kg, das des Büffels dagegen mindestens 330 kg. Allerdings sind dafür auch die Preise für Büffel entsprechend höher. Vom Rind kosten Kühe 63 bis 72 ℳ, Ochsen 120 bis 180 ℳ, während für den Büffel 126 bis 144 ℳ bzw. 180 bis 216 ℳ bezahlt werden.

Rinder- und Büffelmilch wird regelmäßig in Form von Joghurt, einer aus gegorener Milch hergestellten Speise, die bei keinem Mahl fehlt, und als Haïran, eine verdünnte saure Milch, genossen und findet auch zur Herstellung eines weißen, quarkartigen, in Schafbälgen aufbewahrten Käses oder zur Butterbereitung Verwendung.

Den Handel mit Rindvieh und Erzeugnissen der Rindviehzucht im Jahre 1909/10 zeigt vorstehende Zusammenstellung.

An der Ein- und Ausfuhr waren außer den dort bereits genannten Ländern beteiligt:

	Einfuhr		Ausfuhr	
	ℳ	Stück	ℳ	Stück
	Ochsen, Stiere, Kühe			
Deutschland	—	—	—	—
Österreich - Ungarn	—	—	72	1
Rußland	398 791	1506	278 618	5204
Serbien	300 820	3311	108	2
Bulgarien	189 170	2100	1 179	11
Belgien	—	—	—	—

	Einfuhr		Ausfuhr	
	ℳ	Stück	ℳ	Stück
	Kälber			
Deutschland	—	—	—	—
Österreich - Ungarn	—	—	—	—
Rußland	221	15	—	—
Serbien	2 920	104	—	—
Bulgarien	4 887	77	—	—
Belgien	—	—	—	—

	Einfuhr		Ausfuhr	
	$\mathcal{M}$	Stück	$\mathcal{M}$	Stück
Büffel				
Deutschland	—	—	—	—
Österreich - Ungarn	—	—	—	—
Rußland	4 931	159	100 009	1 038
Serbien	3 884	50	—	—
Bulgarien	61 134	1 231	1 120	8
Belgien	—	—	—	—

	Einfuhr		Ausfuhr	
	$\mathcal{M}$	kg	$\mathcal{M}$	kg
Frisches und gesalzenes Fleisch				
Deutschland	327	119	—	—
Österreich - Ungarn	2 621	1 403	1 144	2 150
Rußland	77	48	—	—
Serbien	1 824	1 337	10 929	13 370
Bulgarien	203	143	122	113
Belgien	—	—	—	—
Rauchfleisch				
Deutschland	332	138	—	—
Österreich - Ungarn	394	145	1 878	3 118
Rußland	—	—	11 560	17 505
Serbien	6 271	11 184	—	—
Bulgarien	—	170 885	177	175
Belgien	—	—	—	—
Butter, frisch und gesalzen				
Deutschland	11 906	6 171	114	58
Österreich - Ungarn	74 577	34 701	6 369	4 183
Rußland	15 678	7 369	32 707	22 655
Serbien	142 599	109 006	169	94
Bulgarien	9 076	7 249	1 399	882
Belgien	3 509	1 997	—	—
Sibirische und Kunstbutter				
Deutschland	206 411	343 861	—	—
Österreich - Ungarn	154 417	244 783	—	—
Rußland	97 731	56 046	—	—
Serbien	11 128	8 629	—	—
Bulgarien	40 020	30 818	18 671	12 797
Belgien	—	—	—	—

	Einfuhr		Ausfuhr	
	ℳ	kg	ℳ	kg
Geschmolzener Talg, Margarine				
Deutschland	215 422	233 637	134	271
Österreich-Ungarn	116 163	127 916	22	15
Rußland	196 958	159 414	827	879
Serbien	29	19	—	—
Bulgarien	1 514	1 650	9 882	10 739
Belgien	26 096	28 486	—	—
Ausländische Käsesorten				
Deutschland	13 513	10 301	—	—
Österreich-Ungarn	23 654	14 347	—	—
Rußland	1 316	966	—	—
Serbien	47	23	—	—
Bulgarien	94	38	—	—
Belgien	6 180	3 884	—	—
Gesalzener Käse, Kachkaval und andere Käse				
Deutschland	1 374	1 351	314	229
Österreich-Ungarn	1 264	1 538	19 412	22 427
Rußland	9 443	11 207	738	1 074
Serbien	301	233	29	26
Bulgarien	265 945	265 680	3 032	3 882
Belgien	103	284	17	10
Milch und Joghurt				
Deutschland	5 445	5 623	6	5
Österreich-Ungarn	10 343	9 957	—	—
Rußland	2 470	1 986	—	—
Serbien	—	—	—	—
Bulgarien	—	—	—	—
Belgien	1 597	2 650	—	—
Sahne				
Deutschland	9	1	—	—
Österreich-Ungarn	—	—	526	484
Rußland	—	—	—	—
Serbien	—	—	—	—
Bulgarien	—	—	9	4
Belgien	—	—	—	—

	Einfuhr		Ausfuhr	
	ℳ	kg	ℳ	kg
Fleischkonserven				
Deutschland	5159	3 487	—	—
Österreich - Ungarn	614	784	—	—
Rußland	29	37	6255	6628
Serbien	—	—	—	—
Bulgarien	—	—	—	—
Belgien	9960	61 160	—	—
Fleischextrakt				
Deutschland	1091	637	—	—
Österreich-Ungarn	—	—	—	—
Rußland	—	—	—	—
Serbien	—	—	—	—
Bulgarien	—	—	—	—
Belgien	—	—	—	—

Der Handel mit Rinder- und Büffelhäuten stellte sich auf eine
Einfuhr von 5 172 146 kg im Werte von 5 646 656 ℳ,
Ausfuhr „ 3 480 329 kg „ „ „ 4 784 746 ℳ.

Hauptlieferanten waren Ägypten mit 2 082 000 kg, England mit
1 032 000 kg, Frankreich mit 593 000 kg.
Es waren ferner beteiligt:

	Einfuhr		Ausfuhr	
	ℳ	kg	ℳ	kg
Rinder- und Büffelhäute, roh				
Deutschland	77 836	59 060	306 623	337 353
Österreich-Ungarn	264 186	156 698	1 060 247	1 034 892
Rußland	50 359	53 696	—	—
Serbien	29	27	2 009	849
Bulgarien	64 226	67 896	114 489	83 729
Belgien	20 902	20 012	2 799	4 752

3. Kamelhaltung.

Der Handelsverkehr Kleinasiens, Syriens und Arabiens wird
zum großen Teile durch die Kamelkarawanen bewältigt, die
selbst da, wo heute die Eisenbahn weit ins Innere des Landes

vorgedrungen ist, ihren Wert nicht verloren haben. Denn nun haben sie dort zwar einen kürzeren Weg, der sie zu den Zwischenstationen führt, müssen diesen aber bei dem gesteigerten Umsatz um so öfter zurücklegen. Und anderwärts bleibt aller Handel wie vor Jahrtausenden auf sie angewiesen. Wir finden in der asiatischen Türkei fast ausschließlich das einhöckerige Dromedar, doch werden in verschiedenen Gegenden, z. B. von den Armeniern und Turkmenen von Bozuk und den cilicischen Yürücken, Kreuzungen zwischen diesem und dem zweihöckerigen baktrischen Kamele vorgenommen, die wieder einhöckerig sind, aber die Länge des Rückens und die Widerstandsfähigkeit gegen die Unbilden des Winters von dem letzteren haben. Diese Kreuzungsprodukte werden daher auch vorzugsweise während des Winters benutzt, während man sie im Sommer auf die Weide treibt und die Dromedare arbeiten läßt.

Das Kamel dient in Kleinasien nur als Lasttier, in den arabischen und syrischen Wüsten dagegen wird es auch als Reittier benutzt. Dort hat man auch besonders leichte, vom züchterischen Standpunkte aus zweifellos sehr edel gezogene Rassen, die ausschließlich dem Reitdienst obliegen, herangezogen.

Das Kamel, das zum Lasttragen bestimmt ist, wird mit dem vierten und fünften Jahre zur Arbeit benutzt, indem man ihm nach und nach größere Gewichte aufbürdet, bis es schließlich 200 bis 300 kg, unter Umständen sogar 400 kg tragen und damit einen täglichen Weg von 20 bis 25 km zurücklegen kann. Je nach seiner Leistungsfähigkeit hat es dann einen Wert von 300 bis 650 ℳ. Unter der Voraussetzung voller Leistungsfähigkeit vermag es einen Tonnenkilometer für 0,24 bis 0,32 ℳ zu bewältigen. Was das Renntier für die Bewohner des äußersten Nordens, ist das Kamel für die Bevölkerung des vorderasiatischen Steppen- und Wüstengebietes. Es liefert in seiner Milch das Getränk, in seinem Fleisch die Speise, in seinem Harn das Salz, im Mist die Feuerung, im Haar und Fell Kleidung und Behausung, und selbst die Knochen werden von den Nomaden zu allerlei Gerätschaften verarbeitet. Es ist daher kein Wunder, wenn der Reichtum des einzelnen sich am deutlichsten in der Zahl seiner Kamele widerspiegelt, und daß diesen eine Pflege zuteil wird, wie sie außer dem Pferde der Araber, kaum ein anderes Haustier der dortigen Einwohner genießt.

An Kamelen wurden im Jahre 1909/10 eingeführt: 259 Stück
im Werte von 29 062 ℳ; die Ausfuhr belief sich auf 1529 Stück
im Werte von 105 898 ℳ. Der Hauptabnehmer war Ägypten mit
1520 Stück. Rußland führte 20 Stück im Werte von 3715 ℳ nach
der Türkei ein und erhielt von dort 2 Stück im Werte von 389 ℳ.

4. Ziegenzucht.

Von allen europäischen Ländern ist die Türkei das ziegen-
reichste, aber auch in ihrem asiatischen Gebiete gehört die Ziege
— dort neben dem Schafe — zu den am meisten gehaltenen
Haustieren, und Mohammedaner wie Christen schätzen sie wegen
ihrer fetten Milch. Bei dieser Beliebtheit ist es natürlich, daß
sich unter dem Einflusse der Kultur heute eine ganze Anzahl
verschiedener Rassen finden, die sich durch Größe, Länge und
Güte des Haares, Färbung, Hornbesitz oder Hornlosigkeit u. a. m.
voneinander unterscheiden. Eine große Verbreitung hat in der
europäischen Türkei die weiße langhaarige bulgarische Ziege
und die milchreiche dunkelgefärbte und kurzhaarige Thebaische
Ziege, die weit über die Grenzen ihrer böotischen Heimat vorgedrungen ist. Auch rothaarige, hornlose Ziegen, die wahrscheinlich aus Ägypten stammen, werden in vielen Ortschaften gehalten.
In Kleinasien bilden zwar die Ziegen ganz allgemein, wie schon
erwähnt, neben dem Schafe, den Hauptreichtum der Bewohner,
weil dieses Land mit seiner Trockenheit und dem Salzreichtum
des Bodens in größtem Maße dafür geeignet ist, doch gibt es
auch hier Gebiete, in denen sie besonders stark vertreten sind.
So besitzen die Türken und Turkmenen in Paphlagonien, also
in der Gegend um Synob (Sinope), und die lykischen Yürüken,
ebenso wie die Kurden, ungeheure Ziegenherden, und in dem
Vilajet Angora, das eine Größe von etwa 73 000 qkm besitzt,
betrug der Bestand an schwarzen Ziegen am Ende des vorigen
Jahrhunderts 304 000, an Angoraziegen 1 230 000 Stück. Außer
diesen beiden Rassen, von denen man die erste besonders ihrer
Milchergiebigkeit wegen (0,8 bis 1,2 Liter) schätzt, die letztgenannte
aber hauptsächlich des Vließes wegen nicht nur in Angora, sondern weit darüber hinaus züchtet, hat Kleinasien aber auch noch
andere Rassen, bei denen die Leder- und Haarnutzung im Vordergrund steht. Diese liefern bei einmaliger Schur bis 1,2 kg Haare,

aus denen Zeltstoffe, Säcke, Kleidungsstücke usw. gewebt werden. Das feinste Ziegenleder kommt aus der Gegend von Brussa, Karahissar und Biledjik; es liefert den Saffian, der meist roh, gegerbt und getrocknet, als Meshinleder nach Österreich (Wien) und Deutschland (Leipzig) ausgeführt wird. Auch werden viele Ziegen- und Zickelfelle mit Haaren ausgeführt, wovon Deutschland im Jahre 1912 für etwa 1,9 Mill. Mark einführte.

Im Jahre 1912 bezog die Türkei aus Bulgarien Schaf- und Ziegenfleisch für 131 816 $\mathcal{M}$, lebende Ziegen für 82 938 $\mathcal{M}$.

Die berühmteste aller Ziegenrassen ist die Angoraziege mit ihrem 12 bis 15 cm, ja bei besonders guten Stücken bis 30 cm langem seidigen Haar, das das wertvolle Kämelhaar (türkisch: „Tiflis"), das Rohmaterial für das Mohairgarn, liefert. Sie ist, wie erwähnt, weit in Kleinasien verbreitet und genießt auch außerhalb des Vilajets Angora denselben guten Ruf; ja, es wird behauptet, daß das beste Haar aus Beïbazar westlich Angora, sowie aus Tosia und Tchangry komme. Man trifft in jenen Gegenden Herden von 800 bis 1000 Stück auf den Weideflächen an, und der gesamte Bestand Anatoliens wird mit drei Millionen Stück eher zu gering als zu hoch geschätzt werden. Die Ziegen können ziemlich lange, bis neun Jahre, zur Zucht verwendet werden, doch läßt die Güte des Haares mit höherem Alter nach. Mit $1^1/_2$ Jahren gibt eine Ziege bei der jährlich nur einmal erfolgenden Schur 1,2 kg Wolle, später 2,5 bis 3,5 kg, und es wird für 1 kg Wolle 2,70 bis 4 $\mathcal{M}$ bezahlt. Der Preis eines Paares Ziegen (Bock und Ziege) im Alter von $1^1/_2$ Jahren beträgt etwa 18 $\mathcal{M}$. Ein großer Teil des feinen Haares wird im Lande selbst zu kostbaren Teppichen, die besonders in Smyrna geknüpft werden, Handschuhen, Strümpfen, Tüchern usw. verarbeitet, doch findet noch eine starke Ausfuhr ins Ausland, namentlich nach England und Frankreich, statt, welche Länder zu Ende des vorigen Jahrhunderts etwa 1,5 Mill. Kilogramm Kämelhaar bezogen. Die unter dem feinen Seidenhaar befindlichen gröberen Grannenhaare dienen zur Anfertigung von Filzdecken, Mänteln und Säcken. So werden alljährlich allein über 350 000 kg derartige Säcke zur Verpackung des zur Ausfuhr gelangenden Tabaks verbraucht.

Auch die sonstige Nutzung der Angoraziege ist nicht gering; das Leder liefert feinsten Saffian, die Milchgewinnung stellt sich auf 60 bis 70 Liter und die Fleischnutzung ist, da die Ziegen bis 40 kg, die Böcke bis 75 kg schwer werden, gleichfalls lohnend.

Der auswärtige Handel mit Ziegen ergab im Jahre 1909/10 an Einfuhr 18181 Stück im Werte von 132747 ℳ, an Ausfuhr 62263 Stück im Werte von 739010 ℳ. Daran waren beteiligt:

	Einfuhr		Ausfuhr	
	ℳ	Stück	ℳ	Stück
Deutschland	—	—	—	—
Österreich-Ungarn	1 242	175	250	32
Rußland	157	13	13 890	2937
Serbien	11 934	1535	—	—
Bulgarien	24 806	2764	43	3
Belgien	—	—	—	—

Der Hauptabnehmer war Griechenland mit 45000 und Ägypten mit 12000 Stück, der Hauptlieferant Persien mit 13000 Stück.

Der auswärtige Handel mit Ziegenfellen und Mohair betrug:

	Einfuhr		Ausfuhr	
	ℳ	kg	ℳ	kg
Ziegenfelle, roh	142 298	57 371	2 543 645	2 509 591
Mohair	53 468	14 682	16 758 036	5 882 553

Als Hauptabnehmer für Ziegenfelle kommen in Betracht Amerika mit 1145000 kg, Frankreich mit 704000 kg, England mit 209000 kg; für Mohair England mit 5400000 kg, Frankreich mit 377000 kg.

Es waren ferner beteiligt:

	Einfuhr		Ausfuhr	
	ℳ	kg	ℳ	kg
	Ziegenfelle, roh			
Deutschland	16 980	4827	13 526	13 513
Österreich-Ungarn	23 202	4194	272 403	296 607
Rußland	1 219	586	18 411	24 020
Serbien	90	40	—	—
Bulgarien	99	50	97 330	48 612
Belgien	—	—	—	—

	Einfuhr		Ausfuhr	
	ℳ	kg	ℳ	kg
	Mohair			
Deutschland	39 741	6844	8 423	3 848
Österreich-Ungarn	864	439	99 346	34 975
Rußland.	—	—	110 576	38 393
Serbien	—	—	—	—
Bulgarien	83	57	2 826	1 570
Belgien	1 086	500	—	—

5. Schafzucht.

Das Schaf ist das eigentliche Haustier der Türken, die sein Fleisch und Fett über alles schätzen, aus seiner Milch Käse und erfrischende Getränke bereiten, das Leder zu Gürteln, Schuhwerk und vielfachen anderen Gebrauchsgegenständen verarbeiten und die Wolle zur Herstellung ihrer Kleidung und zur Teppichweberei benutzen. In der europäischen Türkei überwiegt das grob- und filzwollige Zackelschaf, das auch sonst in Südosteuropa die weiteste Verbreitung hat; doch gibt es auch vereinzelte Herden von Fettschwanzschafen, unter denen die Kivirshik- und Karamanrassen besonders bevorzugt sind. Den Kreuzungsprodukten dieser beiden Rassen, von denen namentlich die erste, sehr kurzschwänzige, ihres vorzüglichen Fleisches wegen berühmt ist, entstammt eine Wolle, „Dalidje" genannt, die für Tuchfabrikation besonders geeignet sein soll. Auch unter den Zackelschafen sind verschiedene Rassen oder Abarten zu unterscheiden, von denen die Cigaya- und die Rasse von Karnabat erwähnt zu werden verdienen. Erstere, in schwarzen, grauen und weißen Farben auftretend, hat auch in Bosnien, der Herzegowina und Südungarn Verbreitung gefunden; letztere, stets schwarz gefärbt, ist in Mazedonien, der Dobrudscha und Albanien zu Hause. Die Einfuhr von Merinos ist zwar versucht worden, hat aber nirgends einen erheblichen Einfluß durch Verdrängen der heimischen Rasse gewinnen können.

In Kleinasien treten die Zackelschafe vollständig gegen die Fettschwanzschafe und namentlich gegen die Kivirshik- und Karamanschafe zurück, von denen es zu Ende des vorigen Jahrhunderts allein in dem Vilajet Angora über 1 600 000 Stück gab. Aber auch in allen anderen Teilen Anatoliens sind die Schafe in ungeheurer Zahl vorhanden; so gibt es in Kush Daghy Dörfer, wo jeder Bauer 2000 Stück besitzt. In der Kaiserlichen Musterwirtschaft in Tchifteler Tchiftliyi, an den Quellen des Sakaria, befindet sich eine Herde von mehr als 10 000 Stück. Durch besonderen Schafreichtum zeichnen sich die Kurden aus, die ihren Überschuß in Trapezunt zur Ausfuhr bringen.

Schaffleisch, das bei keiner Mahlzeit des wohlhabenden Türken fehlen darf, ist verhältnismäßig billig, ohne aber doch etwa einen so geringen Preis zu haben, wie man bei dem gewaltigen Angebot annehmen könnte. So kostet z. B. in Angora 1 kg Lammfleisch 0,40 bis 0,50 ℳ, Schöpsenfleisch 0,70 bis 0,80 ℳ. Die Milch findet sowohl zur Käse- als Butterbereitung Verwendung, wird aber, wie die Büffelmilch, auch zu Joghurt verarbeitet oder als „Kaïmak", wie ein aus Schaf oder Ziegenmilch bereiteter Rahm genannt wird, genossen. Den größten Nutzen wirft das Schaf aber doch durch seine Wollerzeugung ab, die, wenn auch nicht übermäßig reichlich, doch eine regelmäßige und sichere Einnahmequelle für die Bevölkerung darstellt. Die Schafe werden entweder ein- oder zweimal jährlich geschoren und liefern in beiden Fällen etwa 1200 bis 1300 g. Trotzdem wird die zweimalige Schur allgemein vorgezogen, da für die Wolle der zweiten Schur doppelt soviel bezahlt wird, wie für die der ersten. In Angora ist der Preis für die beste ungewaschene Wolle 0,55 bis 0,60 ℳ, für gewaschene 1,40 ℳ für 1 kg.

Der Schafmist wird, soweit er in den Pferchen gesammelt werden kann, zur Düngung der Felder, namentlich der Tabakfelder, benutzt, da er nach dort allgemein herrschender Meinung dem Tabak ein besonders gutes Aroma geben soll. Der Preis für ein weibliches Schaf schwankt zwischen 7,2 bis 9 ℳ, während ein Bock 12,60 bis 14,40 ℳ kostet. Von den geschlachteten Hammeln wird vom Staate eine Steuer erhoben, die zwar gering ist, ihm aber doch die ansehnliche Summe von 72 Mill. Mark einbringt. Die Schafe werden gewöhnlich bis zum Alter von sieben Jahren zur Zucht benutzt.

Außer der schon in dem Abschnitte „Ziegen" aufgeführten Einfuhr von Schaffleisch wendete die Türkei im Jahre 1912 noch 857 982 ℳ für den Schafkäse „Kachkaval" auf, den sie aus Bulgarien einführte.

Der auswärtige Handel mit Schafen und Lämmern stellte sich im Jahre 1909/10 wie folgt:

	Einfuhr		Ausfuhr	
	ℳ	Stück	ℳ	Stück
Schafe	1 593 315	162 952	2 916 480	137 621
Lämmer.	122 071	22 171	675 471	79 437

Außer den im folgenden besonders aufgeführten Ländern kamen als Abnehmer besonders in Betracht für Schafe Ägypten mit 118 000 und Persien mit 1000 Stück, für Lämmer Griechenland mit 61 000 und Ägypten mit 18 000 Stück.

Es waren ferner beteiligt:

	Einfuhr		Ausfuhr	
	ℳ	Stück	ℳ	Stück
Schafe				
Deutschland	—	—	—	—
Österreich-Ungarn.	760	71	1 643	179
Rußland.	11 376	709	79 361	5667
Serbien	583 149	71 594	—	—
Bulgarien	694 255	57 540	17 337	1971
Belgien	—	—	—	—
Lämmer				
Deutschland	—	—	—	—
Österreich-Ungarn	72	20	—	—
Rußland.	287	51	95	7
Serbien	5 396	1 427	—	—
Bulgarien	95 014	17 927	90	20
Belgien	—	—	—	—

Der Handel mit Wolle hat einen beträchtlichen Umfang; er stellte sich auf:

	Einfuhr		Ausfuhr	
	ℳ	kg	ℳ	kg
Wolle, roh	712 710	535 344	4 720 868	6 370 411
Wolle, gewaschen	47 844	32 200	2 041 906	3 143 700

Als Hauptabnehmer für rohe Wolle kommt England mit 2 615 000 kg, Frankreich mit 1 172 000 kg und Amerika mit

583 000 kg besonders in Betracht; für gewaschene Wolle Amerika mit 938 000 kg, Frankreich mit 728 000 kg, England mit 517 000 kg und Italien mit 375 000 kg. Als Hauptlieferanten für rohe Wolle sind Persien mit 320 000 kg und England mit 62 000 kg zu nennen.

Es waren ferner beteiligt:

	Einfuhr		Ausfuhr	
	ℳ	kg	ℳ	kg
Wolle, roh				
Deutschland	54 864	11 502	127 343	196 648
Österreich - Ungarn	84 876	46 347	553 160	621 768
Rußland	185 910	57 176	—	—
Serbien	3 422	2 924	402 077	387 260
Bulgarien	9 004	9 147	358 942	310 190
Belgien	7 695	1 684	—	—
Wolle, gewaschen				
Deutschland	7 083	1 682	101 943	182 297
Österreich - Ungarn	12 404	8 199	270 850	350 878
Rußland	159	65	—	—
Serbien	—	—	15 459	20 539
Bulgarien	425	231	4 594	2 827
Belgien	1 545	462	—	—

Der Handel mit Schaffellen stellte sich auf:

Einfuhr: 120 541 kg im Werte von   149 694 ℳ

Ausfuhr: $\left.\begin{array}{l} 3\,108\,342 \text{ „} \\ +\,667\,952 \text{ St.} \end{array}\right\}$ „   „   „   3 941 412 „

Hauptabnehmer sind außer den speziell aufgeführten Ländern Amerika mit 732 000 kg, Frankreich mit 455 000 kg, Persien mit 381 000 kg und England mit 298 000 kg.

Es waren ferner beteiligt:

	Einfuhr		Ausfuhr		
	ℳ	kg	ℳ	kg	
Deutschland	7 553	1 957	383 035	275 513	
Österreich - Ungarn .	8 964	8 675	1 307 810	1 262 001	+ 17 026 Stck.
Rußland	11 474	12 170	333 238	3 318	+ 263 602 „
Serbien	1 358	818	—	—	
Bulgarien	459	332	46 314	35 833	
Belgien	—	—	—	—	+ 4 000 „

6. Schweinezucht.

Die Schweinezucht spielt nur eine untergeordnete Rolle, da dem Türken das Schwein als unrein gilt und der Genuß seines Fleisches verboten ist. Infolgedessen liegt sie ausschließlich in den Händen der Christen, die im europäischen Teile des Reiches mit Vorliebe das auch in den anderen Balkanstaaten und in Ungarn weit verbreitete Mangaliczaschwein halten. Auf der asiatischen Seite 'sind es vornehmlich die ;Griechen, welche sich mit Schweinezucht abgeben. ¡Die dort gehaltenen Rassen gehören den alten mischblütigen Stämmen an, die einen gewissen Anteil an Sus vittatus- und Sus scrofa ferus-Blut haben und in dieser Hinsicht mit den auf dem Balkan vorkommenden verwandt sind.

Der Schweinehandel hat immer nur geringen Umfang, denn er belief sich im Jahre 1909/10 in der Einfuhr auf nur 2002 Stück im Werte von 25651 ℳ, in der Ausfuhr auf 2389 Stück im Werte von 71183 ℳ. Die Hauptabnehmer sind England mit 1700 Stück und Griechenland mit 450 Stück. Der wichtigste Lieferant war Italien mit 900 Stück.

Es waren ferner beteiligt:

	Einfuhr		Ausfuhr	
	ℳ	Stück	ℳ	Stück
Deutschland	27	11	—	—
Österreich-Ungarn	—	—	—	—
Rußland.	180	5	—	—
Serbien	14 265	770	—	—
Bulgarien	320	25	1669	167
Belgien	—	—	—	—

Der Umsatz aus Erzeugnissen der Schweineschlächterei belief sich auf:

	Einfuhr		Ausfuhr	
	ℳ	kg	ℳ	kg
Schinken, Würste (und Rinderzungen)	328 442	209 366	608	415
Schweine- (und Gänse-)fett	27 256	26 081	3152	3452

Für Schinken und Würste waren die Hauptlieferanten England mit 91 000 kg, Italien mit 54 000 kg; für Schweine- und Gänsefett Frankreich mit 11 000 kg, England mit 7000 kg.

Es waren ferner beteiligt:

	Einfuhr		Ausfuhr	
	ℳ	kg	ℳ	kg
	Schinken, Würste, Rinderzungen			
Deutschland	16 810	6 368	9	3
Österreich-Ungarn	33 550	17 173	—	—
Rußland	4 078	3 292	166	142
Serbien	26 735	13 844	—	—
Bulgarien	15 803	17 476	18	10
Belgien	—	—	—	—
	Schweine- und Gänsefett			
Deutschland	1 292	363	—	—
Österreich-Ungarn	2 632	1 121	3152	3452
Rußland	941	288	—	—
Serbien	2 747	2 176	—	—
Bulgarien	36	28	—	—
Belgien	3 990	5 185	—	—

7. Geflügelzucht.

Die Haltung von Nutzgeflügel, namentlich Hühnern, Truthühnern und zum Teil auch von Gänsen, hat sowohl in der Europäischen wie in der asiatischen Türkei einen großen Umfang und wirft trotz der ganz primitiven Art, in der die Zucht betrieben und das Geflügel gepflegt wird, und trotz der fabelhaft billigen Preise, die dafür gelöst werden, der Bevölkerung einen nicht unbedeutenden Gewinn ab. Das hängt mit dem im Tieflande, also dem Küstengebiete vorherrschenden milden Klima zusammen, welches es gestattet, daß man die Hühner zwei- bis dreimal brüten und ihre Kücken trotzdem ausreichend lange durch sie führen lassen kann. Auch achtet der Bauer darauf, daß kein Huhn länger als drei Jahre zur Zucht oder Eiergewinnung tätig ist. Allerdings reißen mitunter Seuchen große Lücken in die Bestände oder bringen sie stellenweise vollständig zum Aussterben, da die krepierten Hühner einfach auf die Straße geworfen werden und so immer neue Ansteckungsherde bilden. Bei einigermaßen rationeller Haltung könnte Anatolien leicht weit größere Mengen von Geflügel und Eiern zum Versand bringen.

Man trifft in der Türkei außer dem deutschen Landhuhn noch viele andere Rassen, wie Cochinchinas, Kämpfer, Brabanter, Italiener, Paduaner, weiße und bunte Bantams u. a. m.; doch liegen anscheinend keine Erfahrungen darüber vor, ob sich diese oder jene Rasse unter den dortigen Verhältnissen besonders bewährt hat. Es ist wahrscheinlich, daß anspruchsvolle Kulturrassen ihre Vorzüge bald einbüßen werden, so daß die Haltung des gemeinen Landhuhnes, das gewöhnt und dort auch gezwungen ist, sich sein Futter selbst zu suchen, am rationellsten sein wird. Der Preis für Eier und Hühner ist noch sehr niedrig, denn man bekommt ein junges, fünf bis sechs Wochen altes Huhn für 0,18 ℳ und für dasselbe Geld auch zehn bis zwölf Eier. Im Herbst und Winter ist ein Hahn oder Huhn für 0,90 ℳ zu haben.

Eine große Rolle spielt neben den Haushühnern das Truthuhn, das bekanntlich von dem mexikanischen Bronzeputer (Meleagris gallopavo) abstammt und sich sowohl in den Balkanländern als auch in Anatolien ganz vorzüglich akklimatisiert hat. Es wird in Kleinasien hauptsächlich im Hochlande gehalten, wo auch die Seuchengefahr eine geringere ist als in den Küstengebieten. Sein Preis beträgt im Herbste 0,90 bis 1,25 ℳ.

Die Gänsezucht nimmt auffallender Weise einen nur geringen Raum ein, wohl weil man die richtige Pflege, die es zu einem lohnenden Ertrage bringen könnte, nicht versteht, und auch zu bequem ist, Neuerungen einzuführen. Man nutzt nicht einmal die Federn der geschlachteten Gänse. Letztere kosten im Herbste nur 1,10 ℳ. Und doch könnte gerade mit der Zucht dieses Tieres viel Geld verdient werden, wie ein unternehmungslustiger Schweizer gezeigt hat, der im Jahre 1897 in Eski Nehir eine Gänsemästerei großen Stiles begründete. Dort werden Brust und Keulen der Mastgänse geräuchert und alles andere Fleisch, nachdem das Fett vorher ausgelassen ist, mit dem Blut zu einer Räucherdauerwurst verarbeitet, die leichten und guten Absatz findet.

Auf die Zucht von Enten und Tauben wird nicht viel Wert gelegt, weil die ungeheuren Mengen der am Wasser vorhandenen Wildenten und die überall, selbst in den Städten, nistenden wilden und halbwilden Tauben den Bedarf jederzeit decken. Übrigens genießen die meisten Mohammedaner kein Taubenfleisch, ja sie dulden aus einem gewissen Aberglauben auch nicht das Nisten der Tauben in ihrem Hause.

Das in der Türkei gehaltene Geflügel hat im allgemeinen, wohl als Folge der wahllos aufgenommenen Nahrung, keinen besonders guten Geschmack. Will man es nach unseren europäischen Begriffen besser genießbar machen, so empfiehlt es sich, es einige Wochen vor der Schlachtung mit Körnern zu füttern.

Den Handel mit Geflügel und Erzeugnissen der Geflügelzucht für das Jahr 1909/10 erweist folgende Zusammenstellung:

	Einfuhr		Ausfuhr	
	ℳ	Menge	ℳ	Menge
Hühner und anderes Hausgeflügel, lebend. . . . . Stück	3 374	2 932	85 966	79 949
Geflügel, tot (und Wildpret) . . kg	954	311	32 813	10 508
Eier . . . . { kg	} 18 486 {	34 233	} 10 692 636 {	18 466 719
{ Stück		—		1 152 895

Für lebendes Hausgeflügel waren Hauptabnehmer Griechenland mit 26 000 kg und Ägypten mit 23 000 kg, für totes Geflügel (und Wildpret) Frankreich mit 2200 kg und Griechenland mit 1400 kg, für Eier Frankreich mit 11 861 000 kg, Italien mit 568 000 kg, Griechenland mit 519 000 kg und England mit 475 000 kg.

Es waren ferner beteiligt:

	Einfuhr		Ausfuhr	
	ℳ	Stück	ℳ	Stück
	Hühner und anderes Hausgeflügel lebend			
Deutschland	—	—	—	—
Österreich - Ungarn.	—	—	13 354	11 551
Rußland.	40	16	—	—
Serbien	2025	1948	—	—
Bulgarien	347	118	138	77
Belgien	—	—	—	—

	Einfuhr		Ausfuhr	
	M	kg	M	kg
Geflügel (tot) und Wildpret				
Deutschland	—	—	1 338	430
Österreich-Ungarn.	331	97	22 031	6098
Rußland.	—	—	—	—
Serbien	8	5	—	—
Bulgarien	—	—	126	40
Belgien	—	—	375	90

	Einfuhr		Ausfuhr		
	M	kg	M	kg	
Eier					
Deutschland	—	—	1 117 467	2 312 240	
Österreich-Ungarn.	6689	18 107	1 199 952	1 761 616	
Rußland.	317	175	6 358	11 395	
Serbien	—	—	335 245	463 880	
Bulgarien	85	127	57 507	91 748	+ 109 440 Stck.
Belgien	—	—	7 776	10 100	

8. Bienenzucht.

Die Bienenzucht ist sowohl auf der europäischen wie asiatischen Seite des türkischen Reiches sehr weit verbreitet, da der Türke den Honig sehr liebt, jedoch ist von einem rationellen Betriebe der Imkerei noch nicht die Rede. Besonderer Gunst erfreut sich der Honig aus ¡Angora, aus Mersivan und den westlichen Inseln, namentlich Imbros und Lemnos. Aus Smyrna gelangen jährlich große Mengen von Honig und Wachs zur Ausfuhr. In manchen Küstengegenden des Schwarzen Meeres hat der Honig neben bitterem Geschmack auch eine betäubende Wirkung, die ihm bei Trapezunt den Namen „Tollhonig" eingetragen hat. Diese Erscheinung wird darauf zurückgeführt, daß die Bienen die Rhododendron und die pontischen Azaleen besuchen, deren Honigsaft diese die ganze Tracht entwertende Eigenschaft besitzen soll.

Die Ein- und Ausfuhr an Honig stellte sich im Jahre 1909/10 auf

Einfuhr: 26 301 kg im Werte von 26 894 M
Ausfuhr: 189 755 „ „ „ „ 103 583 „

Außer den speziell aufgeführten Ländern waren Hauptabnehmer England mit 26 000 kg und Rumänien mit 17 000 kg. Es waren ferner beteiligt:

	Einfuhr		Ausfuhr	
	ℳ	kg	ℳ	kg
Deutschland	—	—	5 561	5 350
Österreich - Ungarn	152	325	5 132	6 070
Rußland	242	466	2 457	2 158
Serbien	29	43	—	—
Bulgarien	7	9	38 101	88 712
Belgien	—	—	—	—

9. Seidenraupenzucht.

Die Seidenkultur der europäischen Türkei umfaßte bis 1912 die Vilajets Saloniki und Adrianopel, sowie die Gebiete um Monastir und Janina, sowie Skutari in Albanien.

Die Ernte in Saloniki ergab im Jahre 1912 1 950 000 kg frische Kokons gegen 2 194 546 kg im Jahre 1911. Der mittlere Preis im Bezirke von Guevgheli, dem wichtigsten Teile des Vilajets Saloniki, der mehr als ein Drittel der ganzen Ernte erzeugt, war für 1 kg 2,35 bis 2,70 ℳ.

Auch in Adrianopel war der Ertrag des Jahres 1912 geringer als sonst, denn er belief sich nur auf 835 000 kg gegen 1 611 333 kg im Mittel der vorhergehenden 5 Jahre. Dort wurden etwa 75 Proz. Raupen der weißen Rasse von Bagdad und 25 Proz. der gelben französischen Rasse gezogen. Die erzielten Preise bewegten sich:

	1911	1912
Für 1 kg der weißen Rasse von	2,55 bis 2,60 ℳ	2,05 bis 2,10 ℳ
„ 1 kg „ gelben „	„ 2,65 „ 2,70 „	2,10 „ 2,20 „

Die Ernte in Monastir [und Janina betrug im Jahre 1912 130 000 kg und die in Skutari 120 000 kg.

Näheres über das Verhältnis der frischen Kokons zu den Rohseidenerträgen wolle man am Schlusse des Abschnittes über die Seidengewinnung in Anatolien nachlesen.

In [dem ungeheuren Gebiete Anatoliens und Syriens findet sich, wenn auch in wechselndem Umfang, überall die Seidenraupenzucht verbreitet. In ihrer Abhängigkeit von den klimatischen Verhältnissen des Landes, von der Möglichkeit des Anbaues des Maulbeerbaumes, zum nicht geringen Teil aber auch von der Intelligenz der Bewohner finden wir sie in den westlichen Küstengebieten am stärksten vertreten. Namentlich verdient hier der Sandschak Ismid, das ｜Vilajet Brussa, die Inselgruppe um Metelino (Lesbos) und der Bezirk von Smyrna Erwähnung. Dann folgt im Südosten die Gegend des Vilajets Adana, das Gebiet um Aleppo, Antiochia im Norden Syriens und Urfa in Nordmesopotamien, nordwestlich davon die Gegend um Diarbekir und noch weiter nordwestlich das Vilajet Sivas mit Amasia. Von besonderer Bedeutung sind endlich Cypern und Syrien. Die nordöstlichen Vilajets Erzerum und Trapezunt, das Gebiet von Bagdad und die in der Mitte Kleinasiens gelegenen Vilajets Angora und Konia treiben Seidenraupenzucht nur in beschränktem Maße. In Angora kommen eigentlich nur die Städte Nallyhan und Kaledjik in Frage. In den nördlichen Teilen Anatoliens sind Wesirköprü, Tosia, südlich und südwestlich von Sinob (Sinope), und Alatchan, zwischen Sinob und Trapezunt, als Zuchtgebiete von besonderer Bedeutung. An dem vorderen Abschnitte der anatolischen Bahn, von Norden nach Süden gerechnet, stehen Ak-Hissar, Lafka, Biladjik, Köplü, Sögüd und Tarakly in bezug auf Seidenraupenzucht an erster Stelle. Ein großer Seidenhandelsplatz ist Ünie, Hauptstapelplätze sind Tireboli und Kerasonda, sämtlich zwischen Sinob und Trapezunt. Hauptausfuhrplätze für Seide und Kokons sind Ismid und Smyrna.

Um die Hebung der Seidenraupenzucht hat sich die Dette publique Ottomane besondere Verdienste erworben, die insofern ein persönliches Interesse daran hat, als ihr die Einkünfte aus der Besteuerung zufließen. Sie hat unter anderem auch eine Seidenbauschule in Brussa errichtet.

Die Seidenraupenzucht in der asiatischen Türkei liegt teils in den Händen der kleinen Bauern, denen nur wenige Hektare Maulbeerplantagen zur Verfügung stehen, und die auch nur über beschränkte und zum Teil wenig zweckmäßig eingerichtete Zucht-räume verfügen, teils in denen größerer Besitzer, welche eigens für die Zucht errichtete Gebäude besitzen, die mit allen nötigen Einrichtungen für Heizung, Desinfektion, Lüftung, Abtötung der Puppen usw. ausgestattet sind.

Im Jahre 1912 betrug die Ernte an frischen Kokons bzw. Rohseide in:

	Frische Kokons	Rohseide
1. Brussa und dem Sandschak Ismid . .	4 580 000 kg —	383 000 kg
2. Cypern	180 000 „ ⎫	
3. Syrien	4 660 000 „ ⎭ —	400 000 „

4. Den übrigen Provinzen, nämlich:

Smyrna.	140 000 kg⎫	
Metelino mit d. Archipel	80 000 „	
Adana	95 000 „	
Aleppo, Antiochia, Urfa	710 000 „	
Bagdad.	1 500 „	
Diarbekir	115 000 „ ⎬ 1 425 000 „ — 115 000 „
Sivas mit Amasia . . .	210 000 „	
Trapezunt	12 000 „	
Erzerum	1 500 „	
Angora	40 000 „	
Konia	20 000 „ ⎭	

In Brussa und dem Sandschak Ismid ist die Ernte im Jahre 1912, wie, mit Ausnahme von Cypern, übrigens auch in allen anderen Provinzen, geringer gewesen als in den früheren Jahren. Sie betrug im Mittel von 1902 bis 1911 6 766 691 kg an frischen Kokons, und es wurden in diesen Jahren durchschnittlich von 25 g Eiern 37,1 kg Kokons gewonnen. Der mittlere Preis (1902 bis 1911) stellte sich auf 2,48 ℳ für 1 kg, während im Jahre 1912 für Kokons bester Beschaffenheit nur 2,30 bis 2,40 ℳ erzielt wurden. Fast die ganze Rohseide des Bezirks geht nach Frankreich, nur ein geringer Teil, im Durchschnitt der Jahre nur 24000 kg, wird im Lande selbst verarbeitet.

Die Durchschnittsernte Cyperns von 1907 bis 1911 brachte einen um 16000 kg geringeren Ertrag, da sie nur 164 000 kg ergab. Dabei ist zu beachten, daß sie in dieser Zeit ständig gesunken ist, indem sie, von 1907 angefangen, 185000, 165000, 180000, 150000, 140000 kg ergab. Das Jahr 1912 hat also hier eine nicht unbedeutende Steigerung zu verzeichnen gehabt.

Das Gebiet Syriens fällt hinsichtlich des Seidenbaues in drei Teile: 1. die Ebene von Beirut, 2. das Hügelland, welches den Libanon, die Ebene von Berkah und den Küstenstrich umfaßt, und 3. das Gebirgsland. Von diesen ist der zweite Abschnitt der für die Seidenkultur bei weitem wichtigste, brachte er doch im Jahre 1911 mit 3 200 000 kg frischen Kokons 53 Proz. und im Jahre 1912 mit 2 563 000 kg 55 Proz. der Gesamternte ganz Syriens. Dann folgt die Ebene von Beirut mit (1911) 1 950 000 kg = 32 Proz. und (1912) 1 631 000 kg = 35 Proz., während das Gebirgsland im Jahre 1911 mit 910 000 kg nur bis 15 Proz. und im Jahre 1912 mit 466 000 kg gar nur bis 10 Proz. am Gesamtertrage beteiligt war.

Der erhebliche Minderertrag der Kokonernte in Syrien im Jahre 1912 ist zum Teil darauf zurückzuführen, daß in diesem Jahre nur 215 000 Unzen Eier[1]) zur Entwicklung gebracht wurden, gegen 240 000 Unzen im Jahre 1911. Die meisten Eier werden aus Frankreich (Var, Meeralpen und Korsika) eingeführt.

Die Mehrzahl der Seidenraupenzüchter verkauft die fertigen Kokons in frischem Zustande, da den meisten die Möglichkeit fehlt, die Abtötung der Puppen rationell, d. h. ohne Schädigung des Gespinstes, zu besorgen. Nur die größeren Zuchtbetriebe töten die Puppen durch Dampf und trocknen danach die Kokons in eignen Anlagen. 100 kg frische Kokons ergeben etwa 30 bis 32 kg trockne Kokons. Von 100 kg trocknen Kokons werden etwa 30 bis 32 kg Rohseide gewonnen. So ergibt sich von 100 kg frischen Kokons ein Ertrag von etwa 9,6 kg Rohseide, d. h. zu 1 kg Rohseide sind etwa 12 kg frische Kokons erforderlich. Auf 1 kg gehen 500 bis 600 frische Kokons.

Im Jahre 1909/10 belief sich der auswärtige Handel auf:

	Einfuhr		Ausfuhr	
	ℳ	kg	ℳ	kg
Kokons	626 782	218 880	10 926 774	1 569 749
Rohseide	1 611 209	129 954	33 311 047	1 519 915

Für Kokons war der Hauptabnehmer Italien mit 780 000 kg und Frankreich mit 760 000 kg, für Rohseide Frankreich mit 1 452 000 kg und Italien mit 48 000 kg.

---

[1]) 1 Unze ist nach der „Statistique de la production de la soie usw." = 25 g.

Es waren ferner beteiligt:

	Einfuhr		Ausfuhr	
	ℳ	kg	ℳ	kg
Kokons				
Deutschland	132	24	904	200
Österreich-Ungarn	—	—	30 635	11 778
Rußland	29 292,	10 431	—	—
Serbien	—	—	—	—
Bulgarien	578 639	198 123	—	—
Belgien	—	—	—	—
Rohseide				
Deutschland	5 199	167	34 902	3 266
Österreich-Ungarn	37 244	2 642	60 192	2 193
Rußland	1 431	318	11 189	379
Serbien	—	—	25 355	1 974
Bulgarien	—	—	6 882	337
Belgien	166	50	—	—

10. Wildstand.

Wie der Fischfang, so unterliegt auch die Jagd nur geringen Beschränkungen, indem sie den Besitz eines zum Preise von 2,34 ℳ erhältlichen Waffenscheines voraussetzt. Der Wildstand ist nicht hervorragend; in den Gebirgen Anatoliens kommt die Bezoarziege (Capra aegagrus) und in Syrien der Sinaisteinbock (C. sinaitica) vor. Im armenischen Berglande lebt neben der Bezoarziege ein Wildschaf, das dem Ovis cycloceros verwandt ist. Rot- und Damwild ist infolge der durch die Ziegen- und Schafhirten und Herden getriebenen Waldverwüstung nur im Inneren noch stellenweise vorhanden, auch das Rehwild ist nirgends mehr häufig. Schwarzwild dagegen ist besonders in den Ackerbau treibenden Gebieten weit verbreitet, wo es die Getreide- und Maisfelder der Bauern zur Reifezeit brandschatzt. Da dem Türken der Genuß des Schweinefleisches verboten ist, so legt er auch auf die Jagd auf Schwarzwild keinen großen Wert, was zur Folge hat, daß der von den Sauen angerichtete Schaden oft sehr bedeutend ist. Die Hasenjagd soll stellenweise recht gut sein. Nach einer Angabe haben die Hasen in Angora, wie die Ziegen, silberglänzendes Seidenhaar, und 60 000 Stück davon gehen jährlich (zum Preise von 0,54 ℳ) nach Marseille zur Hutfabrikation. Es mag dahingestellt bleiben, ob hier nicht eine Verwechselung mit dem Angorakaninchen, einem Haustier, vorliegt. Ebenso wage ich nicht zu entscheiden, ob die Notiz, daß der Biber noch im Euphrat und in der Gegend von Aleppo lebt, zutreffend ist.

Wassergeflügel ist an den Küsten und in den Sumpfgebieten der Flüsse reichlich vorhanden. Von sonstigem Flugwild sind Fasan, Rebhuhn, Steinhuhn und Wachtel, sowie im Herbst und Frühjahr die Waldschnepfe an allen diesen Tieren zusagenden Örtlichkeiten zu finden. Erwähnt sei noch, daß auch in der Türkei, wie in den meisten Mittelmeerländern, die Jagd auf Singvögel betrieben wird.

An Raubzeug ist Kleinasien reicher als Mitteleuropa; namentlich bilden dort noch die Wölfe eine große Gefahr für die Herden, die nur durch die stets als Begleitung der Hirten zu findenden großen, sehr bösartigen Hunde geschützt werden können. In den Waldgebieten sind noch der Bär, Leopard, Luchs und Karakal zu Hause und in den Feldern und Steppen ist der Schakal eine häufige Erscheinung, der auch übrigens in den Balkanländern nicht fehlt.

Die Jäger haben von dem Erlöse des zum Verkauf gelangenden Wassergeflügels eine Abgabe von 20 Proz., von allem übrigen Wilde eine solche von 4 bis 8 Proz. zu entrichten. Ein Jagdschutzgesetz schreibt eine allgemeine Schonzeit vom 1. März bis 30. August vor.

Daß die Jagd mit nur geringem Erfolge ausgeübt wird, liegt teils an der Bequemlichkeit der Bevölkerung, die sich um eines verhältnismäßig geringen Gewinnes willen nicht den Strapazen des Weidwerkes aussetzen will, zum Teil aber auch an dem Mangel an guten Schußwaffen.

11. Fischerei.

Die Binnengewässer Kleinasiens sind zum Teil außerordentlich fischreich, werden aber wenig rationell ausgenutzt, da der Türke im allgemeinen wenig Fische ißt und, wenn er es tut, den Seefischen den Vorzug gibt. Den über den Fischbestand der einzelnen Ströme und Seen vorliegenden sehr spärlichen Nachrichten ist zu entnehmen, daß im Sabandjasee und in den

Gewässern bei Azizié besonders viel Hechte vorkommen, der obere Lauf des Tigris große Aale beherbergt, und im Kyzyl Irmak, dessen Reichtum an Welsen hervorgehoben wird, sowie im Yeschil Irmak und Pursack sich die Störe zur Laichzeit einfinden. Dort wird in dieser Periode ein rötlicher Preßkaviar hergestellt, der aber wohl nicht weit über die Grenzen des Reiches geht und im Lande selbst mit 7 ℳ für 1 kg bezahlt wird. Alle Flüsse sollen reich an großen Forellen sein. Eine größere Ausfuhr an Süßwasserfischen hat allein das Gebiet um den Ak-Shehirsee, in dem viele Karpfen gefangen werden, die eingesalzen nach den Balkanländern ausgeführt werden. So bezog Bulgarien im Jahre 1911 für 765 106 ℳ, im Jahre 1912 für 146 430 ℳ Salzfische, die wohl zum großen Teil aus der genannten Gegend stammen.

Bei der Seefischerei, die fast ausschließlich von Griechen ausgeübt wird, spielt der Thunfischfang im Schwarzen Meere eine große Rolle, der besonders von Sinope und Trapezunt aus betrieben wird. Im Bosporus werden außer Thun- und Schwertfischen besonders Sardellen gefangen. An der Syrten- und syrischen Küste steht die Muschel- und Schwammfischerei in Blüte. Zu Ende des vorigen Jahrhunderts führte Smyrna für 750 000 ℳ Schwämme aus.

Der Fischfang für den eigenen Bedarf ist überall frei; wo er zum Zwecke des Verdienstes betrieben wird, muß ein Erlaubnisschein für 2,34 ℳ gelöst und eine Abgabe von 21 Proz. des Gewinnes entrichtet werden. Netzfischer haben eine jährliche Gebühr von 1,35 ℳ zu zahlen und dürfen nur an Händler verkaufen, denen eine Jahressteuer von 27 ℳ auferlegt ist.

Eine Schonzeit besteht nur für Seefische.

Der Handel mit Fischen und Erzeugnissen der Fischerei hat einen ziemlich bedeutenden Umfang. Er betrug im Jahre 1909/10:

	Einfuhr		Ausfuhr	
	ℳ	kg	ℳ	kg
1. Fische, lebend und tot, frisch .	45 656	136 025	493 103	645 880
2. Salzfische, in Fässern	307 899	720 116	3 214 588	4 642 660
3. Fische, getrocknet u. geräuchert, in Fässern	628 740	1 902 270	357 461	508 420

	Einfuhr		Ausfuhr	
	ℳ	kg	ℳ	kg
4. Stockfische	4 315	330[1])	—	—
5. Fischrogen.	45 234	18 124	6 338	838
6. Schwarzer Kaviar	91 244	10 596	828	55
7. Roter Kaviar.	455 885	420 412	38 598	23 397
8. Austern, Muscheln, Krustazeen .	15 878	10 985	20 646	188 348
9. Sardinen	791 671	1 038 766	30 725	31 770

Als Hauptabnehmer kommen außer den weiter unten aufgeführten Ländern in Betracht: Für 1: Griechenland mit 93 000 kg; für 2: Griechenland mit 919 000 kg, Rumänien mit 692 000 kg. Als Hauptlieferanten sind zu nennen für 3: Ägypten mit 809 000 kg, Frankreich mit 525 000 kg, England mit 253 000 kg, Griechenland mit 207 000 kg; für 9: Italien mit 542 000 kg, Griechenland mit 116 000 kg, Frankreich mit 89 000 kg.

Es waren ferner beteiligt:

	Einfuhr		Ausfuhr	
	ℳ	kg	ℳ	kg
Fische, lebend und tot, frisch				
Deutschland	2 115	2 974	30 057	29 028
Österreich-Ungarn	119	26	120 944	112 368
Rußland.	23	13	193 011	270 905
Serbien	—	—	25 519	23 732
Bulgarien	270	3 495	38 807	50 606
Belgien	—	—	—	—
Salzfische in Fässern				
Deutschland	7 867	16 767	423	787
Österreich-Ungarn	3 501	6 319	1 757	3 621
Rußland.	56 278	127 440	30 037	32 632
Serbien	—	—	9 324	10 193
Bulgarien	2 657	5 070	1 640 445	2 869 178
Belgien	600	272	—	—

---

[1]) Hier scheint ein Druckfehler der amtlichen Statistik vorzuliegen.

	Einfuhr		Ausfuhr	
	ℳ	kg	ℳ	kg
Getrocknete und geräucherte Fische in Fässern				
Deutschland	1 842	5 234	216	138
Österreich-Ungarn	2 312	3 191	2 951	19 336
Rußland.	19 512	34 098	101	90
Serbien	—	—	14 345	18 275
Bulgarien	290	472	85 819	74 453
Belgien	—	—	4 846	8 973
Stockfische				
Deutschland	—	—	—	—
Österreich-Ungarn	4 252	324	—	—
Rußland.	—	—	—	—
Serbien	—	—	—	—
Bulgarien	—	—	—	—
Belgien	—	—	—	—
Fischrogen				
Deutschland	627	306	—	—
Österreich-Ungarn	130	6	2 005	375
Rußland.	11 830	13 768	—	—
Serbien	—	—	—	—
Bulgarien	—	—	443	34
Belgien	—	—	—	—
Schwarzer Kaviar				
Deutschland	3 347	179	—	—
Österreich-Ungarn	1 156	140	58	4
Rußland.	79 107	9 513	—	—
Serbien	—	—	—	—
Bulgarien	—	—	675	44
Belgien	571	100	—	—
Roter Kaviar				
Deutschland	627	306	—	—
Österreich-Ungarn	1 595	1 553	—	—
Rußland.	441 225	405 938	1 700	1 890
Serbien	—	—	54	33
Bulgarien	321	314	27 499	17 494
Belgien	—	—	—	—

	Einfuhr		Ausfuhr	
	ℳ	kg	ℳ	kg
Austern, Muscheln, Krustazeen				
Deutschland	—	—	—	—
Österreich-Ungarn	—	—	440	600
Rußland	108	80	663	217
Serbien	—	—	—	—
Bulgarien	—	—	360	703
Belgien	—	—	—	—
Sardinen				
Deutschland	29 985	28 904	—	—
Österreich-Ungarn	7 460	12 177	90	200
Rußland	16 744	39 799	—	—
Serbien	—	—	123	91
Bulgarien	6	4	29 097	27 689
Belgien	19 962	16 201	—	—

Schließlich seien noch die sonstigen in der Handelsbilanz auftretenden Tiere und Erzeugnisse der Tierhaltung erwähnt.

	Einfuhr		Ausfuhr	
	ℳ	Menge	ℳ	Menge
Hunde . . . . Stück	4 213	125	724	46
Andere lebende Tiere · · · { Stück / kg }	9 525	{ 670 / 5 100 }	38 773	124 141
Andere tierische Produkte . . . kg	87 678	131 748	219 222	202 685

Daran waren beteiligt:

	Einfuhr		Ausfuhr	
	ℳ	Stück	ℳ	Stück
Hunde				
Deutschland	—	—	—	—
Österreich-Ungarn	974	7	—	—
Rußland	974	17	—	—
Serbien	36	1	—	—
Bulgarien	1503	82	495	35
Belgien	—	—	—	—

	Einfuhr		Ausfuhr	
	$\mathscr{M}$	Stück	$\mathscr{M}$	Stück
	Andere lebende Tiere			
Deutschland	7	1	1250	2972
Österreich-Ungarn	2052	531	1817	1902
Rußland.	—	—	1086	339
Serbien	110	9	—	—
Bulgarien	—	—	—	—
Belgien	72	8	—	—

	Einfuhr		Ausfuhr	
	$\mathscr{M}$	kg	$\mathscr{M}$	kg
	Andere tierische Produkte			
Deutschland	3035	2 990	614	1273
Österreich-Ungarn	5541	23 075	—	—
Rußland.	578	823	—	—
Serbien	47	3	1698	1249
Bulgarien	—	—	67	56
Belgien	4549	1 702	—	—

B. Die Tierhaltung und Erzeugung
tierischer Rohstoffe in den südwestlichen asiatischen Gebieten des türkischen Reiches.

Das südwestlichste Gebiet der Asiatischen Türkei, das durch Syrien, Sinai, Arabien und Mesopotamien gebildet wird, bildet ein seiner gewaltigen Ausdehnung (Syrien 187 600, Sinai 63 500, Arabien 3 141 600, Mesopotamien 350 100, zusammen 3 742 800 qkm) nicht entsprechendes wirtschaftspolitisches Machtgebiet des türkischen Reiches, da es infolge weitausgedehnter Wüstenstrecken nur zu einem kleinen Teil der Erzeugung landwirtschaftlicher Rohstoffe dient, in seinem größten Teil, nämlich dem ganzen Inneren und der Südküste Arabiens, von unabhängigen, der Türkei nicht tributpflichtigen Stämmen bewohnt wird, an den strategisch und handelspolitisch wichtigsten West-, Süd- und Ostpunkten aber in der Hand der Engländer ist. Trotzdem haben diese Länder eine große Bedeutung, da Syrien mit Sinai die uralte Verbindung Vorderasiens (und Europas) mit Afrika darstellt und wiederum Syrien mit Mesopotamien die Verbindungsstraßen nach Persien und Indien besitzt, Arabiens Küsten aber den Seeweg nach

Indien beherrschen. Wären die Engländer nicht mehr Herren des Suezkanals, Adens und der Landschaft Oman, so wäre die Türkei um ein Vielfaches reicher als jetzt!

In Syrien kann man in bezug auf die Tierhaltung drei Zonen unterscheiden, deren erste durch das Wüstengebiet gebildet wird, in dem die weit umherschweifenden Beduinen zu Hause sind. Diese können nur solche Tiere gebrauchen, die weite Märsche zurückzulegen vermögen, geringes Wasserbedürfnis haben und auch spärliche Pflanzennahrung nutzbringend verwerten. Hier spielt also das Kamel die erste Rolle, und wenn es auch Beduinenstämme gibt, die Schafherden besitzen, so sind diese, an ein engeres Gebiet gebunden, doch weit in der Minderzahl. Von den Wüstenbeduinen stammt denn auch die größte Zahl aller Kamele, die zu Reit- oder Lastdiensten in den angrenzenden Ländern gebraucht werden.

Die zweite Zone umfaßt das Gebiet der Steppenbeduinen, bei denen die Viehhaltung schon eine mannichfaltigere sein kann, da sie zwar auch ein Nomadenleben führen, aber doch nicht so weit umherschweifen, wie die Wüstenbeduinen. Wir finden die hierher gehörigen Stämme denn auch im Besitze von Pferden, Rindvieh, Schafen und Ziegen, treffen aber weniger Kamele bei ihnen an. Die Pferde sind reinblütige Araber, unterscheiden sich aber doch bereits etwas von den im Nedschd, dem hochgelegenen Mittelgebiete Arabiens und eigentlichen Mutterlande des edlen arabischen Pferdes, aufgewachsenen Pferden, da Syriens Steppenlandschaft schon leichtere Lebensbedingungen bietet, als das Nedschd. Übrigens stammt die große Mehrzahl aller ins Ausland gelangenden arabischen Pferde von den syrischen Steppenbeduinen.

Die dritte Zone endlich wird von den ackerbautreibenden Fellachen bewohnt, von denen ein Teil insofern eine Mittelstellung zwischen Beduinen und Bauern einnimmt, als Akerbau mit Nomadenleben verbunden wird. Diese Stämme ziehen, nachdem die Ackerbestellung beendet ist, mit ihrem Vieh in die Steppe hinaus, von der sie erst zu Beginn der Ernte zurückkehren. Die echten Fellachen aber bleiben ständig in ihren festen Wohnsitzen, die allerdings meist ausgedehnt genug sind, um ihrem zahlreichen Vieh auskömmliche Weide zu geben. Das ist um so nötiger, als Wiesen vollständig fehlen und auch Futterpflanzen auf den Feldern nicht angebaut werden. Das Rindvieh wird nur zur Arbeit gehalten, es ist klein und unansehnlich und gibt auch nur wenig Milch. Jedoch finden sich in manchen Gegenden bessere Schläge, wie am Libanon, wo eine dem Algäuer Vieh ähnliche Rasse vorhanden ist, die außer dem Futter, das ihr der Weidegang gewährt, auch in dem zweiten Blattwuchs der zahlreichen Maulbeerbäume, den Futterabfällen von der Seidenraupenzucht, ja in dem Raupenkote selbst, ein nahrhaftes Beifutter erhalten. In Nordsyrien ist das leistungsfähige ägyptische Vieh weit verbreitet, dessen etwas höhere Ansprüche in den Bewässerungsgebieten von Damaskus, Aleppo, Hama und Homs befriedigt werden können, und das auch erfolgreich zur Kreuzung mit dem heimischen Vieh benutzt wird.

Der Schafbestand der Fellachen ist meist sehr groß, liefert ihnen doch dieses Tier die wichtigsten Grundstoffe zur Kleidung und Ernährung. Außer dem kurz- und glatthaarigen Stummelschwanzschaf, dessen Schwanz mit Fettgewebe umlagert ist, wird, und zwar in größerer Menge, das eigentliche, über ganz Kleinasien und auch in Mazedonien verbreitete Fettschwanzschaf gehalten, das grob- und langwollig ist und dessen langbewollter Fettschwanz an der Spitze in die Höhe gebogen ist. Um diese Schafe möglichst schnell fett zu machen, werden sie vielfach genudelt. Ihre Milch wird zu Butter und Käse verarbeitet.

Von Ziegen sind nur zwei Rassen vorhanden: die Angoraziege und die schwarze, langohrige Malteserziege. Außer der Haarnutzung geben diese einen befriedigenden Ertrag in ihrer Milch, die sehr vielseitige Verwendung findet, indem man aus ihr nicht nur Butter, sondern auch „lebben" (geronnene Milch), „Kischik" (Lebbenklöße) und Käse bereitet.

Schweinehaltung ist nur in mäßigem Umfange und nur bei den Christen zu finden; eine Bedeutung in wirtschaftlicher Beziehung kommt ihr nicht zu.

Der Fischfang ist an der buchtenreichen syrischen Küste sehr bedeutend, ebenso ergibt die Schwammfischerei gute Erträge.

Die wildlebende Tierwelt bietet insofern ein gewisses Interesse, als hier die tiergeographischen Gebiete der paläarktischen, äthiopischen und indisch-mesopotamischen Region zusammenstoßen und man infolgedessen auf verhältnismäßig engem Raum sehr verschiedenartige Tiere beieinander trifft. So lebt das Reh in nächster Nachbarschaft der Gazelle und der gestreiften Hyäne!

Die Sinaihalbinsel, die den westlichsten Teil des türkischen Reiches bildet, hat in bezug auf die Erzeugung von tierischen Rohstoffen keine Bedeutung, vermag sie doch kaum den wenigen Nomaden und Fellachen einen kümmerlichen Lebensunterhalt zu gewähren. Seit dem Bestehen des Suezkanales liegt ihr Wert nicht mehr darin, daß sie das Verbindungsland zwischen Asien und Afrika darstellt, sondern, wie Andree sagt, „daß sie wie ein Wachtturm Ägyptens Fruchtland schützt gegen des Nachbarerdteils Nomadenhorden.“ Eine Auffassung, die allerdings von türkischer Seite nicht geteilt werden dürfte.

Die gewaltige Halbinsel Arabiens zeigt eine gewisse Kultur nur in ihren Küstengebieten, die bei großer Längenausdehnung eine geringe Tiefe haben, da die Randgebirge nahe an das Meer herantreten. Im Westen ist Hedschas die nördlichste Küstenlandschaft, ein in seinem nördlichsten Teil völligen Steppencharakter zeigendes Gebiet, das weiter nach Süden zu fruchtbarer wird und neben dem Zebu einen reichen Bestand an Schafen und Ziegen aufweist. Kamele und Esel sind die wichtigsten Lasttiere, die den Verkehr der wenigen Städte untereinander vermitteln und auf den uralten Karawanenstraßen, die von Mekka nach Ägypten und Syrien führen, einherziehen.

Der Fischreichtum ist so groß, daß manche Stämme ihren ganzen Lebensunterhalt damit erwerben. Daneben werden gutes Schildpatt liefernde Seeschildkröten gefangen, Perlmuscheln gefischt, deren Gehäuse nach Syrien gehen, und schwarze Korallen gebrochen, die in poliertem Zustande nach den Sundainseln ausgeführt werden.

Die Bewohner der nach Süden sich anschließenden Landschaft Asir sind in noch höherem Maße wie die Hedschasaraber auf die Erträge angewiesen, die ihnen das Meer gibt, da Landwirtschaft und Viehzucht nur an wenigen Stellen betrieben werden können. Die dem Meere entnommenen Schätze sind die gleichen wie an der Küste von Hedschas; der Hauptfangplatz liegt an den Farsaninseln.

Mit der Landschaft Yemen, der südlichen Fortsetzung von Asir, erreicht man bereits den südlichsten Zipfel von Westarabien und betritt damit ein Gebiet, dessen vornehmlich acker- oder richtiger pflanzenbautreibende Bevölkerung es zu einem ziemlichen Wohlstand gebracht hat. Denn sowohl die Gartenfelder, als auch die großen mit Obstbäumen, Dattelpalmen und namentlich Kaffeebäumen bepflanzten Plantagenterrassen werfen reichen Ertrag ab, so daß für Viehzucht nicht viel Platz bleibt, geschweige denn, daß sich ein nennenswerter Überschuß an ihren Erzeugnissen ergäbe.

Zu Yemen gehört auch die den Engländern als Kohlenstation dienende Stadt Aden, deren Besitz ihnen aber auch die Möglichkeit gibt, ihren Einfluß auf den Handel des ganzen Gebietes geltend zu machen und ihn zum Teil über Aden zu leiten.

Das südliche Küstengebiet Arabiens wird von der Landschaft Hadramaut eingenommen, dessen Bodengestaltung den Bewohnern teils Pflanzenbau gestattet, teils Nomadenleben vorschreibt. An der Küste wird Fischfang getrieben, dessen Erträge teils im Lande selbst verbraucht, teils, wie z. B. Haifischflossen, ausgeführt werden. Die sonstige Ausfuhr tierischer Erzeugnisse ist nicht bedeutend, und nur in Viehhäuten werden größere Beträge erlöst. Dafür aber ist die Einfuhr von Schafen aus dem Somalilande ziemlich umfangreich.

Die sich an Hadramaut anschließende Landschaft Oman liegt bereits am Persischen Meerbusen; sie ist mit Rücksicht auf die Wichtigkeit des Verkehrs mit Indien von den Engländern mit Beschlag belegt. An Haustieren kommen alle auch sonst in Arabien gehaltenen Arten vor, wenn auch, infolge der Futterarmut des Gebietes, in nur geringer Menge. Eine Ausfuhr erfolgt nur bei den Eseln, die ihrer Güte wegen besonders geschätzt sind. Der Schwerpunkt des Wirtschaftslebens liegt in der Fischerei, die sehr lohnend ist, und mit der sich gegen 25 000 Bewohner des Landes beschäftigen. Die Hauptausfuhr, die, soweit sie nicht unmittelbar zur See nach dem fernen Osten erfolgt, in der Hauptsache über Maskat geleitet wird, besteht in Fischen, den Finnen, der Haut und den Zähnen vom Haifisch, sowie in Perlen und Perlmutter.

Die im Norden sich an Oman anschließende Landschaft El Hasa ist wieder in türkischem Besitze; tatsächlich aber sind außerhalb der wenigen Städte die Beduinen die Herren des Landes, das bei seinem vorwiegenden Steppencharakter für Pflanzenanbau wenig geeignet ist, Dafür steht aber der Fischfang und namentlich die Perlenfischerei in höchster Blüte, von der ein großer Teil der Bevölkerung sich nährt. Ja sogar die Beduinen üben sie während des Sommers aus, um im Winter mit ihren Herden wieder fortzuziehen.

Das Innere Arabiens gliedert sich in zwei Teile, deren süd-
licher von dem Nedschd, einem nach Osten allmählich ab-
flachenden Hochlande, gebildet wird, der „eigentlichen Heimat
der arabischen Beduinen, der berühmten Pferde und schnellen
Reitkamele". Übrigens soll sich der dortige Pferdebestand, der
sich fast völlig im Besitze des Emirs und seiner Familie befindet, nach Euting auf höchstens 500 Stück belaufen, und es
soll fast unmöglich sein, von dort stammende Pferde zu erhalten.

Der zweite nach Norden an den Nedschd grenzende Teil
Innerarabiens ist ein weites Steppenland mit ausgedehnten
Weideflächen, auf denen der mächtige und unabhängige Stamm
der Ännesibeduinen seine Herden unterhält, deren Überschüsse
nach Damaskus und den Euphrathandelsplätzen abgegeben werden.

Wir finden damit den Anschluß an Mesopotamien, das
in südöstlicher Richtung nach dem Persischen Meere sich er-
streckende Flußgebiet des Euphrat und Tigris. In seinem nördlichsten, dem Mittelländischen Meere zunächst gelegenen Teile
bildet es eine weite, von kleinen Feldoasen unterbrochene
Steppenlandschaft, in der kurdische Nomaden ihre zahlreichen
Herden weiden, unter denen neben Schafen und Ziegen besonders
Esel, Maultiere und Pferde vorhanden sind, während die auf den
südlichen Teil und das ganze mittelmesopotamische Steppen-
gebiet beschränkten Araber das Kamel bevorzugen. Auch in
Südmesopotamien (Babylonien, Irak) herrscht die Viehzucht vor;
das Kamel wird wieder durch das Pferd verdrängt, das einen
wichtigen Bestandteil der dortigen Tierhaltung bildet.

Fassen wir zum Schlusse das Ergebnis der Betrachtung
dieses gewaltigen Gebietes des türkischen Reiches zusammen,
so sehen wir, daß dort ein Reichtum an Tieren und deren Erzeugnissen vorhanden ist, der erst zum geringsten Teile erschlossen
und nutzbar gemacht ist. Die Durchdringung des Landes mit
Eisenbahnen und der Einfluß deutschen, auf das Interesse des
dortigen Arbeitgebietes gerichteten Fleißes und Unternehmungs-
geistes, im Gegensatz zu den bisherigen Ausbeutungsbestrebungen
der Engländer und Franzosen kann nicht nur die zum Teil noch
ungenutzten Schätze heben, sondern durch Schaffung neuer und
größerer Werte eine Wiederkehr der Blüteperiode jener Gegenden
einleiten, die mit der ältesten Geschichte der Menschheit aufs
engste verknüpft sind.

Literaturverzeichnis.

Das Deutsche Reich, in gesundheitlicher und demographischer Beziehung. Festschrift, den Teilnehmern am XIV. Internationalen Kongresse für Hygiene und Demographie, Berlin 1907, gewidmet vom Kaiserlichen Gesundheitsamte und vom Kaiserlichen Statistischen Amte.

Neuere Erfahrungen auf dem Gebiete der Tierzucht. Zwölf Vorträge. Arbeiten der Deutschen Landwirtschafts-Gesellschaft 1907, Heft 128.

Encyklopädie der gesamten Tierheilkunde und Tierzucht. Herausgegeben von A. Koch. Wien und Leipzig 1893.

Hansen und Hermes, Die Rindviehzucht im In- und Auslande. Leipzig 1905.

Hansen, Die neuere Entwicklung der Rinderzucht in Deutschland. Internationale agrartechnische Rundschau. 1913.

Knispel, Die Verbreitung der Rinderschläge in Deutschland. Arbeiten der Deutschen Landwirtschafts-Gesellschaft 1907. Heft 23.

Hittcher, Neuere Erfahrungen und Fortschritte in der Milchwirtschaft Deutschlands. Internationale agrartechnische Rundschau 1913.

Howard, Die Einträglichkeit der heutigen Schafhaltung in Deutschland. Internationale agrartechnische Rundschau 1914.

Gerstung, Neuere Erfahrungen und Fortschritte in der deutschen Bienenzucht. Internationale agrartechnische Rundschau 1914.

Landlexikon, herausgegeben von Konrad zu Putlitz und Dr. Lothar Meyer. Stuttgart 1911.

K. Andree, Geographie des Welthandels. Frankfurt a. M. 1910.

Rörig, Wild, Jagd und Bodenkultur. Neudamm 1912.

Statistisches Jahrbuch für das Deutsche Reich 1903—1915.

Vierteljahrshefte zur Statistik des Deutschen Reiches. Ergänzungsheft zu 1909 I und zu 1914 I.

Annuaire Internationale de Statistique agricole 1911 et 1912. Rom 1914 und 1915.

Geschichte der österreichischen Land- und Forstwirtschaft und ihrer Industrien 1848—1898. Wien 1899.

Vielhaack, Ungarische Reisebilder. Arbeiten der Deutschen Landwirtschafts-Gesellschaft 1912. Heft 204.

E. Békéssy, Der gegenwärtige Stand der Rinderzucht in Ungarn. Internationale agrartechnische Rundschau 1915.

Jenő Rodiczky, Le „Brindza" fromage de Brebis fabriqué en Hongrie. Bulletin du Bureau des Renseignements agricoles et des Maladies des plantes. 1912.

Koefer, Die Entwicklung der Milchwirtschaft in Ungarn. Internationale agrartechnische Rundschau 1914.

Volkswirtschaftliche Mitteilungen aus Ungarn. Herausgegeben vom Königl. Ungarischen Handelsministerium. VII. Jahrgang 1913.

Forcher, Beiträge zur Statistik der Jagd. Wien 1910.

Österreichische Statistik V. Wien 1912.

Statistische Rückblicke aus Österreich. Wien 1912.

Österreichisches Statistisches Handbuch 1910—1913.

Ungarisches Statistisches Jahrbuch. Neue Folge XX. 1912. Budapest 1914.

Statistik des auswärtigen Handels des Österreichisch-Ungarischen Zollgebietes 1912. I.—IV.

Frost, Agrarverfassung und Landwirtschaft in Belgien. Berichte über Land- und Forstwirtschaft im Auslande. Mitgeteilt vom Auswärtigen Amte. Stück 18. Berlin 1909.

Tableau général du commerce de la Belgique avec les pays étrangers 1912. 1. Teil.

Annuaire statistique de la Belgique et de Congo belge. Tome XLIII. 1912.

Markoff, Agrarwesen und Agrarverfassung Bulgariens. Gera 1912.

K. Weiß-Bartenstein, Bulgariens volkswirtschaftliche Entwicklung. Berlin 1913.

Ilieff, Die Landwirtschaft in Bulgarien. Leipzig 1902.

Annuaire statistique du royaume de Bulgarie 1912. Sophia 1915.

Bulletin mensuel de la direction générale statistique du royaume de Bulgarie. 1912.

Kohn, Serbien in geographischer, ethnographischer, administrativer, volkswirtschaftlicher und kommerzieller Hinsicht. Semlin 1894.

Statistique du commerce extérieur du royaume de Serbie pour l'année 1912. Tome VII.

Direction générale des contributions indirectes, Statistique du commerce extérieur de l'empire ottoman de l'année 1325 (14. März 1909 bis 13. März 1910). Constantinople 1327.

Kaerger, Kleinasien. Ein deutsches Kolonisationsfeld. Berlin 1892.

Kannenberg, Kleinasiens Naturschätze. Berlin 1897.

Hermann, Anatolische Landwirtschaft. Leipzig 1900.

Auhagen, Beiträge zur Kenntnis der Landeskultur und Landwirtschaft Syriens. Berichte über Land- und Forstwirtschaft im Auslande. Mitgeteilt vom Auswärtigen Amte. Stück 16. Berlin 1907.

Statistique de la production de la soie en France et à l'étranger. Recolte de 1912. Lyon 1913.

W. J. Kowalewski, Die Produktivkräfte Rußlands. Deutsch von E. Davidson. Leipzig 1898.

Ballod, Die russische landwirtschaftliche und industrielle Produktion. Zeitschrift des Kgl. Preuß. Statistischen Landesamtes. 1915.

Statistisches Jahrbuch für Rußland 1911. Petersburg 1912.

Bei der Umrechnung in ℳ, kg, ha wurde angenommen:

1 Frank	= 0,80 ℳ		1 Piaster	= 0,18 ℳ
1 Krone	= 0,80 „		1 Pud	= 16,38 kg
1 Dinar	= 0,80 „		1 Werst	= 1067 m
1 Rubel	= 2,00 „		1 Dessätine	= 109,25 a

B.

Die Veredlung
der tierischen Rohstoffe

Von

Dr. A. Binz
Professor an der Handels-Hochschule Berlin

Einleitung.

Sucht man zahlenmäßig zu erfassen, wie sich die Länder Mitteleuropas in bezug auf die industrielle Veredlung der Rohstoffe verhalten, so gewährt die Statistik einen zwar unvollkommenen, aber doch lehrreichen Einblick. Nach den letzten Zählungen waren von Erwerbstätigen beschäftigt [1]:

	In Deutschland Proz.	In Österreich Proz.	In Ungarn Proz.	In Belgien Proz.
In Industrie und Bergbau . .	40,0	23,3	13,6	41,6
In Land- und Forstwirtschaft	35,2	60,9	69,7	21,1

Die Zahlen gelten bei Deutschland für das Jahr 1907, im übrigen für 1900, sind also nicht streng miteinander vergleichbar. Immerhin sieht man, inwieweit die Erwerbstätigkeit in Deutschland und Belgien vorwiegend auf Industrie und Bergbau gerichtet ist, in Österreich dagegen und noch mehr in ¦Ungarn auf Land- und Forstwirtschaft.

Ein ziffernmäßig anderes, aber doch ähnliches Bild ergibt die Statistik [2] für Ein- und Ausfuhr:

	Wert der Rohstoffe		Wert der Fabrikate	
	Einfuhr Millionen ℳ	Ausfuhr Millionen ℳ	Einfuhr Millionen ℳ	Ausfuhr Millionen ℳ
Deutschland (1913). .	5003	1518	2718	7536
Österreich (1913) . .	1597	735	1128	1481
Ungarn (1913). . . .	415	789	1245	734
Belgien (1912). . . .	2112	1539	646	1180

[1] Statistisches Jahrbuch für das Deutsche Reich 1915, Anhang, S. 22.

[2] Nach „Statistisches Jahrbuch für das Deutsche Reich" 1914, „Österreichisches Statistisches Handbuch" 1914, „Ungarisches Statistisches Handbuch" 1915, „Annuaire Statistique de la Belgique", 1913. Die in der deutschen, österreichischen und ungarischen Statistik getrennt aufgeführten Werte für Halbfabrikate und Ganzfabrikate sind oben zusammengezogen.

Diese Tabelle gestattet insofern keine einwandfreie Vergleichung, als die österreichische und die ungarische Statistik bei den Rohstoffen und den Fabrikaten auch die Nahrungs- und Genußmittel einschließen, während letztere in dem deutschen und dem belgischen Quellenwerke getrennt und ohne Aufteilung in Rohstoffe und Fabrikate angeführt werden; und zwar führte Deutschland an Nahrungs- und Genußmitteln für 2759 Mill. Mark ein, für 1036 Mill. Mark aus; bei Belgien bewertete sich die Einfuhr auf 912 Mill. Mark, die Ausfuhr auf 370 Millionen. Man müßte feststellen, wie viel hiervon auf Rohstoffe und wie viel auf Fabrikate kommt, und die Zahlen der Tabelle wären für Deutschland und für Belgien um die betreffenden Beträge zu erhöhen. Es würde dann noch schärfer hervortreten, was indessen auch ohne diese Korrektur ersichtlich ist, daß Deutschland als Industrieland an erster Stelle steht, indem es gewaltige Mengen von Rohstoffen einführt und dem Werte nach noch größere Mengen an Fabrikaten ausführt, die durch die Verarbeitung der eingeführten und der im Lande geförderten Rohstoffe entstanden sind. Im Verhältnis dazu sind die Ausfuhr von Rohstoffen und die Einfuhr von Fabrikaten gering. Bei Österreich und Belgien ist ebenfalls die Einfuhr an Rohstoffen größer als die Ausfuhr, und umgekehrt die Ausfuhr an Fabrikaten größer als die Einfuhr. Auch diese Länder also haben eine stark entwickelte Industrie. Bei Ungarn dagegen überwiegen die Ausfuhr von Rohstoffen und die Einfuhr von Fabrikaten. Es äußert sich darin der mehr agrarische Charakter dieses Landes.

Für den Außenhandel der anderen hier in Betracht kommenden Länder gelten folgende Zahlen [1]):

	Einfuhr Millionen ℳ	Ausfuhr Millionen ℳ
Bulgarien (1912).	170,5	125
Serbien (1912).	85	67
Türkei (März 1910 bis März 1911)	785	407

[1]) Siehe die internationale Übersicht im Statistischen Jahrbuch für das Deutsche Reich. Für die Türkei findet sich dort keine Angabe, wohl aber im „Deutschen Handels-Archiv", herausgegeben vom Reichsamt des Innern, Berlin 1913.

Diese Zahlen umfassen in der Einfuhr hauptsächlich Fabrikate, in der Ausfuhr hauptsächlich Rohstoffe, da die Industrie noch in den Anfängen steckt. Allerdings bestehen stark entwickelte Spezialitäten: in Bulgarien[1]) die Gewinnung des Rosenöles, in der Türkei die Teppichindustrie[2]).

Es liegt im Interesse des gesamten in diesem Buche betrachteten Wirtschaftsgebietes, daß es in allen seinen Teilen industriell erstarke, und die Möglichkeit dessen ergibt sich aus den Darlegungen der vorhergehenden Kapitel. Es wurde dort nachgewiesen, daß die landwirtschaftliche Erzeugung in den einzelnen Ländern zwischen Nordsee und Persischem Golf mit verschiedener Intensität erfolgt, und daß der landwirtschaftliche Betrieb dort, wo er ein extensiver ist, stellenweise sehr wohl allmählich in einen intensiven verwandelt werden könnte. Sobald das aber geschieht, wird der Bevölkerung mehr von ihren landwirtschaftlichen Erzeugnissen zum eigenen Gebrauch zur Verfügung stehen, als es zurzeit der Fall ist, und das wird den Anlaß zur industriellen Blüte geben, weil die landwirtschaftlichen Produkte die Grundlage wichtiger Industriezweige sind. Es soll im folgenden in Kürze [gezeigt werden, um welche Industrien es sich dabei handelt, wobei die Betrachtung gemäß dem Inhalt dieses Bandes auf die tierischen Rohstoffe beschränkt wird. Um zu veranschaulichen, welche Werte die Industrie schafft, sind einige Zahlen aus den „Ergebnissen der deutschen Produktionserhebungen"[3]) angeführt.

I.

Die Verarbeitung tierischer Stoffe zu Nähr- und Heilzwecken.

Fleisch, Fisch, Eier und Milch dienen meist in frischem Zustande der menschlichen Ernährung. Für beträchtliche Mengen

---

[1]) Vgl. „Die Entwicklungsmöglichkeiten der chemischen Industrie in Bulgarien", Chemiker-Zeitung **40**, 125 (1916).

[2]) „Die anatolische Teppichindustrie", Berichte über Handel und Industrie, zusammengestellt vom Reichsamt des Innern, **9**, 707, Berlin 1906. Vgl. ebenda **19**, 405 (1913): „Die Fabrikindustrie der europäischen Türkei mit Ausschluß Konstantinopels".

[3]) Herausgegeben vom Kaiserlichen Statistischen Amte, Berlin 1913.

aber ergibt sich die Notwendigkeit der gewerblichen und industriellen Verarbeitung, weil man Dauerwaren erhalten will.
Solche werden aus Fleisch und aus Fischen hergestellt, indem
man die Fäulniskeime durch Einsalzen oder durch Salzen und
Räuchern über schwelendem Holz abtötet. Pökelfleisch erhält
man durch längere Einwirkung von Salzlake auf Fleisch, Rauch-
fleisch durch Räuchern des vorher gepökelten oder gesalzenen
Fleisches. Fische konserviert man durch Einsalzen (Heringe, Sardellen) und durch Räuchern (Heringe, Sprotten, Aale, Lachse u. a.),
durch Einlegen in Essig und Salz (marinierte Heringe), durch
Eintauchen in siedendes Öl (Sardinen). Während diese Verfahren
den ältesten Gewerben entstammen, begann eine eigentliche Industrie der Dauerwaren, nachdem im Jahre 1804 François Appert
die Herstellung von Konserven erfunden hatte. Fleisch, ebenso
wie Gemüse, wird in Büchsen gefüllt, aus denen man die Luft und
mit ihr einen Teil der Fäulniskeime auspumpt. Sodann erfolgt
Verlötung und vollkommene Sterilisation durch starkes Kochen.
Der relative Umfang dieser Gewerbe- und Industriezweige ergibt
sich aus der letzten deutschen Gewerbezählung (1907), wonach in
der Fleischerei 235 767 Personen beschäftigt waren, in der Fisch-
salzerei und -pökelei 3585, in der Konservenfabrikation 15 792.
Eine neue Art der Dauerwarenindustrie, die sich seit 1880 durch
die Entwicklung der Kältetechnik eingebürgert hat, beruht
darauf, daß die Fäulniskeime bei $+ 4^0$ C unwirksam werden
und bei andauernder stärkerer Kühlung absterben. Durch ab-
wechselndes maschinelles Verflüssigen und Verdampfen leicht
komprimierbarer Gase, wie Ammoniak oder Schwefeldioxyd, in
Apparaten, die in Salzlösung stehen, wird der letzteren Wärme
entzogen, so daß die Temperatur auf etwa $- 10^0$ sinkt. Die
Salzlösung erstarrt hierbei nicht, sondern kreist durch maschi-
nellen Druck getrieben in Röhren innerhalb der Räume, in
denen das Fleisch aufbewahrt oder transportiert werden soll.
Unter 0^0 ist Fleisch unbegrenzt lange haltbar, und es schmeckt
wie frisches Fleisch, wenn man die Vorsicht gebraucht, es nicht
unvermittelt, sondern mit Zwischenschaltung einer vielstündigen
Aufbewahrung in Räumen von mittlerer Temperatur, aus dem
gefrorenen Zustand in die Küchenwärme zu bringen.

Auch Eier bewahrt man in Kühlräumen auf, wobei die
Temperatur aber nicht so weit sinken darf, daß ein Einfrieren

stattfindet. Der Überfluß an Eiern, die im Frühjahr gelegt werden, und der eine bedeutende Rolle im internationalen Handel spielt, wird für Herbst und Winter durch Einlegen in Kalk- und Salzwasser oder in Lösungen von kieselsaurem Alkali (Wasserglas) haltbar gemacht. Dieses Verfahren verhindert das Eindringen von Fäulniskeimen durch die Schalen. Man braucht derartige Eier zum Backen und zum Bereiten von Speisen und Kuchen in Hotels und Konditoreien.

Milch besteht im wesentlichen aus einer Emulsion von fein verteiltem Fett in der wässerigen Milchflüssigkeit, welche das Kasein, einen Eiweißstoff, und Milchzucker gelöst enthält. Infolge des geringeren spezifischen Gewichtes des Fettes im Vergleich mit dem der Flüssigkeit sammelt sich ein Teil der Fettkügelchen als Rahm an der Oberfläche an, wenn man die Milch stehen läßt. Diesen Vorgang beschleunigt man durch maschinelles Schleudern in Zentrifugen, wobei der leichtere Rahm an der Innenwand der Zentrifuge bleibt, während die entrahmte Flüssigkeit, die Magermilch, abfließt. Frische Milch sowohl wie Rahm und Magermilch enthalten Bakterien, insbesondere solche, welche den Milchzucker in Milchsäure verwandeln. Die Säure bewirkt Ausscheidung des Kaseins und dadurch ein Dickwerden der Milch. Um die Tätigkeit der Milchsäurebakterien zu hindern, pflegt man Milch und Rahm zu pasteurisieren (entkeimen), d. h. man erhitzt, wodurch zwar keine Dauerware erhalten, wohl aber das Sauerwerden verzögert wird. Durch maschinelles Schlagen in Butterfässern werden die Fettkügelchen des Rahmes in Butter verwandelt, d. h. zu Klümpchen vereinigt. Butter erhält durch Zusatz von Salz eine gewisse Haltbarkeit. Haltbarer, aber weniger wohlschmeckend als Butter und nicht zum Streichen geeignet ist das durch Schmelzen der Butter erhaltene Butterschmalz. Eine wirkliche Dauerware dagegen gewinnt man aus Milch durch Ausscheiden von Kasein zusammen mit Fett in Form von Käse. Die Ausscheidung geschieht bei den meisten Käsesorten durch eine besondere Eiweißart, ein Ferment, das im Magen der Säugetiere und vor allem im Kälbermagen vorkommt. Es ist das Kälberlab, ein wertvolles Abfallprodukt der Schlächtereien. Durch langsame Einlabung bei niedrigem Wärmegrad entstehen die wasserreichen Weichkäse, z. B. Limburger und Camembert.

Raschere Einlabung bei höherer Temperatur gibt die wasser-
ärmeren Hartkäse wie Gruyère-, Emmentaler und Edamerkäse.
Um die unveränderten Nährstoffe der Milch haltbar zu machen,
wird die Kondensmilch hergestellt. Es geschieht dies durch
Erhitzen bis zum Sieden und darauf folgende Eindickung zu
einem Sirup bei 60⁰ unter vermindertem Druck. Am bestän-
digsten ist die Ware, wenn während des Eindickens etwa 12 Proz.
Zucker hinzugesetzt werden, weil Fäulniskeime sich in starker
Zuckerlösung nicht entwickeln können. Ungezuckerte Kondensmilch sterilisiert man in geschlossenen Dosen durch Erhitzen
auf 110 bis 115⁰. Durch Aufgießen der Milch auf drehende,
mit Dampf geheizte Eisentrommeln lassen sich die Bestandteile
der Milch in Form einer trockenen und darum haltbaren Schicht
gewinnen, die abgeschabt wird und als Milchpulver in den
Handel kommt. Meistens nimmt man zu diesem Verfahren Magermilch, da das Fett der Vollmilch die Haltbarkeit beeinträchtigt.

Die nährenden Bestandteile von Fleisch, Fisch, Eiern und
Milch sind Eiweiß und Fett. Während die bisher betrachteten
Verfahren eine Haltbarmachung ohne chemischen Eingriff be-
wirken, gehen gewisse Zweige der Industrie darauf aus, Fett
und Eiweiß auf chemischem Wege zu isolieren und als Nahrungsmittel in den Handel zu bringen.

Die Margarineindustrie verarbeitet Rindertalg, der ge-
schmolzen und von Hautteilen und anderen Beimengungen befreit
wird, so daß eine klare Masse, das sogenannte premier jus, entsteht (Einfuhr nach Deutschland im Jahre 1913 20 331 t im
Werte von 21 551 000 ℳ, davon das meiste aus Nord- und Südamerika). Das premier jus bringt man in geschmolzenem Zustand in Räume von 25⁰ Wärme. Hierbei erstarren die hoch-
schmelzenden Bestandteile des Fettes, während ein anderer Teil,
das Oleomargarin, flüssig bleibt und von dem übrigen durch
Abgießen getrennt wird. Dieses Oleomargarin, von dem ebenfalls
Deutschland im Jahre 1913 eine beträchtliche Menge (26 428 t
im Werte von 27,5 Mill. Mark) aus dem Auslande, insbesondere
aus Nordamerika, empfing, ähnelt in der Konsistenz der Butter
und ist darum die Grundsubstanz der Margarine- oder Kunst-
butterbereitung. Man mischt es mit flüssigen pflanzlichen Fetten
und emulgiert, um den Buttergeschmack zu erzeugen, mit einer
gewissen Menge Milch.

Die Industrie des Fleischextrakts, die 1864 unter Mitwirkung Liebigs entstand, bezweckte ursprünglich, das massenhafte südamerikanische Fleisch in der Weise als Nährstoff nutzbar zu machen, daß das zerhackte Schlachtgut mit Wasser ausgezogen, und die Brühe unter vermindertem Druck zu einem Extrakt eingedampft wurde. Später ergab sich, daß nicht die Nährstoffe, sondern nur die anregenden Geschmackstoffe des Fleisches in das Extrakt übergehen. Es ist eines der geschätztesten Genußmittel. Deutschland bezog im Jahre 1913 für 10,8 Mill. Mark aus Uruguay. Zusammen mit Gemüseauszügen, Kochsalz und Gewürz wird Fleischextrakt auf die festen Suppen- und Bouillontafeln des Handels (Maggipräparate und andere) verarbeitet. Die bei der Fabrikation von Fleischextrakt erhaltenen Rückstände benutzt man zur Herstellung von Eiweißpräparaten. Die Einzelheiten der Herstellung werden geheim gehalten, indessen wird in der Literatur angedeutet, daß tierisches Eiweiß in der Somatose und, gemischt mit Pflanzeneiweiß, im Tropon enthalten ist. Ein aus frischen Seefischen gewonnenes Eiweiß wird unter dem Namen Riba verkauft. Ähnliche Präparate sind Hämogallol, Hämol, Roborin, Fersan und andere. Sie enthalten aus Rinderblut gewonnenes Eiweiß. Milcheiweiß ist die Grundsubstanz in Albulactin, Nutrose, Plasmon, Sanatogen. Alle diese Produkte lassen sich unbegrenzt lange aufbewahren, sie sind leicht verdaulich, enthalten den Nährstoff in höchst konzentrierter Form und würden sich darum zum Teil, soweit sie nämlich wohlschmeckend und nicht zu teuer sind, vortrefflich als Zutat zur Volks- und Truppenernährung eignen. Diese volkswirtschaftliche Bedeutung haben aber die Eiweißpräparate bisher nicht errungen, man verwendet sie durchweg als Kräftigungsmittel bei kranken und erholungsbedürftigen Personen. Hierher gehören auch die Fleischpeptone. Es sind das Präparate von Fleisch, das durch überhitzten Wasserdampf oder durch tierische Fermente, wie das aus den Magendrüsen frischen Schlachtviehs gewonnene Pankreatin, vollkommen lösbar gemacht worden ist und darum sehr leicht verdaut wird. Auch Milch und Rahm werden peptonisiert.

Leiten die genannten Produkte schon aus dem Gebiete der Ernährung in das der Krankenpflege über, so gehören ganz in das letztere die folgenden Präparate:

Adrenalin, ein in der ärztlichen Praxis zum Blutstillen und beim Anästhesieren unentbehrliches Mittel, wird aus den Nebennieren von Schafen und Rindern extrahiert. Es ist auch synthetisch darstellbar.

Pepsin ist ein die Verdauung beförderndes Enzym, das aus der gereinigten Magenschleimhaut des Kalbes oder Schweines nach verschiedenen Verfahren ausgezogen wird. Aus den Schilddrüsen von Hammeln isoliert man eine jodhaltige Eiweißverbindung, das Jodothyrin, das gegen Fettsucht und andere Erkrankungen verwendet wird.

Die Heilsera. Diese merkwürdigen Präparate, die als Heilmittel gegen Infektionskrankheiten dienen, werden im lebenden Körper des Tieres erzeugt und daraus abgezapft. Man nimmt dazu vorzugsweise Pferde, weil sie am blutreichsten sind und darum die beste Ausbeute geben. Die Fabrikation beruht auf der von Behring gefundenen Tatsache, daß bei Einspritzung von bakteriellen Giften in den Tierkörper im Blutserum des letzteren Gegengifte von solcher Stärke entstehen, daß das abgezapfte Blutserum des betreffenden Tieres als Heilmittel wirkt, wenn man es dem erkrankten Menschen einspritzt. Von diesem Prinzip ausgehend stellt man Sera gegen Diphtherie, Tetanus, Ruhr, Typhus, Cholera und andere Infektionskrankheiten in der Weise dar, daß man die Bazillen auf einem Nährboden von Fleischbouillon wachsen läßt und das Gift, welches die Bazillen erzeugen, von letzteren durch Filtrieren abtrennt. Ein wenig des Giftes, welches in geringer Menge keine erhebliche Erkrankung verursacht, wird einem Pferde injiziert; es folgen Einspritzungen in steigender Stärke, so daß im Körper des Tieres Gewöhnung eintritt, und zugleich große Mengen des Gegengiftes entstehen. Nach mehreren Tagen erfolgt ein Aderlaß, man läßt das Blut gerinnen und trennt das Gerinnsel von dem darüber befindlichen klaren Serum, in dem sich das physiologisch erzeugte Gegengift befindet.

II.

Die Veredlung tierischer Abfallstoffe.

Die beim Schlachten des Viehes erhaltenen, nicht der Ernährung dienenden Teile werden in folgender Weise nutzbar gemacht:

Das Blut wird, soweit es nicht zur Bereitung von Blutwurst dient, auf trockenes Albumin verarbeitet. Man läßt das Blut gerinnen, wobei sich der Blutfarbstoff abscheidet, und dampft das so erhaltene Blutserum bei vermindertem Druck ein. Das Albumin (Eiweiß) hinterbleibt in Form braungelber Blättchen. Es wird beim Bedrucken des Kattuns in der Weise verwendet, daß es, in Wasser gelöst, zusammen mit Pigmenten aufgetragen und durch Dampf zum Gerinnen gebracht {wird, {wodurch Fixation der Pigmente eintritt. Für sehr zarte Farben benutzt man in gleicher Weise das Hühnereiweiß. [Nicht alles Blut ist so rein, daß es in dieser Weise verwendet werden kann. Wenn sich, was häufig vorkommt, die Tiere nach dem Halsschnitt erbrechen, so ist das Blut mit Speiseresten verunreinigt und wird dann auf Blutpulver zur Viehfütterung verarbeitet. Man trocknet das Blut und vermischt es mit Melasse und Torf, der als mechanischer Träger der Nährstoffe dient.

Die Därme braucht man hauptsächlich in der Wurstfabrikation. Der Blinddarm des Rindes wird als Goldschlägerhaut benutzt, indem man das Goldblech zwischen derartigen Häutchen durch Hämmern weiter verdünnt; sie sind sehr leicht und undurchlässig für Gase. Die Hörner der Rinder und die Geweihe der Hirsche geben Knöpfe, Kämme, Stockgriffe usw. Hornabfälle sind wegen ihres Stickstoffgehaltes ein Düngemittel. Ein nicht unwesentliches Ersatzmittel für Horn ist das aus dem Kasein der Magermilch mit Hilfe von Formaldehyd erhaltene Galalith, aus dem man Kämme, Knöpfe, Steckkontakte und anderes macht.

Die Borsten des Schweines werden nach dem Schlachten abgenommen und der Bürstenfabrikation zugeführt. Roß- und Kuhhaar gehören zu den Polstermaterialien. Die Klauen der Rinder werden ausgekocht oder mit Benzin extrahiert und geben Klauenöl, das zum Schmieren von Uhren und anderen feineren Instrumenten dient, weil es nicht ranzig wird.

Die Knochen, wie sie in den Schlachthöfen, Schlächtereien und Fleischerläden gesammelt werden, bestehen aus etwa 50 Proz. Kalziumphosphat, 25 Proz. leimgebender Knorpelsubstanz und 15 Proz. Fett in Form des Markes. Das Material wird zerkleinert und mit Benzin extrahiert, wobei das Knochenfett in Lösung geht. Es wird mit anderen Fetten auf Stearin verarbeitet (s. u.). Durch Glühen entsteht aus den entfetteten Knochen die Knochenkohle, welche die Eigenschaft hat, Flüssigkeiten zu entfärben, indem sie mißfarbene in Lösung befindliche Stoffe adsorbiert. Knochenkohle dient darum zum Reinigen von Glyzerin und anderen technischen Erzeugnissen. Eine wichtigere Verwendung des entfetteten Knochenschrots besteht darin, daß man ihm mit Dampf in geschlossenen eisernen Gefäßen die organische Substanz in Form des Leimes entzieht. Leim braucht man in der Tischlerei, zum Tapezieren, als Bindemittel für Farben, bei der Herstellung von Kartons, von Goldleisten und zu vielem anderen. Eine besonders reine Art des Leimes ist die Gelatine, bei deren Gewinnung man anders verfährt als bei Darstellung des gewöhnlichen Leimes. Die entfetteten Knochen werden mit verdünnter Salzsäure behandelt, wobei das Kalziumphosphat in Lösung geht, während die Knorpelsubstanz der Knochen ungelöst und in reiner Form zurückbleibt. Unter der Einwirkung von heißem Wasser nimmt sie die Form der Gelatine an. Das gelöste Kalziumphosphat wird mit Kalk ausgefällt und als Düngemittel oder als Futterkalk, d. h. als Zusatz zum Tierfutter, verwendet. Gelatine dient zu Speisezwecken, zur Herstellung von Arzneikapseln, von photographischen Trockenplatten usw. Leim und Gelatine werden auch aus Lederabfällen gewonnen, ferner aus Fischabfällen und aus Hausenblase. Letztere ist die Innenhaut der |Schwimmblase des Hausen, eines Fisches des Schwarzen und Kaspischen Meeres. Leim aus Hausenblase ist eines der besten Mittel zum Schönen, d. h. Klären des Weines. Die Trübstoffe werden durch Hausenblase niedergeschlagen, ohne daß, wie beim Filtrieren, das Bukett des Weines leidet.

Die gefallenen, aber nicht zu Schlachtzwecken getöteten Tiere, sowie Tiere und Fleischteile, welche die Fleischbeschau nicht zu Nahrungszwecken zuläßt, werden den Fleischvernichtungs- und -verwertungsanstalten zugeführt. Die vom Magistrat Berlin verwaltete Anstalt verkaufte im Jahre 1913 an wesentlichen Abfällen:

	Kilogramm	Erlös in Mark
Fett	227 907	145 236
Leimgallerte.	36 362	2 079
Tierkörpermehl	365 925	56 827
Dungpulver	5 786	463
Torfleimdünger	96 525	7 019
Roßhaare	483	58 620
Häute, Felle (Stückzahl)	10 526	

Die Kadaver werden abgehäutet und vier Stunden lang mit Dampf von 4 Atmosphären Druck behandelt. Es bildet sich eine obere Schicht von Fett und eine untere von Leimwasser. Die übrigen Teile des Kadavers zerfallen zu einem groben Pulver, das weiter vermahlen, dann gesiebt und als Tierkörpermehl zum Füttern der Schweine verwendet wird. Was beim Sieben zurückbleibt, ist das sogenannte Dungpulver. Die Fettschicht wird abgezogen und an die Seifenfabriken verkauft. Das Leimwasser wird zum Teil zu Leimgallerte eingedickt und im Baugewerbe zum Vermischen mit Gips verwendet, weil der Leim die Erhärtung des Gipses verlangsamt und dadurch die Anfertigung von Stuckarbeiten erleichtert. Bei Rückgang der Bautätigkeit mischt man das Leimwasser mit Torfmull zu dem streubaren Torfleimdünger, der auch als Schweinefutter verwendbar ist.

Die tierischen Fette sind, soweit sie nicht der Ernährung dienen, ebenso wie die Pflanzenfette die Rohstoffe für die Fabrikation von Seife, Stearin, Glyzerin und für gewisse Verfahren in der Gerberei. Kernseife erhält man durch Verkochen fester Fette, wie Talg und Knochenfett, mit Natronlauge, Schmierseife in gleicher Weise aus flüssigen Fetten, wie Tran oder das pflanzliche Leinöl, und Kalilauge. Stearin nennt man das Gemisch von Stearin- und Palmitinsäure, die in chemischer Bindung mit Glyzerin die wesentlichen Bestandteile der festen Fette ausmachen. Durch Behandeln mit Dampf in geschlossenen Zylindern aus Kupferblech findet Spaltung in Stearin und Glyzerin statt. Aus Stearin zusammen mit Paraffin werden Kerzen gegossen. Man verarbeitet Stearin auch durch Kochen mit Sodalösung auf Seife. Das Glyzerin, welches bei der Fabrikation von Seife wie auch von Stearin auftritt, in letzterem Falle aber leichter isolierbar ist, ist eine ölige, Feuchtigkeit anziehende

Flüssigkeit; es spielt wegen dieser Eigenschaften eine Rolle in der Kosmetik, der Appretur von Textilstoffen, der Herstellung von Hektographenmassen und Kopiertinten und bei anderen gewerblichen Verrichtungen. Die wichtigste Verwendung aber ist die zur Fabrikation des Explosivstoffes Nitroglyzerin.

Mit den Fetten chemisch verwandt sind Bienenwachs und das aus dem Schädel eines meerbewohnenden Säugetieres, des Potwales, gewonnene Walrat. Man macht Kerzen und anderes daraus.

<h2 style="text-align:center">III.</h2>

<h1 style="text-align:center">Die tierischen Rohstoffe in den Bekleidungs-
und verwandten Industrien.</h1>

Tierische Stoffe verwendet man zur Bekleidung und zu mannigfachen anderen Zwecken des täglichen Gebrauches in Form von Leder, Pelzwerk, Filzen und Gespinsten. Auch die als Hutschmuck verwendeten Federn gehören hierher.

Die tierischen Häute und Felle sind weder dauernd haltbar noch geschmeidig und werden beides erst durch die Umwandlung in Leder, d. h. durch die chemische Einwirkung von Gerbstoffen und deren Aufnahme durch die Hautsubstanz. Als Gerbstoffe wirken: die als Gerbrinden bekannten pflanzlichen Stoffe, wie Eichenrinden, Fichtenrinden, Quebrachoholz und andere; zweitens Chromsalze, Alaun und Chlornatrium in Form des Gewerbesalzes; und endlich Fett, Tran und Eigelb. Der Wert der in Deutschland im Jahre 1910 verbrauchten Gerb- und Hilfsstoffe betrug 64,9 Millionen Mark, der Wert der verarbeiteten Häute und Felle 452 Millionen Mark, und der Wert des erzeugten Leders 656 Millionen. Dazu kamen noch für insgesamt 18,8 Millionen Mark Nebenerzeugnisse, wie Haare, Wolle, Hörner und Leimleder, d. h. Lederabfälle, die wie Knochen auf Leim verarbeitet werden. Die verarbeiteten Häute und Felle waren in Tonnen: Rinderhäute 201 507; Kalbfelle 50 259; Schaf- und Lammfelle 18 846; Roßhäute 15 183; Ziegen- und Zickelfelle 10 063; Schmaschen 570; Gazellenfelle 90; andere, zum Teil exotische Häute und Felle 1 318. In diesen Gewichtszahlen sind die beträchtlichen Mengen Salz einbegriffen, mit denen ein Teil der Häute zwecks besserer Konservierung imprägniert wird.

In bezug auf die Lederbildung besteht kein grundsätzlicher Unterschied zwischen Häuten und Fellen; es ist lediglich eine sprachliche Gepflogenheit, wonach man bei größeren und kurzhaarigen Tieren von Häuten, bei kleineren langhaarigen von Fellen redet.

Die Erzeugnisse der deutschen Gerbereien in dem genannten Jahre waren: 70741 t Sohlleder; dieses wird vorzugsweise aus schweren Rindshäuten fabriziert; das leichtere Vache- und Brandsohlleder macht man aus leichteren Rindshäuten. 29666 t Oberleder aus Kuh-, Kalb- und Roßhäuten, 9228 t Geschirr-, Sattler-, Wagen-, Polster-, Möbel-, Taschenleder, 8128 t Leder für technische Zwecke, 4272 t Lackleder, 1986 t Feinleder, 1896 t Handschuhleder, 14379 t Lederabfälle und verschiedene Lederarten, deren Verwendungszweck im einzelnen von der Statistik nicht angegeben ist. Wie man sieht, machen die beiden ersten, zur Herstellung von Schuhwaren dienenden Ledersorten die Hauptmenge aus. Über das türkische Saffianleder s. S. 174.

Was die Art des Gerbens angeht, so überwiegt die Anwendung der obengenannten Pflanzenstoffe (Lohgerbung). Nur bei der Oberlederbereitung tritt außerdem das raschere Gerben mit Chromsalzen in den Vordergrund. Das Handschuhleder, welches man hauptsächlich aus den Fellen ganz junger Lämmer (Schmaschen) und Ziegen fabriziert, kommt durch die sogenannte Weißgerbung zustande, d. h. durch die Einwirkung von Alaun, Gewerbesalz, Eidotter und Mehl. Glacéleder wird vor dem Gerben mit einem vergorenen und gesiebten Aufguß von Hundekot behandelt, wodurch die Ware eine besondere Weichheit erhält. Beträchtliche Ledermengen, insbesondere viele Ledersorten für technische Zwecke, werden durch Sämischgerbung hergestellt, d. h. durch Gerben mit Fetten, insbesondere Dorschleber-, Walfisch- und Robbentran, weil hierdurch Wasserdichtigkeit und Geschmeidigkeit erzielt wird. Die von den deutschen Gerbereien im Jahre 1912 benutzten tierischen Gerbemittel betrugen an Ölen und Fetten 12112 t und an Eigelb 720 t.

Rauh- oder Rauchwaren nennt man diejenigen tierischen Bedeckungen, die nicht, wie bei der Lederbereitung, vor dem Gerben ihrer Haare beraubt, sondern mit letzteren auf Pelzwaren verarbeitet werden. Im übrigen erfolgt die Zubereitung im Prinzip nach den in der Lederindustrie angewandten Verfahren. Nach E. Brass hatte die jährliche Weltproduktion von Rauchwaren im Durchschnitt der Jahre 1910 bis 1912 einen Wert von etwa 440 Millionen Mark, wovon entfielen: auf Nordamerika 130, Südamerika 7, Asien 140, Australien 40, Europa, einschließlich des europäischen Rußland, 110, Deutschland 10, Afrika 1, die Ozeane 12 Millionen. Deutschland lieferte dem Pelzhandel etwa folgende Stückzahlen; 2 Millionen Hamster, 2 Millionen Kanine, 1 Million Maulwürfe, 250000 Füchse, 150000 Katzen. 100000 Steinmarder, 30000 Baummarder, 70000 Iltisse, 10000 Ottern. Besonders große Stückzahlen weisen auf [1]): Bisam, Skunks, Opossum, Schuppen, Nerz, Hermelin aus Nordamerika; Nutria aus Südamerika; Feh, Hasen, Murmel, Schafe, Persianer, Astrachan, Schmaschen, Zickel, Wiesel aus Asien; Kanin, Opossum, Wallaby aus Australien; Kanin, Hamster, Maulwürfe, Schafe, Schmaschen, Rotfüchse, Katzen aus Europa; Haarseehunde aus dem Ozean. Mit geringeren Zahlen sind viele andere Tierarten vertreten, von denen manche aber, wie z. B. Zobel, sehr wertvoll sind. Eine bedeutende Industrie befaßt sich mit dem Färben und Zurichten billiger Pelze in der Weise, daß teure Pelzarten nachgeahmt werden. Das gleiche gilt von billigen Federn. Gänse-, Schwanen-, Eiderentenfedern und Roßhaare dienen zum Polstern.

Die Haare von Hasen, Kaninchen und Schafen haben insofern eine Sonderstellung, als sie die Rohstoffe für die Hutindustrie sind. Das Schafhaar, die Wolle, hat eine noch weit darüber hinausreichende Bedeutung als Gespinstmaterial.

In der Hutfabrikation unterscheidet man Haarhüte aus Hasen- und Kaninchenhaar und Wollhüte aus Schafhaar. Hasen- und Kaninchenhaare werden in eigenen Betrieben, den Haarschneidereien, vorbereitet und gereinigt. Die Reinigung der Wolle findet in den Wollwäschereien (s. u.) statt. Haarhüte können wegen der größeren Härte des Materials dünner und darum leichter gemacht werden als Wollhüte; sie sind außerdem wegen des seidigen Glanzes des Haares die feineren. Die Herstellung, welche im einzelnen eine verwickelte ist, beruht im wesentlichen auf der Bildung zusammenhängender Schichten durch Verfilzung. Dieser Vorgang besteht in einer vollkommenen Ineinanderschiebung der feinsten Haarteilchen unter dem Einfluß von

---

[1]) Siehe die Statistik von Brass in Neue Pelzwaren-Zeitung, Berlin.

Reibung, die man als Walken zu bezeichnen pflegt. Das Walken geschieht bei den Wollhüten maschinell, bei den Haarhüten durch Handarbeit. Die Wolle verfilzt sehr leicht, dagegen müssen Hasen und Kaninchenhaare zuvor durch eine Lösung von Quecksilbernitrat gebeizt werden. Das Beizen befördert die Filzbildung. Der feste Hutfilz heißt Stumpen und wird vor der endgültigen Formung gefärbt. Sollen die Hüte gesteift werden, so bepinselt man das Innere mit einer Lösung von Schellack in Alkohol. Es gibt auch andere, billigere Steifungsmittel, die aber weniger gut sind. Schellack, der übrigens auch zur Fabrikation von Siegellack benutzt wird, ist ein Harz, das sich infolge des Stiches der Lackschildlaus an ostindischen Feigenbaumarten entwickelt.

Die Spinn- und Webindustrie braucht die Wolle des Schafes und die Seide, daneben auch in geringerem Umfange die Wolle des Kameles, der Kaschmirziege, der kleinasiatischen Mohair- oder Angoraziege und des südamerikanischen Alpaka. Während in der Hutfabrikation die zusammenhängende Haarschicht nur durch Verfilzen entsteht, wird das Material in der Industrie der Gespinste teils als Garn in den Handel gebracht, zum größeren Teil nach dem Spinnen noch verwoben und dann noch, sofern es sich um Wolle handelt, und man dichte Tuche haben will, durch Walken verfilzt.

Der Wert der Wolle besteht in der Vereinigung mehrfacher Vorzüge, die gerade dieser Haarart eigentümlich sind: Länge, Kräuselung, Weichheit, Feinheit, Festigkeit, Elastizität, und endlich die Leichtigkeit, mit der beim Walken Verfilzung eintritt. Außerdem enthält die Rohwolle, so wie sie vom Schaf abgeschoren wird, eine technisch verwendbare fettähnliche Substanz, den Wollschweiß, der in den Wollwäschereien herausgelöst und auf Produkte verschiedener Reinheitsgrade verarbeitet wird; das wertvollste ist das zu Salben verwendete Lanolin, welches die Eigenschaft hat, sich mit wässerigen Lösungen von Medikamenten ohne Entmischung verreiben zu lassen. Die wichtigsten Wollsorten sind Merinowolle und Kreuzzuchtwolle, erstere ist die feinere und war ursprünglich spanischer Herkunft. Minderwertig sind die beim Enthaaren der Felle abfallende Gerberwolle und die Sterblingswolle, von kranken und verendeten Tieren stammend. Die gewaschene Wolle verarbeitet man je nach der Länge und Kräuselung teils auf Kammgarn, teils auf Streichgarn. Ersteres wird aus langhaarigem, wenig gekräuseltem Material |erhalten, indem zunächst die Wollkämmereien |Wolle in den langhaarigen Kammzug und die kurzhaarigen Kämmlinge scheiden. Den Kammzug verarbeiten die Kammgarnspinnereien zu einem Garn, das auf feine Stoffe verwoben wird. Die deutschen Kammgarnspinnereien und -zwirnereien erzeugten im Jahre 1907 aus 70 927 t Kammzug (36 980 Merino, 33 947 Kreuzzucht) Garn und Zwirn im Werte von 411 Millionen Mark. Das Streichgarn wird aus kurzfaseriger, stark gekräuselter Wolle und aus den Kämmlingen gewonnen. Aus ihm macht man durch Walken die Tuche. Die deutsche Streichgarnerzeugung von 90 565 t (1907) hatte einen Wert von 229 Millionen Mark.

Wolle ist ein so edles Material, daß es sich lohnt, die Wolllumpen sammeln zu lassen und sie aufs neue zu verarbeiten. Da unter den Abfällen naturgemäß auch Lumpen von Baumwolle und anderen Pflanzenfasern sind, so werden diese durch Karbonisieren, d. h. durch Erhitzen mit Säure zerstört. Die übrigbleibenden Wollmassen bekommen durch mechanisches Aufarbeiten und gleichmäßiges Überfärben des anfänglich buntscheckigen Materials das Aussehen neuer Ware. Die deutschen Kunstwollfabriken erzeugten im Jahre 1907 25 383 t im Werte von 20 Millionen Mark. Dazu kamen noch beträchtliche Mengen, die von den Streichgarnspinnereien und Kleiderstoffwebereien hergestellt wurden.

Seide ist das erhärtete Sekret der Raupen von Spinnern, einer Ordnung der Schmetterlinge, deren wichtigster Maulbeerspinner genannt wird, weil seine Raupe von Maulbeerblättern lebt und sich bei der Verpuppung in eben jenen fadenförmig abgeschiedenen Saft einspinnt, der die Kokons des Handels bildet. Aus einem Teil der Kokons läßt man in den Seidenzuchtanstalten die Schmetterlinge entschlüpfen; sie werden zur Weiterzucht verwendet. Der größere Teil der Kokons wird an die Seidenhaspeleien abgegeben, wo man durch Einweichen und Abhaspeln die Arbeit der Raupe rückgängig macht, d. h. die Kokons wieder in Fadenform überführt. Nicht alle Kokons sind gleich gut ausgebildet, und selbst die guten geben beim Abhaspeln eine gewisse Menge minderwertiger Fäden. All dieses

Abfallmaterial, welches bis zu 30 Proz. der Kokonernte ausmacht, gibt die Schappe- oder Florettseide, das Rohmaterial
für beträchtliche Mengen Garn und Samt, und ferner ein letztes
Abfallprodukt, die Bouretteseide, aus der man billigen Zwirn
herstellt. Die vollwertige Seide wird vielfach Rohseide oder reale
Seide genannt. Die Rohseide zeigt den Glanz der Fäden erst
nach dem Abkochen, d. h. nach dem Behandeln mit warmer
Seifenlösung, wobei die äußere Hülle der Fäden, der sogenannte
Seidenleim oder Seidenbast, in Lösung geht. Die so entstandene
„abgekochte Seide" wiegt infolge des Verlustes des Seidenbastes
etwa 25 Proz. weniger als die Rohseide, aus der sie entstanden
ist. Durch Einlegen der abgekochten Seide in wässerige Lösungen
von Zinntetrachlorid, Natriumphosphat und Wasserglas pflegt
man den Verlust auszugleichen. Die Seide nimmt große Mengen
dieser Salze auf und hält sie fest. Man kann die Gewichts-
erhöhung auf ein Vielfaches des Rohseidegewichtes bringen.
Diese „beschwerte Seide" ist um so billiger und um so schlechter,
je höher die Beschwerung getrieben wurde.

Neben der Seide des Maulbeerspinners hat noch die des
Eichen- oder Tussahspinners Bedeutung, die aus China kommt.
Der Faden ist viel gröber als der des Maulbeerspinners und hat
eine charakteristische braune Farbe.

Die künstliche Seide ist kein tierisches Produkt, sondern
wird aus Zellulose hergestellt. Sie ist nur etwa halb so fest wie
echte Seide und wird auf Bänder, Litzen und Fantasiestoffe verarbeitet und mit anderen Faserarten verwoben.

Die relative Bedeutung der Seidensorten ergibt sich aus
der deutschen Produktionserhebung für 1907: Die Seidenspinne-
reien und -zwirnereien setzten ab: 238 t gezwirnte Rohseide
(Wert 11,4 Mill. Mark), 546 t gezwirnte Florettseide (11,9 Mill.
Mark), 8,1 t gezwirnte künstliche Seide (185 000 $\mathscr{M}$). Die
Jahreserzeugung an einfachen, nicht gezwirnten Florettseiden-
gespinsten betrug 1 114 654 kg. Die Seidenwebereien verarbeiteten 2 213 781 kg Seide vom Maulbeerspinner, 72 868 kg Tussah-
seide, 838 872 kg Schappe- und 66 672 kg Kunstseide.

Die Hauptmenge der Rohseide kommt aus Italien zu uns,
die der Wolle aus Australien, Südafrika und Südamerika. Ein
Teil dieser Seide könnte jedenfalls durch eine vergrößerte ungarische, serbische, bulgarische und türkische Erzeugung (vgl.

S. 96, 141, 156, 185) ersetzt werden. Was die Wolle angeht, so sei nicht nur auf die Möglichkeit intensiverer Schafzucht verwiesen, wie sie sich aus den früheren Kapiteln dieses Buches ergibt, sondern auch auf die bei uns viel zu wenig verarbeitete Wolle der Angoraziege. Hiervon bezog Deutschland aus der Türkei im Jahre 1909 nur 3,8 t, Österreich-Ungarn 35 t, England dagegen 5398 t (vgl. S. 175), abgesehen von den weit größeren Mengen, die aus anderen Teilen der Welt nach England gebracht werden. Es ergibt sich daraus der Wert dieses Materiales für die Textilindustrie.

Die besondere Wichtigkeit der Gespinststoffe, und zwar sowohl der tierischen als auch der pflanzlichen, liegt darin, daß ihre Verarbeitung die Beschaffung von reichlichem Hilfsmaterial erfordert, wodurch zu dessen Herstellung angeregt wird. Ein ausgedehnter Zweig der Maschinenindustrie hat die Apparate zu liefern, vermittelst derer gesponnen, gewoben, gebleicht, gefärbt, gedruckt und appretiert wird. Zum Bleichen, Färben, Drucken und zum Teil zum Appretieren braucht man Beizen, Farbstoffe und andere Chemikalien, deren Fabrikation dem bedeutendsten Teile der chemischen Industrie Beschäftigung gibt. Die türkische Teppichindustrie zeigt die hervorragende textiltechnische Begabung der dortigen Bevölkerung. Es müßten sich darum besonders in der Türkei auch andere Teile der Textilindustrie ansiedeln lassen, die einerseits Abnehmer der Maschinen- und der chemischen Industrie wären, anderseits auf dem indischen und innerasiatischen Markte dieselbe Rolle spielen könnten, die bisher fast ausschließlich in britischen und russischen Händen liegt.